K. Schrör/H. K. Breddin (Hrsg.)

Acetylsalicylsäure im kardiovaskulären System

50 Jahre nach Felix Hoffmann

Birkhäuser Verlag
Basel · Boston · Berlin

Herausgeber

Prof. Dr. K. Schrör
Direktor des Institutes für Pharmakologie
Heinrich-Heine-Universität Düsseldorf
Universitätsstr. 1
D-40225 Düsseldorf

Prof. Dr. H. K. Breddin
International Institute of Thrombosis
and Vascular Diseases
Ferdinand-Schrey-Weg 6
D-60598 Frankfurt am Main

Die Deutsche Bibliothek – CIP-Einheitsaufnahme

Acetylsalicylsäure im kardiovaskulären System :
50 Jahre nach Felix Hoffmann / K. Schrör (Hrsg.) ; H. K. Breddin.
- Basel ; Boston ; Berlin : Birkhäuser, 1996

NE: Schrör, Karsten [Hrsg.]

ISBN 978-3-0348-7575-2   ISBN 978-3-0348-7574-5 (eBook)
DOI 10.1007/978-3-0348-7574-5

Die Wiedergabe von Gebrauchsnamen, Handelsnamen, Warenbezeichnungen usw.
in diesem Werk berechtigt auch ohne besondere Kennzeichnung nicht zur der Annahme, daß solche
Namen im Sinne der Warenzeichen und Markenschutz-Gesetzgebung als frei zu betrachten
wären und daher von jedermann benutzt werden dürften.

Dieses Werk ist urheberrechtlich geschützt. Die dadurch begründeten Rechte, insbesondere
die der Übersetzung, des Nachdrucks, des Vortrags, der Entnahme von Abbildungen und Tabellen,
der Funksendung, der Mikroverfilmung oder der Vervielfältigung auf anderen Wegen und der
Speicherung in Datenverarbeitungslagen, bleiben, auch bei nur auszugsweiser Verwertung, vorbehalten.
Eine Vervielfältigung dieses Werkes oder von Teilen dieses Werkes ist auch im Einzelfall
nur in den Grenzen der gesetzlichen Bestimmungen des Urheberrechtsgesetzes in der jeweils gel-
tenden Fassung zulässig. Sie ist grundsätzlich vergütungspflichtig. Zuwiderhandlungen
unterliegen den Strafbestimmungen des Urheberrechts.

1996 Birkhäuser Verlag AG, Postfach 133, CH-4010 Basel, Schweiz
Camera-ready Vorlage erstellt von den Herausgebern und Autoren.
Umschlaggestaltung: Karin Weisener
Gedruckt auf säurefreiem Papier, hergestellt aus chlorfrei gebleichtem Zellstoff. TCF ∞
Softcover reprint of the hardcover 1st edition 1996

9 8 7 6 5 4 3 2 1

Inhaltsverzeichnis

Vorwort VII

K. Schrör
Aspirin® – 50 Jahre nach Felix Hoffmann
Eine Einführung 3
Diskussion *11*

Th. Hohlfeld
Pharmakokinetik von Acetylsalicylsäure 12
Diskussion *32*

K. Schrör
Grundlagen der antithrombotischen Wirkung von Acetylsalicylsäure 36
Diskussion *57*

D. Tschoepe und B. Schwippert
Acetylsalicylsäure im Vergleich zu anderen Thrombozytenfunktionshemmern – Wirkungsmechanismen 62
Diskussion *85*

E. Glusa
Acetylsalicylsäure im Vergleich zu anderen Thrombozytenfunktionshemmern – Nebenwirkungen und Interaktionen mit anderen Pharmaka 89
Diskussion *108*

H. Darius
Acetylsalicylsäure in der Prävention und Therapie der koronaren Herzerkrankung 111
Diskussion *128*

H. K. Breddin
Acetylsalicylsäure und periphere arterielle Verschlußkrankheit . . . 132
Diskussion *149*

K. M. Einhäupl und F. Masuhr
Acetylsalicylsäure in der Prävention zerebrovaskulärer Erkrankungen 153
Diskussion *171*

M. Spannagl
Acetylsalicylsäure und venöses System 175
Diskussion *183*

*J. J. Michiels, J. P. H. Drenth, P. J. J. van Genderen
und P. J. Koudstaal*
Erythromelalgie und zerebrale Mikrozirkulationsstörungen durch plättchenvermittelte arterioläre Thrombose bei der essentiellen Thrombozythämie: Wirksamkeit von Acetylsalicylsäure 184
Diskussion *192*

Generelle Diskussion 194
Acetylsalicylsäuredosierung und Anwendungsrisiken *194*
Kombinationstherapie von Acetylsalicylsäure mit anderen Pharmaka und Blutungsrisiko *198*
Blutungsrisiko unter antithrombotischer Dosierung von Acetylsalicylsäure *201*

H. K. Breddin
Schlußwort 205

Verzeichnis der Referenten und Diskutanten 207

Sachwortverzeichnis 209

Vorwort

Felix Hoffmann hätte sicher nicht geglaubt, daß die von ihm erstmals in reiner Form synthetisierte Acetylsalicylsäure im Jahre 1996, 50 Jahre nach seinem Tode, das weltweit am häufigsten verwendete Arzneimittel sein würde. Noch mehr hätte es ihn wahrscheinlich verwundert zu hören, daß der Wirkstoff in einem Indikationsgebiet „golden standard" geworden ist, das seinerzeit allenfalls als Problembereich unerwünschter Nebenwirkungen angesehen wurde - die Verlängerung der Blutungszeit und die diesem Effekt zugrundeliegende Hemmung der Thrombozytenfunktion. Und dies alles auch noch in einer, für sein Verständnis, „subklinischen" Dosierung.

Tempi passati. Aus der unerwünschten Nebenwirkung wurde eine höchst wünschenswerte Hauptwirkung und ein Grund, anläßlich eines Symposions der Deutschen Gesellschaft für Angiologie im Mai dieses Jahres den aktuellen Wissensstand auf dem Gebiet der antithrombotischen Wirkung von Acetylsalicylsäure zu diskutieren. Dies geschah in der Form von Übersichtsreferaten zu vorgegebenen Themen und einer ausführlichen Diskussion. Beide sind in diesem Band enthalten. Dabei war <u>nicht</u> beabsichtigt, in jeder Frage Konsens herzustellen, sondern auch unterschiedliche Auffassungen nebeneinander bestehen zu lassen. Eine entsprechende Meinungsvielfalt war durch die breitgefächerte Besetzung des Auditoriums mit Klinikern unterschiedlicher Fachrichtungen, Hämostaseologen, niedergelassenen Ärzten und Pharmakologen zu erwarten. Zielstellung des Symposions war daher nicht, allgemein gültige Therapieempfehlungen für die antithrombotische Prophylaxe und Therapie mit Acetylsalicylsäure zu erarbeiten.

Die Herausgeber danken allen Teilnehmern dieses Symposions für ihre konstruktiven und kritischen Beiträge und insbesondere für eine lebendige Diskussion der zahlreichen noch offenen Probleme. Besonderer Dank gilt Frau Erika Lohmann (Düsseldorf) für die sorgfältige Bearbeitung der Manuskripte, Tonbandaufzeichnungen und Grafiken sowie dem Birkhäuser Verlag (Basel) für die rasche Publikation. Zu danken ist auch der Bayer AG für die finanzielle Unterstützung der Tagung und dieses Kongreßbandes.

Düsseldorf/Frankfurt, 31. 08. 1996

K. Schrör
H.K. Breddin

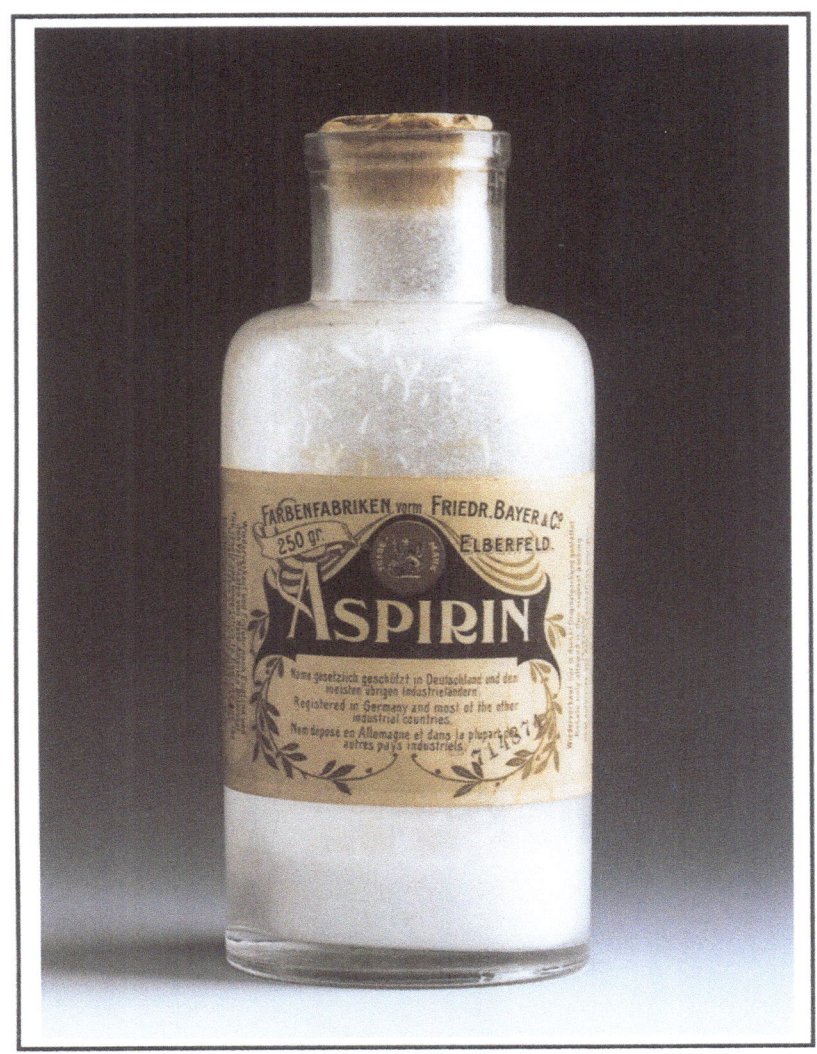

Aspirin® Verkaufsform um 1900

Acetylsalicylsäure im
kardiovaskulären System
K. Schrör und H. K. Breddin (Hrsg.)
© 1996 Birkhäuser Verlag Basel/Switzerland

Aspirin® - 50 Jahre nach Felix Hoffmann - Eine Einführung

K. Schrör

Institut für Pharmakologie, Heinrich-Heine-Universität Düsseldorf, Moorenstr. 5, D-40225 Düsseldorf, Germany

Einleitung

Die Geschichte von Acetylsalicylsäure, im Jahre 1899 unter dem Namen Aspirin® erstmals als Arzneimittel eingeführt, ist vielschichtig. Mehrere Namen sind mit der Erstbeschreibung des chemischen Syntheseproduktes Acetylsalicylsäure verbunden. Unstrittig ist jedoch das besondere Verdienst von *Felix Hoffmann*, Mitarbeiter der Bayer-Werke im damaligen Elberfeld: Er stellte nicht nur zum ersten Mal reine Acetylsalicylsäure her, sondern war auch derjenige, der zusammen mit dem Leiter der pharmazeutisch-wissenschaftlichen Abteilung der Bayer-Werke, *Eichengrün*, erstmals die Substanz am Menschen erprobte und damit über die reine Synthese einer organischen Verbindung hinaus ein potentielles Arzneimittel schuf.

Sein Todestag hat sich am 8. Februar 1996 zum 50. Mal gejährt. Er ist Anlaß dieses Symposions, das einer heute besonders aktuellen Thematik in der klinischen Anwendung von Acetylsalicylsäure gewidmet ist: der Bedeutung der Substanz für das kardiovaskuläre System und im Zusammenhang damit die pharmakologischen, pathophysiologischen und klinischen Grundlagen der Acetylsalicylsäureanwendung für die Thromboseprophylaxe und -therapie.

Wie kam es zur Entwicklung von Acetylsalicylsäure?

Die Synthese von Acetylsalicylsäure

Der organisch-chemische Ansatz

Erster Schritt für die Entwicklung eines neuen Wirkstoffs ist naturgemäß dessen Synthese. 1853 beschrieb *Gerhardt* aus Strasbourg die Synthese einer neuen Verbindung aus Acetylchlorid und Natriumsalicylat, die er als „Salicylate acétique" bezeichnete. Bei der Kontrolle stellte sich allerdings heraus, daß das Syntheseprodukt verunreinigt war (zit. nach 2). 1859 berichtete der Innsbrucker Pharmazeut *v. Gilm* über die Synthese von Acetylsalicylsäure. Im Jahre 1869 beschrieb *Karl Kraut* das gleiche Produkt. Beide Präparate waren aber ebenfalls noch verunreinigt. Interessanterweise gab es während der nachfolgenden 20 Jahre keine bekanntgewordenen Mitteilungen über verbesserte Wirkstoffsynthesen oder Versuche, die mit den beschriebenen Techniken erhaltenen Produkte weiter aufzureinigen, um Acetylsalicylsäure in reiner Form zu isolieren. Damit ist festzustellen, daß der Ursprung von Acetylsalicylsäure in der reinen organischen Chemie lag und aus der Sicht organischer Chemiker offenbar kein Interesse bestand, das erhaltene Produkt einer praktischen Verwendung zuzuführen oder gar therapeutisch einzusetzen (zit. nach 3). Insofern hätte die Acetylsalicylsäure wahrscheinlich ein ähnliches Schicksal erlitten wie Hunderte Substanzen vorher und viele Tausende in späteren Jahren - ein chemisches Syntheseprodukt, das prinzipiell leicht herstellbar war, allerdings nur schwer in reiner und chemisch stabiler Form und ohne erkennbaren praktischen Nutzen.

Der pharmakologisch-pharmazeutische Ansatz

Ein ganz anderer Ansatz der Wirkstofforschung wird naturgemäß von einer pharmazeutischen Firma verfolgt. Ausgangsprodukt war hier ebenfalls Salicylsäure, aber Salicylsäure als zugelassenes Arzneimittel. Die antirheumatische Wirksamkeit der Substanz war unbestritten. Allerdings wirkte Salicylsäure, auch in Form des später verwendeten Natrium-Salzes, in den erforderlichen hohen Dosen stark (schleim)hautreizend, rief Übelkeit und Brechreiz hervor und hatte einen widerlich süßlichen Geschmack. Dies ließ viele Patienten vor der Einnahme des Mittels zurückschrecken. Die Firma Bayer (Elberfeld) stand damals in Kontakt mit der Firma Heyden (Radebeul) (zit. nach 4). *Von Heyden*, ein Schüler *Kolbe's*, der 1859 erstmals Salicylsäure synthetisiert hatte, hatte ein großtechnisches Verfahren zur Salicylsäureherstellung entwickelt. Damit war der Gedanke naheliegend, ausgehend von diesem Naturstoff, ein besser verträgliches und eventuell auch wirksameres entzündungshemmendes Analgetikum zu entwikkeln. Mit dem geschmacks- und magenfreundlicheren Essigsäureester der Salicylsäure war man dann tatsächlich in der Lage, dieses Problem zu beheben oder zumindest zu mildern (Eichengrün 1944; zit. nach 5).

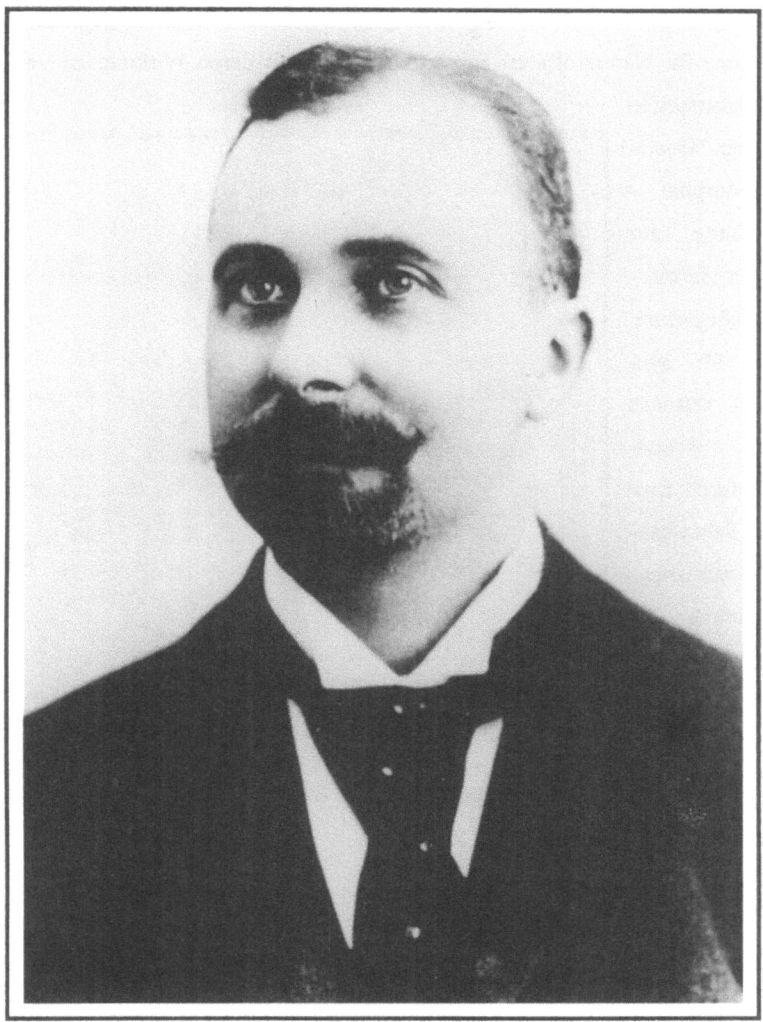

Abbildung 1. Felix Hoffmann

Felix Hoffmann (1868-1946)

Na-Salicylat war bereits seit 20 Jahren als Antirheumatikum im klinischen Gebrauch als der Chemiker *Felix Hoffmann*, am 1. April 1894 im Alter von 27 Jahren seine Tätigkeit bei den Bayerwerken in Elberfeld aufnahm (Abbildung 1). Zu seinen Aufgaben gehörte es, Acetylierungsreaktionen für Naturstoffe zu entwickeln, um damit deren Wirkung zu verstärken. Zu diesen Naturstoffen gehörte neben Guajakol und Morphin - letzteres führte zur Synthese von Heroin - auch die Salicylsäure. Im August 1897 synthetisierte er erstmals erfolgreich Acetylsalicylsäure durch Umsetzung von Salicylsäure mit Essigsäureanhydrid (Abbildung 2). Später erprobte er, ebenfalls erfolgreich, bereits bekannte Synthesewege. Damit war Felix Hoffmann der erste, der Acetylsalicylsäure in reiner Form herstellte.

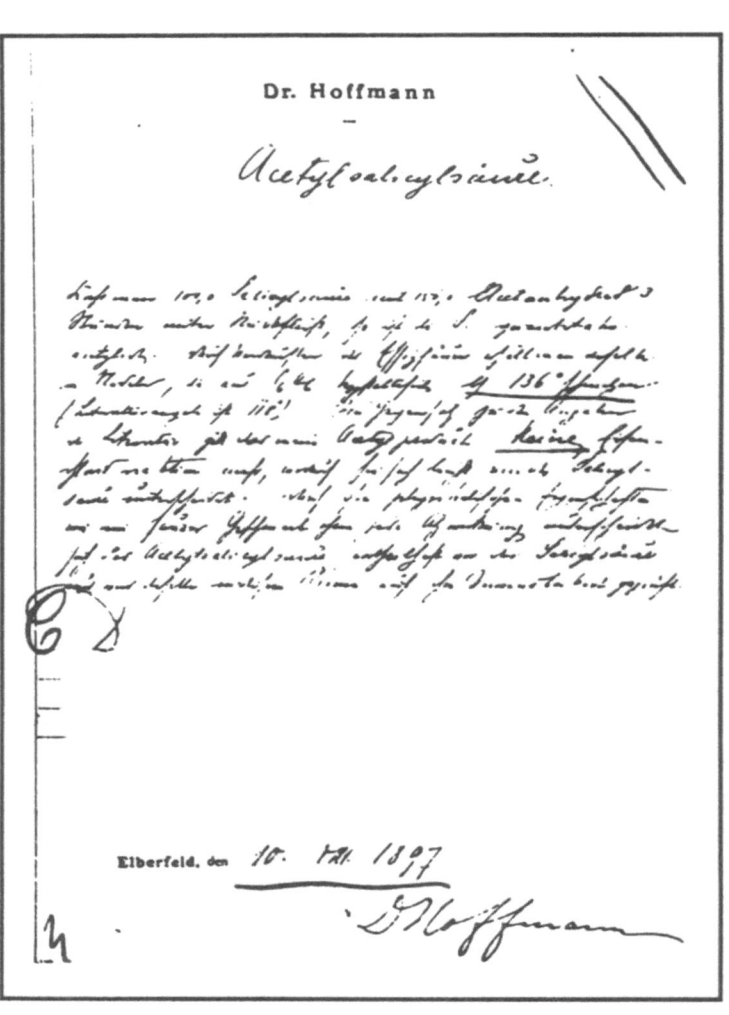

Abbildung 2. Laborprotokoll Dr. Felix Hoffmann's vom 10. Oktober 1897

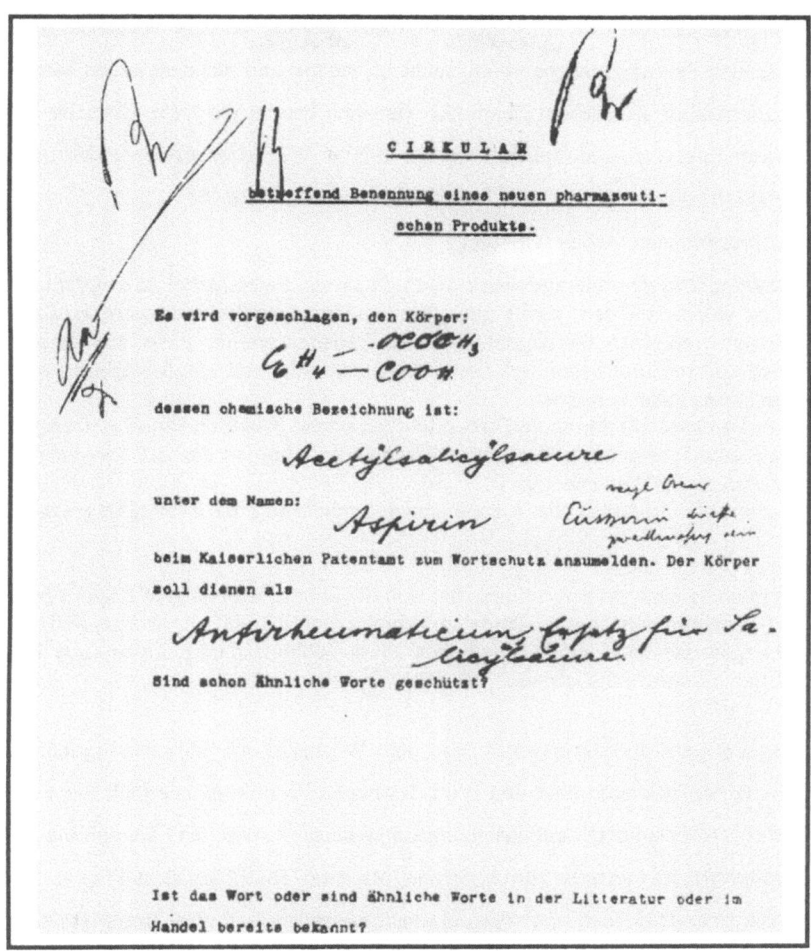

Abbildung 3. Bayer-Cirkular vom 23. 01. 1899, in dem erstmals der Name „Aspirin" für den Wirkstoff Acetylsalicylsäure vorgeschlagen wird. Unter diesem Namen wird Aspirin® am 01. Februar 1899 beim Kaiserlichen Patentamt in Berlin eingetragen.

Ein weiteres historisches Verdienst, das ebenfalls Felix Hoffmann und seinem Vorgesetzten, dem Leiter der pharmazeutisch-wissenschaftlichen Abteilung der Bayerwerke, *Eichengrün*, gebührt, war, daß er nicht nur den Wirkstoff herstellte, sondern auch erstmals zunächst an sich selbst und später nach Abgabe der Substanz an einige befreundete Ärzte, an Patienten erprobte. In einer Arbeitsgruppenbesprechung der Bayerwerke im November 1899 teilte Hoffmann mit, daß nach Meinung von 90% der befragten Experten die neue Substanz exzellent wirkte und auch von Patienten gut toleriert wurde. Zu diesen gehörte offenbar auch sein rheumakranker Vater, der eine Salicylsäurebehandlung schlecht vertrug und mit dem neuen Mittel wesentlich besser zurechtkam. Zu diesem Zeitpunkt war auch bereits die erste klinische Publikation über die Anwendung von Acetylsalicylsäure durch Kurt Witthauer aus dem Diakonissenkrankenhaus in Halle/Saale erschienen, die diese Auffassung bestätigte (6).

Witthauer beginnt seine Arbeit wie folgt:

„Heutzutage gehört schon ein gewisser Muth dazu, ein neues Mittel zu empfehlen. Beinahe täglich werden solche auf den Markt geworfen, und man müßte schon ein großartiges Gedächtnis besitzen, wenn man alle die neuen Namen behalten wollte. Viele tauchen auf, werden von einzelnen Autoren und besonders von Firmen gerühmt und empfohlen und nach kurzer Zeit hört man nichts mehr von ihnen.
Als mir vor beinahe Jahresfrist die Farbenfabriken vorm. Friedrich Bayer & Comp. in Elberfeld ein neues Salicylpräparat zu Versuchen zuschickten, ging ich deshalb mit einem nicht geringen Mißtrauen an die Anwendung...".

und faßt seine Meinung über die Substanz nach Schilderung der Behandlungsergebnisse zusammen:

„...Durch meine günstigen Erfahrungen hat sich die Fabrik nach langem Zögern bereit finden lassen, das Aspirin nunmehr in den Handel zu bringen, und ich will nur hoffen, daß die schwierige Herstellungsweise nicht einen allzuhohen Preis bedingt, damit dieses, wie ich glaube, wertvolle Mittel, allgemein in Gebrauch genommen werden kann."

Das..."lange Zögern der Bayerwerke" von dem Witthauer schreibt, ist möglicherweise auf unterschiedliche Auffassungen über den Wert des neuen Produktes innerhalb der Firma Bayer zurückzuführen, insbesondere auf Meinungsunterschiede zwischen der pharmazeutischen Chemie, verantwortlich vertreten durch Eichengrün, und der Pharmakologie, verantwortlich vertreten durch *Dreser*. Dreser kam vom pharmakologischen Institut in Bonn und war vor seinem Wechsel zu den Bayerwerken der erste Vertreter des Faches Pharmakologie an der neugegründeten Medizinischen Akademie in Düsseldorf. Er hatte sich bei seinem Eintritt in die Bayer-Werke ausbedungen, daß kein Präparat ohne seine Zustimmung in die Therapie eingeführt werden würde (zit. nach 2) und hielt wenig von Acetylsalicyläure, die er als direktes Herzgift ansah. Dreser war darüber hinaus der Meinung, daß die klinische Wirkung der Substanz auf Entzündung und Schmerz dem Metaboliten Salicylsäure zuzuschreiben sei, wobei die acetylierte Verbindung letztlich nur als Prodrug fungierte (7), eine Auffassung, die auch aus heutiger Sicht im wesentlichen korrekt ist. Aus diesen Gründen war er gegen die Einführung des Präparates in die Klinik und, wie man sich gut vorstellen kann, überrascht, zu hören, daß ohne sein Wissen und gegen seine erklärte Absicht eine klinische Prüfung der Substanz erfolgt war.

Im Ergebnis schrieb Dreser die pharmakologische Einführungsarbeit zu Aspirin, in der die Namen von Hoffmann und Eichengrün nicht erwähnt wurden und die im gleichen Jahr erschien, 1899, wie die erste klinische Publikation von Witthauer (6). Dreser erhielt auch die Lizenzen für das von ihm abgelehnte Präparat - nicht Hoffmann oder Eichengrün.

In einer späteren Würdigung dieser Ereignisse schrieb der Berner Pharmakologe *Gordonoff*:

„...Wir verdanken das Aspirin nicht nur dem Erfindungsgeist eines Chemikers..., sondern vor allem seiner Hartnäckigkeit, mit welcher er das von ihm erfundene Aspirin gegen die Sturheit des Pharmakologen Dreser verteidigte..."

Dem wurde vom Wiener Pharmakologen *Brücke* heftig widersprochen (4). Zusammenfassend stellte Gordonoff in seinem Schlußwort (8) fest:

„...Da bekanntlich nach Schopenhauer nicht derjenige der Erfinder ist, der etwas gefunden hat, sondern derjenige, der [die Erfindung] auch ausgewertet hat, muß die Priorität den Herren Eichengrün und Hoffmann zugeschrieben werden, die trotz aller Widerstände das Aspirin beim Menschen ausprobiert haben...Ich habe deswegen „Zur Geschichte des Aspirins" Stellung genommen, weil hier ein sehr gutes Präparat beinahe verlorengegangen wäre, nur weil das Kaninchen auf Aspirin schlecht reagiert..."

Für Hoffmann selbst hatten diese Geschehnisse ansonsten durchaus positive Folgen. Noch im Jahre 1899 übernahm er bei Bayer die Verkaufsabteilung für Pharmazeutika, ein Jahr später wurde er Prokurist und behielt diese Position bis zu seiner Pensionierung im Jahre 1928. 18 Jahre später, am 8. Februar 1946, starb er im Alter von 78 Jahren in Lausanne.

Klinische Anwendung von Acetylsalicylsäure

Acetylsalicylsäure wurde am 1. Februar 1899 unter dem Warenzeichen Aspirin® beim Kaiserlichen Patentamt in Berlin eingetragen und im Mai 1899 als Arzneimittel, zunächst in Pulverform eingeführt. Im Einführungsprospekt heißt es u.a.:

„...Wir bitten Sie, dem Aspirin, welches sich zweifellos einen hervorragenden Platz im Arzneischatz erwerben wird, Ihre Aufmerksamkeit zu schenken..."

Dies ist zweifellos geschehen und wird an anderer Stelle ausreichend gewürdigt (9, 10). Allerdings wurde die Bedeutung der Substanz für das kardiovaskuläre System als Medikament - und nicht als Toxin - relativ spät erkannt, obwohl gerade hier derzeit das experimentelle und klinische Interesse besonders hoch ist. Die klinischen Ergebnisse dieser Anwendung, ihre theoretischen Grundlagen und mögliche Perspektiven sind Gegenstand dieses Symposions.

Literatur

1. Mueller RL, Scheidt S. History of drugs for thrombotic disease. Discovery, development, and directions for the future. Circulation 1994; 89:432-449.

2. Gordonoff T. Zur Geschichte der Antipyrese. Wiener Med Wschr 1965; 115:45-46.

3. Wood PHN. The man who "invented" aspirin. Pressemitteilung aus dem Jahre 1979.

4. Brücke F. Bemerkungen zur Arbeit von T Gordonoff „Zur Geschichte des Aspirins". Wiener Med Wschr 1965; 115:629-630.

5. Kuntze C. Neues über alte Bekannte: Zur Indikationserweiterung der Acetylsalizylsäure. Ther Hungarica 1976; 24:87-90.

6. Witthauer K. Aspirin, ein neues Salicylpräparat. Heilkunde 1899; 3:396-398.

7. Dreser H. Zur Pharmakologie von Acetylsalizylsäure (Aspirin). Pflüger's Arch 1899; 76:306-319.

8. Gordonoff T. Schlußwort zur vorstehenden Bemerkung von F. Brücke. Wiener Med Wschr 1965; 115:630.

9. Mann CC, Plummer ML. The Aspirin Wars. New York: Alfred A Knopf Publisher, 1991.

10. Schrör K. Acetylsalicylsäure. Stuttgart: Thieme, 1992.

Diskussion

Messmore: Ein wichtiger Aspekt beim praktischen Umgang mit Acetylsalicylsäure ist auch die verschreibungsfreie Verordnung des Wirkstoffes. Quick bemerkte dazu: „Der Mensch hält Selbstmedikation für sein unveräußerliches Recht. Jeder Versuch, aus Aspirin ein ausschließliches Verschreibungsmedikament zu machen, würde erheblichen Widerstand hervorrufen". Eine umfangreiche Anwendung von Acetylsalicylsäure als Universalmittel in der Hausapotheke gegen Fieber und Schmerzen ist schon um die Jahrhundertwende bezeugt. Dosen von 1-4 g wurden für erforderlich gehalten und die Substanz auch zur Behandlung rheumatischer Beschwerden verwendet (1, 2).
Erst in der zweiten Hälfte dieses Jahrhunderts traten Wirkungen von Acetylsalicylsäure auf die Blutungszeit zunehmend in den Vordergrund des Interesses. In den 60iger Jahren untersuchte Armand Quick (3) die Wirkung von Acetylsalicylsäure auf die Blutungszeit. Eine Dosis von 1.3 g führte 2 h nach Einnahme zu einer deutlichen Blutungszeitverlängerung im Vergleich zu Plazebo. Auch ist der Effekt stärker als nach Einnahme von 0.6 g, während 1.3 g Natriumsalicylat zu keiner Blutungszeitverlängerung führten. Untersuchungen der Thrombozytenaggregation ergaben eine Hemmung der ADP- und Kollagen-induzierten Aggregation durch Acetylsalicylsäure, dagegen keine Hemmung von Thrombin (4). Dies führte zur Hypothese, daß Acetylsalicylsäure zur Prophylaxe venöser Thrombosen unwirksam sei, weil es Thrombinwirkungen nicht inhibiert (5).
Das letzte Wort über Indikationen und Dosierung von Acetylsalicylsäure ist gerade im kardiovaskulären Bereich sicher noch nicht gesprochen. Derzeit findet eine Studie zur Prävention der Lungenembolie nach orthopädischen Eingriffen an 10 000 Patienten statt. Die Dosierung beträgt 160 mg/Tag, die Therapiedauer 35 Tage mit Letalität als primärem Endpunkt.

Schrör: Wir werden zur unterschiedlichen antithrombotischen Wirkung und Dosierung von Acetylsalicylsäure in verschiedenen Gefäßprovinzen sicher noch Einiges hören, allerdings finde ich es bemerkenswert, daß schon vor 25 Jahren auf die Unwirksamkeit der Substanz bei venösen Thrombosen hingewiesen wurde.
Ein Wort noch zur Verschreibungspflicht. Ich denke schon, daß es wichtig ist, daß eine wiederholte bzw. Langzeitverordnung von Acetylsalicylsäure in der Thromboseprophylaxe unter ärztlicher Kontrolle erfolgt und nicht als Selbstmedikation durch den Patienten, d.h. medizinischen Laien. Nur ein Arzt ist in der Lage, eine individuelle Nutzen/Risiko-Abwägung zu treffen. Aber auch davon wird sicher noch die Rede sein.

Literatur

1. Lisau H. Weitere klinische Erfahrungen über Aspirin. Dtsch Med Wschr 1900; 21:338.
2. Grawitz S. Therapeutische Erfahrungen mit Aspirin. Fortschr Med 1900; 13:942.
3. Quick AJ. Salicylates and bleeding: The aspirin tolerance test. Am J Med Sci 1966; 252:265-269.
4. Weiss HJ, Aledort LM, Kochawa S. The effect of salicylates on the hemostatic properties of platelets in man. J Clin Invest 1968; 47:2169-2180.
5. Thomas D: Aspirin against clotting. Lancet 1971; 1:450-451.

Acetylsalicylsäure im
kardiovaskulären System
K. Schrör und H. K. Breddin (Hrsg.)
© 1996 Birkhäuser Verlag Basel/Switzerland

Pharmakokinetik von Acetylsalicylsäure

Th. Hohlfeld

Institut für Pharmakologie, Heinrich-Heine-Universität Düsseldorf, Moorenstraße 5, D-40225 Düsseldorf, Germany

Zusammenfassung. Die Resorption von Acetylsalicylsäure im oberen Dünndarm wird wesentlich beeinflußt durch ihre Löslichkeit im Magen. Unspezifische Esterasen in Darmwand, Leber und Erythrozyten bewirken zudem eine rasche Hydrolyse zu Salicylsäure, die - wie Acetylsalicylsäure - ebenfalls analgetisch und antiphlogistisch wirksam ist. In bezug auf die Hemmung der thrombozytären Thromboxansynthese ist Salicylsäure dagegen ein inaktiver Metabolit. Nach Einnahme von 100 mg Acetylsalicylsäure werden innerhalb 1 h maximale, für eine Hemmung der Plättchencyclooxygenase ausreichende Plasmakonzentrationen erreicht. Infolge irreversibler Azetylierung dieses Enzyms überdauert die Hemmung der Thrombozytenfunktion aber bei weitem die kurze Plasmahalbwertzeit von Acetylsalicylsäure im Plasma (0.4 h). Präparationen von Acetylsalicylsäure mit verzögerter Freisetzung (z.B. dünndarmlösliche Präparate) erreichen geringere systemische Plasmaspiegel infolge längerer Exposition gegenüber intestinalen und hepatischen Esterasen. Diese präsystemische Inaktivierung schließt aber eine relevante Hemmung der Plättchenfunktion nicht aus, da diese im Portalkreislauf ausreichend hohen Konzentrationen von Acetylsalicylsäure ausgesetzt sind. Demgegenüber ist ein wesentlicher Vorteil dünndarmlöslicher Präparationen im Vergleich zu Standard-Acetylsalicylsäure in der besseren Magenverträglichkeit zu sehen.

Summary. The pharmacokinetic behaviour of acetylsalicylic acid is determined by pH-dependent dissolution in the stomach, absorption within the upper small intestine and subsequent rapid hydrolysis to salicylic acid, a metabolite that is active with respect to analgetic and antiphlogistic effects, but inactive with regard to inhibition of platelet thromboxane formation. Standard preparations of 100 mg of acetylsalicylic acid reach maximum plasma concentrations within one hour after oral ingestion sufficiently high to cause marked inhibition of platelet cyclooxygenase. While the plasma levels rapidly decrease ($t_{1/2}$ = 0.4h), inhibition of platelet cyclooxygenase persists due to irreversible enzyme acetylation. Systemic acetylsalicylic acid concentrations are remarkably lower if acetylsalicylic acid is provided as enteric coated formulation with sustained release, due to prolonged exposure to intestinal and hepatic nonspecific esterases. This presystemic inactivation, however, does not necessarily interfere with the antiplatelet effects, since platelets are still exposed to the compound within the presystemic circulation. However, enteric coated acetylsalicylic acid prevents contact of the compound with the gastric mucosa and thereby remarkably reduces gastric mucosal damage.

Pharmakokinetik von Acetylsalicylsäure

Einleitung

Der Jahresverbrauch an Acetylsalicylsäure in der westlichen Welt lag im letzten Jahrzehnt bei ca. 30 g pro Person (1) - mit steigender Tendenz. Dies entspricht rechnerisch einem täglichen Acetylsalicylsäure-Verbrauch von etwa 80 mg/Person, also ungefähr der Dosis, die als „low dose Acetylsalicylsäure", z.B. zur Reinfarktprophylaxe angewendet wird. Natürlich ist damit keineswegs eine flächendeckende Myokard- und Zerebralinfarktprophylaxe realisiert, denn der Gesamtverbrauch von Acetylsalicylsäure in der Bevölkerung entfällt zu einem wesentlichen Anteil auf die Indikationen Analgesie, Entzündungshemmung und Fiebersenkung. Während für die kardiovaskulär präventive Wirkung, am ehesten gesichert für die Sekundärprävention koronarer Durchblutungsstörungen, der Maximaleffekt bereits mit 75-100 mg Acetylsalicylsäure erreicht ist, erfordern die anderen Einsatzgebiete von Acetylsalicylsäure eine mindestens 10- (analgetische Wirkung) bis 100-fach (antipyretische Wirkung) höhere Dosierung. Es gibt kaum ein anderes Arzneimittel, dessen therapeutische Dosen sich in Abhängigkeit von der Indikation in solchem Umfang unterscheiden.

Unerwünschte Wirkungen, wie gastrointestinale Beschwerden und deren Komplikationen, sind in niedriger Dosis seltener zu erwarten als in höherer. Die für den maximalen Therapieeffekt von Acetylsalicylsäure notwendige Dosierung sollte also nicht unnötig überschritten werden. Eine sorgfältige Titration der Dosierung von Acetylsalicylsäure auf eine verträgliche *und* voll wirksame Dosierung macht es aber erforderlich, daß die pharmakokinetischen Eigenschaften der Substanz berücksichtigt werden, will man nicht riskieren, daß z.B. infolge unvollständiger Hemmung der thrombozytären Thromboxansynthese die kardiovaskulär präventive Wirksamkeit in Frage gestellt wird. Auf der anderen Seite ist die gezielte Ausnutzung der pharmakokinetischen Eigenschaften von Acetylsalicylsäure aber auch ein Weg, erwünschte (Hemmung der Thrombozytenfunktion) von unerwünschten Wirkungen (z.B. Hemmung der vaskulären Bildung thrombozyteninhibitorischer Prostaglandine) mehr oder weniger gut zu trennen. In dem vorliegenden Beitrag werden die pharmakokinetischen Eigenschaften von Acetylsalicylsäure, mit Schwerpunkt auf der für vaskuläre Indikationen relevanten "niedrigen" Dosierung, zusammengefaßt.

Chemische Eigenschaften von Acetylsalicylsäure

In kristalliner Form ist Acetylsalicylsäure stabil, hydrolysiert jedoch langsam ($t_{1/2} > 15h$) spontan in feuchter Umgebung zu Salicyl- und Essigsäure, insbesondere in alkalischem Milieu. Acetylsalicylsäure ist in Wasser nur in geringem Umfang löslich: um 1 g Acetylsalicylsäure in Lösung zu bringen, werden mindestens 300 ml Wasser benötigt. Erheblich besser löslich ist Acetylsalicylsäure in Ethanol (1 g löslich in 5 ml). Der pK-Wert der schwachen Säure beträgt 3.49 (25°C).

Absorption

Ort der Absorption von Acetylsalicylsäure ist (zum geringeren Teil) der Magen und zum wesentlichen Teil der obere Dünndarm. Dabei ist für die Geschwindigkeit der Absorption von Acetylsalicylsäure im wesentlichen der zeitliche Verlauf der Wirkstofffreisetzung und die Lösung im wäßrigen Milieu des Magens bzw. Dünndarms verantwortlich. Dementsprechend zeigen Acetylsalicylsäure-Zubereitungen mit unterschiedlicher Lösungsgeschwindigkeit auch einen unterschiedlich rasch verlaufenden Anstieg des Plasmaspiegels von Acetylsalicylsäure und seines Hauptmetaboliten Salicylsäure: maximale Plasmaspiegel von Acetylsalicylsäure bzw. dessen Hauptmetaboliten Salicylsäure werden 10-40 min bzw. 20-120 min (je nach Dosierung und pharmazeutischer Zubereitung) nach der Einnahme in Tablettenform beobachtet (2). Mit gut löslichen oder vorgelösten Zubereitungen der Acetylsalicylsäure wird eine raschere Absorption mit höheren Plasmakonzentrationen erreicht (3). Die auf dem Markt befindlichen Acetylsalicylsäure-Präparate zeigen in ihrer Freisetzungskinetik nicht unerhebliche Unterschiede. Eine Untersuchung aus dem Jahre 1988 ergab für 20 von 62 geprüften Präparaten eine Freisetzung von weniger als 80% des Acetylsalicylsäure-Gehalts innerhalb von 30 min (4).

Als schwache Säure findet sich Acetylsalicylsäure im sauren Milieu des Magens überwiegend in der undissoziierten Form. Diese kann die Schleimhautbarriere des Magens überwinden. Nach Diffusion durch die Mukosa des Magens gelangt die Substanz in der Magenwand jedoch in ein (intra- und extrazellulär) weitgehend pH-neutrales Milieu und dissoziiert zur ionisierten Form. Deren Rückdiffusion ins Magenlumen ist erheblich erschwert. Die Folge ist eine Anreicherung von Acetylsalicylsäure und Salicylsäure in der Magenwand („Ionentrapping"), was die

Magenwand direkt schädigen (Störung von Permeabilität und Stoffwechsel) und darüber hinaus die lokale Bildung zytoprotektiver Prostaglandine (z.B. PGE_2) hemmen kann.

Insgesamt ist die Absorptionsfläche des Magens im Vergleich zu der des Darmes gering. Der überwiegende Anteil von Acetylsalicylsäure wird daher im Dünndarm absorbiert (Abb. 1).

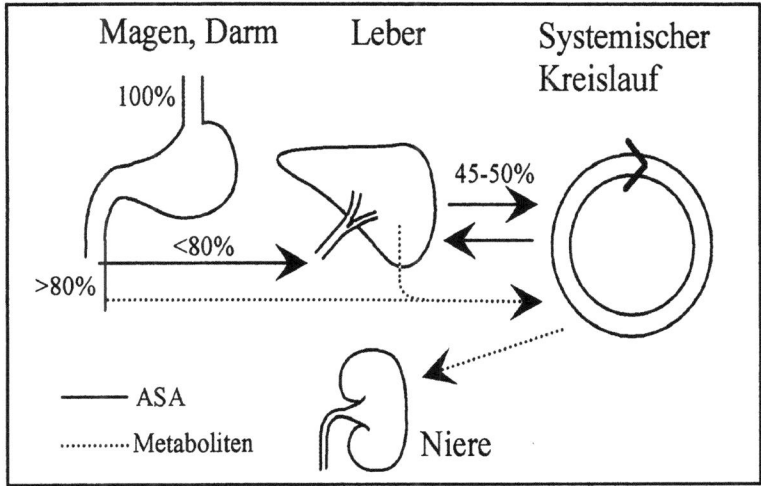

Abbildung 1. Acetylsalicylsäure (ASA) wird nach oraler Gabe überwiegend im oberen Dünndarm resorbiert und erreicht über Pfortader und Leber den systemischen Kreislauf. Bereits in Darmwand und Leber wird ein signifikanter Anteil (s. Text) präsystemisch zu Salicylsäure hydrolysiert. Die weitere Biotransformation von Salicylsäure findet überwiegend in der Leber statt. Die Elimination von Acetylsalicylsäure erfolgt fast ausschließlich in Form von Metaboliten über die Niere.

Maßnahmen, die die Magenpassage von Acetylsalicylsäure beschleunigen (Antazidazusatz, Pufferung), führen zu einer rascheren Absorption. Die Absorption im Dünndarm wird darüber hinaus begünstigt durch die wesentlich bessere Löslichkeit von Acetylsalicylsäure im neutralen bzw. schwach alkalischen Dünndarmmilieu. Der Einfluß der Magenentleerung auf die Absorption von Acetylsalicylsäure zeigt sich u.a. in der Beobachtung, daß eine chirurgische Gastroduodenostomie (Billroth II) zu besonders hohen Plasma-Salicylatspiegeln nach Acetylsalicylsäure-Einnahme führt (5).

Ein weiterer Faktor, der die Absorption von Acetylsalicylsäure beeinflußt, ist die enzymatische Deacetylierung zu Salicylsäure in der gastrointestinalen Mukosa. Zu welchem Anteil bereits auf dieser Stufe Acetylsalicylsäure zu Salicylsäure umgesetzt wird, ist für den Menschen nicht genau bekannt. Nach systematischen Untersuchungen an Hunden werden bei Dosierungen von 250 bis 500 mg Acetylsalicylsäure (per os) ca. 20% auf dieser Ebene metabolisiert (6). Nach Absorption im oberen Dünndarm unterliegt Acetylsalicylsäure einem nicht unerheblichen „first-pass"-Metabolismus in der Leber, der - wiederum auf der Basis tierexperimenteller Untersuchungen - im Bereich von 22-46% der oralen Dosis liegt. Zusammengenommen dürfte damit die präsystemische Umsetzung von Acetylsalicylsäure zu Salicylsäure bis zu 50% der Dosis betragen. Dies stimmt gut überein mit der am Menschen geprüften oralen Bioverfügbarkeit von Standard-Acetylsalicylsäure, für die in einem Dosisbereich von 20-1300 mg Werte zwischen 46 und 51% gemessen wurden (7). Bei intramuskulärer Gabe von Acetylsalicylsäure ist als Folge der Umgehung der präsystemischen Esteraseaktivität die Bioverfügbarkeit mit 89% erwartungsgemäß höher (8).

Die enterale wie auch die hepatische Metabolisierung von Acetylsalicylsäure erfolgt im wesentlichen enzymatisch. Sowohl die Darmwand (Mukosa) als auch die Leber verfügen hierfür über unspezifische Esterasen. Pharmakokinetische Interaktionen mit Inhibitoren solcher Enzyme (etwa Cholinesterase-Inhibitoren) sind nicht beschrieben. Vermutlich deshalb, weil verschiedene Enzymvarianten beteiligt sind und die enzymatische Hydrolyse nicht allein durch die Enzymaktivität selbst, sondern auch durch hepatozelluläre Transportmechanismen begrenzt wird (9).

Verteilung

Nach intravenöser Gabe von Acetylsalicylsäure wird deren Plasmakonzentration durch eine initiale Verteilungsphase bestimmt (Halbwertszeit von 2-5 min). Das terminale Verteilungsvolumen ist abhängig von der Dosis: im antithrombotischen Dosisbereich (um 100 mg) beträgt es ca. 0.2 l/kg. Zeitgleich mit der Einstellung eines Verteilungsgleichgewichts unterliegt Acetylsalicylsäure einer Hydrolyse zu Salicylsäure mit einer Halbwertszeit von 14-19 min (8). Im Plasma ist Acetylsalicylsäure zu ca. 50% an Eiweiße, überwiegend an Albumin, gebunden (10). Bei herabgesetztem Plasmaalbumin ist folglich mit einer erhöhten freien Konzentration von Acetylsalicylsäure zu rechnen. Die Interaktion von Acetylsalicylsäure mit Plasmaproteinen ist komplex, da hier u.a. auch Acetylierungsreaktionen beteiligt sind (11). Der Hauptmetabolit von

Acetylsalicylsäure, Salicylsäure, zeigt in therapeutischer Konzentration eine 80-90%ige, reversible Bindung an Plasmaproteine (12).

Im Plasma erreicht Acetylsalicylsäure in antithrombotischer Dosierung (100 mg per os) maximale Konzentrationen um 1 µg/ml ca. 30 min nach Einnahme (13) (Abb. 2). Dieser Wert überschreitet die IC_{50} für die Hemmung der konstitutiven Form der Cyclooxygenase (COX-1), die an intakten Zellen 0.3 µg/ml beträgt (14). Neben einer Hemmung der Plättchencyclooxygenase ist dementsprechend auch eine zumindest partielle Hemmung der Synthese von vaskulären Prostaglandinen (z.B. Prostacyclin, PGE_2) wahrscheinlich. Erheblich höhere Plasmakonzentrationen sind bei analgetischer bzw. antiphlogistischer Dosierung von Acetylsalicylsäure zu erwarten. Salicylsäure erreicht als primärer Metabolit von Acetylsalicylsäure maximale Plasmakonzentrationen erst nach 1-2 h (Abb. 2).

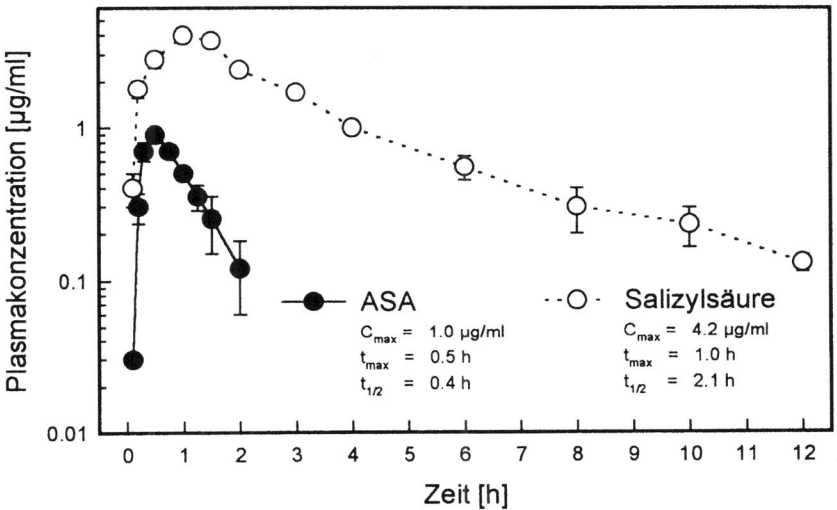

Abbildung 2. Plasmakonzentrationen von Acetylsalicylsäure und Salicylsäure nach Einnahme von 100 mg Acetylsalicylsäure per os. Die daraus errechneten pharmakokinetischen Kenndaten sind ebenfalls angegeben. C_{max}: maximale Plasmakonzentration, t_{max}: Zeit bis zum Erreichen von C_{max}, $t_{1/2}$: terminale Plasma-Halbwertszeit. Mittelwert und SEM von neun gesunden Probanden. Modifiziert nach (13).

Infolge längerer Halbwertszeit liegen die Plasmakonzentrationen für Salicylsäure im Vergleich zu Acetylsalicylsäure jedoch um ein Mehrfaches höher. Acetylsalicylsäure und Salicylsäure verteilen sich in Körperflüssigkeiten und Geweben überwiegend durch passive, pH-abhängige Diffusion (s.o.), was für die antiinflammatorischen und analgetischen Effekte wichtiger ist als für die - auf den Intravasalraum beschränkte - thrombozytenfunktionshemmende Wirkung.

Salicylate erreichen in der Synovialflüssigkeit ca. 50%, im Liquor dagegen nur 10-25% der Konzentration im Plasma (15, 16) und treten vom maternalen in den fetalen Kreislauf über (17). Tierexperimentell wurde eine Anreicherung von Acetylsalicylsäure, nicht aber Salicylsäure, in der Lymphe nachgewiesen und auf eine dort geringere Esteraseaktivität zurückgeführt (18). Möglicherweise stellt das lymphatische System damit ein temporäres Reservoir für Acetylsalicylsäure dar.

Präsystemische Inaktivierung und antithrombotische Wirkung

Die begrenzte systemische Verfügbarkeit ist für die plättchenfunktionshemmende Wirkung von Acetylsalicylsäure nicht unbedingt ein Nachteil. Thrombozyten „begegnen" der Substanz nämlich nicht nur im systemischen Kreislauf, sondern auch im präsystemischen Blut des Portalkreislaufs, sind also im präsystemischen Blut der gesamten absorbierten Dosis ausgesetzt (s. Abb. 1). Für eine vollständige Hemmung der Thrombozytencyclooxygenase ist theoretisch Acetylsalicylsäure im Blut des peripheren Kreislauf nicht erforderlich (19). Prinzipiell betrifft daher die eingeschränkte systemische Bioverfügbarkeit nicht die Thrombozyten, sehr wohl aber die Organe des systemischen Kreislaufes, wie z.B. die peripheren Blutgefäße. Für die antithrombotische Therapie ist dies insofern von Interesse, als eine Dosierung und Applikationsform von Acetylsalicylsäure mit geringer systemischer Bioverfügbarkeit aber nahezu vollständiger präsystemischer Hemmung der Thrombozytencyclooxygenase, unerwünschte Begleiteffekte, wie die Hemmung der vaskulären PGI_2-Synthese und der Bildung protektiver gastrointestinaler Prostaglandine, reduzieren könnte. Dies würde der Patienten-Compliance bei der kardio- und zerebrovaskulären Prävention mit Acetylsalicylsäure zugutekommen.

Bestätigt wurde die Richtigkeit dieser Überlegung durch den Vergleich der Wirkung von Standard-Acetylsalicylsäure (162.5 mg täglich bzw. 325 mg jeden zweiten Tag) mit einer systemisch nur gering verfügbaren „slow release"-Form (75 mg täglich) an gesunden männlichen Probanden (20). Die Plasmakonzentrationen 30 min nach Einnahme von 162.5 bzw. 325 mg Acetylsalicylsäure lagen jeweils bei 1.2 ± 0.2 und 1.9 ± 0.4 µg/ml (Abb. 3).

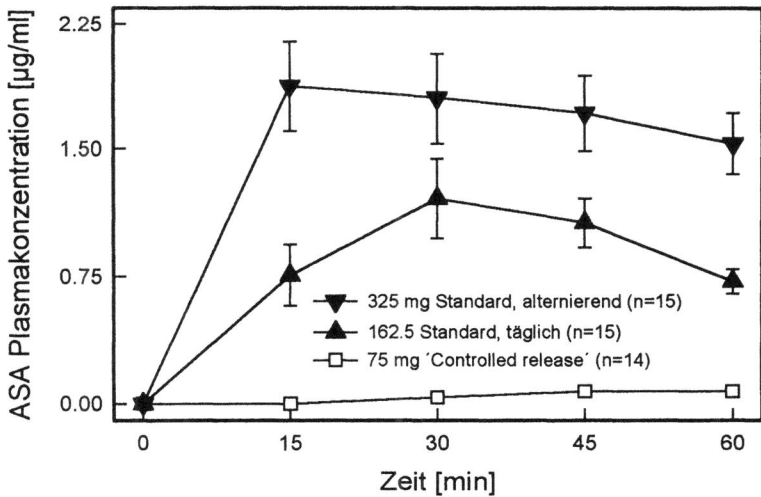

Abbildung 3. Mittlere systemische Plasmakonzentration von Acetylsalicylsäure nach Einnahme von zwei Standardpräparaten und einer 'controlled release' Zubereitung. Die Messung wurde am Tag 27 nach Therapiebeginn durchgeführt. Modifiziert nach (20).

Das Präparat mit verzögerter Freisetzung erzielte eine Acetylsalicylsäure-Konzentration im Plasma von nur 0.05 ± 0.005 µg/ml. Trotz der erheblich unterschiedlichen Plasmakonzentrationen waren alle drei Therapieformen bezüglich der Verlängerung der Blutungszeit und der Hemmung der Thromboxansynthese vergleichbar. In derselben Untersuchung wurde die renale Ausscheidung von Metaboliten der Prostacyclinsynthese unter Stimulation durch Infusion von Bradykinin untersucht. Unverzögert freisetzende Acetylsalicylsäure-Formulierungen in Dosierungen von 75 und 162.5 mg täglich bzw. 325 mg jeden zweiten Tag reduzierten die Prostacyclinsynthese um mehr als 50%. Für die verzögert freisetzende Formulierung war dagegen keine Beeinflussung der (vaskulären) Prostacyclinbildung nachweisbar, was angesichts der Plasmakonzentration dieser Zubereitung, die weit unter der IC_{50} von Acetylsalicylsäure für die konstitutive Cyclooxygenase (COX-1) lag (14) auch zu erwarten war.

Die selektive Wirkung auf Thrombozyten mit Aussparen der Synthese vasodilatierender Prostaglandine läßt eine solche „slow-release" Tablette mit geringer systemischer Bioverfügbarkeit auch für die Behandlung der Präeklampsie geeignet erscheinen. Neben der Verschonung der bei dieser Erkrankung ohnehin herabgesetzten Prostacyclinsynthese (21) sollte hier auch eine Beeinträchtigung der fetalen Prostaglandin- und Thromboxansynthese vermieden oder wenigstens reduziert werden können. Ob eine solche thrombozytenselektive Wirkung von Acetylsalicylsäure bei der Prävention kardio- und zerebrovaskulärer Krankheiten möglich ist, muß allerdings bezweifelt werden. Vorstufen aus Thrombozyten (Prostaglandinendoperoxide) können nämlich von der Gefäßwand zur Synthese von Prostaglandinen (z.B. Prostacyclin) herangezogen werden (22). Insbesondere am (z.B. atherosklerotisch) geschädigten Gefäßsystem scheint die Vorstufenbereitstellung von Thrombozyten für die vaskuläre Prostacyclinsynthese wesentlich zu sein (siehe 23). Dies würde bedeuten, daß bei Gefäßerkrankungen mit der Hemmung der Cyclooxygenase von Thrombozyten durch Acetylsalicylsäure auch eine mehr oder weniger ausgeprägte Hemmung der vaskulären Prostaglandinsynthese einhergeht.

Metabolismus und Ausscheidung

Die Biotransformation von Acetylsalicylsäure zu Salicylsäure verläuft quantitativ und dosisunabhängig. Hierfür verantwortliche Esterasen sind ubiquitär im Gewebe vorhanden (24). Abgesehen von der Esteraseaktivität in Darm und Leber (s.o.) sind erythrozytäre Esterasen für die Hydrolyse von Acetylsalicylsäure im systemischen Kreislauf verantwortlich (25). Die Halbwertszeit von Acetylsalicylsäure im Blut beträgt etwa 15-20 min, ist weder geschlechts- noch altersabhängig und wird durch regelmäßige Einnahme nicht im Sinne einer Enzyminduktion bzw. -Hemmung beeinflußt.

Mit der Umsetzung zu Salicylsäure ist prinzipiell die thrombozytenfunktionshemmende Wirkung von Acetylsalicylsäure aufgehoben, d.h. Salicylsäure ist in diesem Fall ein inaktiver Metabolit ohne Einfluß auf die thrombozytäre Thromboxansynthese (26). Da die Acetylierung der thrombozytären Cyclooxygenase durch Acetylsalicylsäure über die ca. zehntägige Lebensdauer der betroffenen Thrombozytenpopulation fortbesteht (keine Enzymregeneration in Thrombozyten), überdauert die plättchenhemmende Wirkung um ein Vielfaches die Zeit, über die wirksame Plasmaspiegel nachweisbar sind ('hit and run'). Dies gilt jedoch nicht für die analgetische und antiphlogistische Wirkung von Acetylsalicylsäure, da alle anderen Gewebe über eine funktionierende Proteinsynthese verfügen und acetylierte Cyclooxygenase regeneriert werden kann. Darüber hinaus verfügt Salicylsäure selbst über eine antiphlogistische Wirkung und ist damit in diesem Fall ein aktiver Metabolit von Acetylsalicylsäure (s. 27).

Die weitere Metabolisierung von Salicylsäure erfolgt über fünf weitere, parallele Stoffwechselwege (28). Im einzelnen handelt es sich dabei um Salicylursäure, das Glycin-Konjugat der Salicylsäure, das phenolische Glucuronsäurekonjugat der Salicylsäure, ein an der Acylgruppe substituiertes Salicylsäure-Glucuronid, das Salicylsäure-Oxidationsprodukt Gentisinsäure und dessen Glycinkonjugat Gentisursäure (Abb. 4).

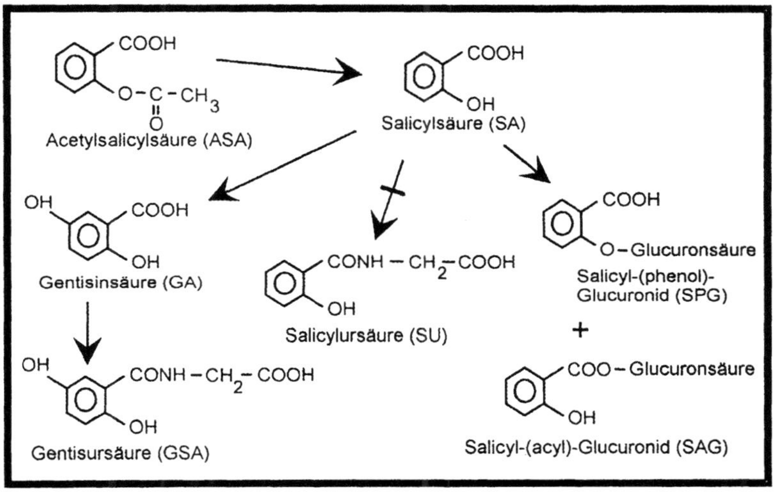

Abbildung 4. Metabolisierung von Acetylsalicylsäure. Die Umsetzung von Salicylsäure zu Salicylursäure überwiegt quantitativ, unterliegt jedoch einer Sättigung (Querbalken).

Salicylsäure wird nahezu quantitativ in diese Metaboliten umgesetzt und renal ausgeschieden. Die Biotransformation zur Salicylursäure und zum phenolischen Glucuronsäurekonjugat unterliegt mit steigendem Plasmaspiegel von Salicylsäure einer Sättigung, so daß der relative Anteil dieser Stoffwechselwege mit höherer Dosis von Acetylsalicylsäure anteilig geringer wird. In einer Dosierung von Acetylsalicylsäure unter 300 mg (z.B. zur Thrombozytenfunktionshemmung) werden über 90% der Dosis als Salicylursäure und phenolisches Glucuronsäurekonjugat ausgeschieden (29). In antiphlogistischer Dosis von Acetylsalicylsäure (z.B. mit 3 g/Tag) entfallen dann nur noch etwa 70% der renal eliminierten Metaboliten auf Salicylursäure und das phenolische Glucuronsäurekonjugat (30). Diesen pharmakokinetischen Eigenschaften zufolge ist damit zu rechnen, daß eine Dosiserhöhung von Acetylsalicylsäure, die ca. 1 g/Tag überschreitet, zu einem überproportionalen Anstieg der Plasmaspiegel führt. Umgekehrt kann von annähernd dosisproportionalen Plasmakonzentrationen bei Dosierungen unter

1 g ausgegangen werden, d.h. eine Akkumulation ist bei thrombozytenfunktionshemmender Dosierung in aller Regel nicht zu erwarten.

Weiterhin kompliziert wird der Metabolismus von Acetylsalicylsäure durch die Tatsache, daß eine kontinuierliche Behandlung mit Salicylaten mit antiphlogistisch wirksamer Dosierung zur Induktion der Biotransformation zur Salicylursäure führt, was bedeutet, daß unter längerfristiger (mehrere Wochen dauernder) Behandlung die mittlere Plasmakonzentration der Salicylsäure abnehmen kann.

Die renale Ausscheidung der Metaboliten von Salicylsäure erfolgt über glomeruläre Filtration, aktive tubuläre Sekretion und teilweise passive Rückdiffusion. Auch hier spielt der pH-abhängige Dissoziationsgrad von Salicylat und seinen Metaboliten eine Rolle: Alkalisieren des Urins führt zu einer Steigerung der Salicylatausscheidung um das Fünf- bis Zehnfache. Dies kann bei der Therapie der Salicylatintoxikation ausgenutzt werden.

Variabilität der pharmakokinetischen Eigenschaften von Acetylsalicylsäure

Ohne nachweisbare Plättchenhemmung ist auch eine Prävention kardiovaskulärer Risiken nicht zu erwarten. Ein interessantes, bisher aber nicht ausreichend untersuchtes Problem der Therapie mit Acetylsalicylsäure ist die Acetylsalicylsäure-Resistenz, d.h. mangelhafte Plättchenhemmung trotz einer als ausreichend anzusehenden Dosierung von Acetylsalicylsäure. So wurde bei 15% von Personen, die zur Prävention eines Schlaganfalls Acetylsalicylsäure (325 mg/Tag) erhielten, eine unvollständige bzw. fehlende Hemmung der Plättchenaggregation beobachtet (31). Bei wiederholter Überprüfung der plättchenhemmenden Wirkung von Acetylsalicylsäure war bei ca. 30% von Personen, die initial eine vollständige Hemmung der Plättchenaggregation zeigten, eine nur noch partielle Hemmung nachweisbar. Von diesen zeigten 45% auch im weiteren Verlauf der Untersuchung erhebliche Fluktuationen der aggregationshemmenden Wirkung von Acetylsalicylsäure (32).

Als einfachste Erklärung kommt für eine solche Acetylsalicylsäure - „Resistenz" eine mangelnde Compliance bei der Einnahme von Acetylsalicylsäure in Betracht. Tatsächlich konnte bei gezielter Befragung von Personen, die zur Prävention eines Schlaganfalls mit Acetylsalicylsäure (ca. 80 mg/d) erhielten, in ca. 10% eine mangelnde Compliance nachgewiesen werden (33). Dies nimmt sich gegenüber der durchschnittlichen Arzneimitteleinnahme noch günstig aus: Compliance-Untersuchungen zufolge werden Pharmaka selbst unter klinischen Bedingungen von nur wenig mehr als der Hälfte der Patienten nach Vorschrift eingenommen.

Allerdings ist die Variabilität der antithrombotischen Acetylsalicylsäure-Wirkung nicht allein mit Compliance-Problemen zu erklären. Eine systematische Untersuchung an gesunden, männlichen Probanden ergab eine interindividuelle Variation der maximalen Plasmakonzentrationen für Acetylsalicylsäure von 33% (13). Die Fläche unter dem zeitlichen Verlauf der Plasmakonzentration (sog. „area under the curve", AUC), ein Maß für den Betrag, zu dem Pharmaka systemisch verfügbar werden, variierte vergleichbar. Bemerkenswerterweise fand sich bei Probanden mit unterdurchschnittlich gehemmter Plättchenfunktion statistisch signifikant auch eine geringere systemische Verfügbarkeit von Acetylsalicylsäure. Offenbar ist damit die Resistenz gegenüber der Plättchenhemmung durch Acetylsalicylsäure auch auf die pharmakokinetische Variabilität, z.B. der präsystemischen Biotransformation zurückzuführen. Interessanterweise konnte diese Studie den umgekehrten Zusammenhang nicht bestätigen: eine verminderte systemische Verfügbarkeit von Acetylsalicylsäure selbst bedeutet nicht, daß auch eine ungenügende Hemmung der Plättchenfunktion vorliegt. Dies kann dadurch erklärt werden, daß bei einem großen Teil der Personen mit reduzierter (systemischer) AUC die Plättchenhemmung durch Substanzexposition im Portalkreislauf noch nahezu vollständig ist.

Applikationsformen von Acetylsalicylsäure

Standard-Acetylsalicylsäure-Präparate enthalten den Wirkstoff in Kombination mit inerten Hilfsstoffen, wie z.B. Maisstärke und Talkum. Mit dem Zerfall der Tabletten beginnt die pH-abhängige Freisetzung des Wirkstoffes. Maximale Salicylat-Plasmaspiegel werden bei dieser Applikationsform nach mehr als 1 h erreicht (Abb. 2). Eine Beschleunigung der Freisetzung von Acetylsalicylsäure wird mit der *Acetylsalicylsäure-Brausetablette* erreicht, bei der der Wirkstoff mit dem Auflösen rasch in kleinste Partikel dispergiert, was dazu führt, daß bei dieser Applikationsform maximale Salicylat-Plasmaspiegel bereits ca. 30 min nach der Einnahme erreicht werden. Dieser Effekt ist im Sinne einer rascher einsetzenden analgetischen Wirkung sinnvoll, wird aber bei antithrombotischer Indikation nicht benötigt. Die Gesamtbioverfügbarkeit wird nicht beeinflußt.

Auch *gepufferte Acetylsalicylsäure-Zubereitungen* zeigen einen initial rascheren Anstieg der Acetylsalicylsäure- und Salicylatplasmaspiegel (34) und sind damit für die Akuttherapie von Schmerzzuständen besser geeignet als Standard-Acetylsalicylsäure. Als Pufferzusätze sind Zitrat/Bikarbonatpuffer, Ascorbinsäure oder Calciumcarbonat wirksam. Der Pufferzusatz erfüllt den Zweck einer Beschleunigung der Auflösung von Acetylsalicylsäure auf das ca. 2-fache (35) und einer Verminderung der (pH-abhängigen) Absorption im Magen (36). Zudem dürfte eine Pufferung zur Beschleunigung der Magenentleerung und damit zum rascheren Erreichen des Hauptabsorptionsorts, des oberen Dünndarms, führen. Alle drei Faktoren können neben einer rascheren Absorption auch zu einer Verminderung der magenschädigenden Wirkung von Acetylsalicylsäure beitragen. Dabei ist allerdings festzuhalten, daß die Magentoxizität von Acetylsalicylsäure durch Pufferung nicht vollständig aufgehoben, sondern allenfalls reduziert werden kann.

Zur Vermeidung eines direkten Kontaktes von Acetylsalicylsäure mit der Magenmukosa wurden *mikroverkapselte* und *dünndarmlösliche („enteric coated")* Acetylsalicylsäure-Präparationen entwickelt. Bei mikroverkapselter Acetylsalicylsäure ist jeder Acetylsalicylsäure-Kristall der Tablette von einer Hülle aus Äthylzellulose umgeben, die gegenüber Verdauungssäften resistent, aber wasserdurchlässig ist und auch gelöste Acetylsalicylsäure durchläßt. Dies führt dazu, daß 90% des Wirkstoffes erst innerhalb von 2 h freigesetzt wird. Dünndarmlösliche Acetylsalicylsäure ist mit einem Überzug eines pH-sensitiven Polymers versehen, die sich erst nach Magenpassage auflöst. Das „Signal"' zur Auflösung ist der pH-Anstieg im oberen Dünndarm. Möglich ist auch eine Verkapselung durch Acylglycerole, die durch Pankreaslipasen im Duodenum abgetragen werden (37).

Durch die dünndarmlösliche Form wird die Magen-Darm-Verträglichkeit von Acetylsalicylsäure verbessert. In der ISIS-II-Studie wurde ein solches dünndarmlösliches Präparat (162 mg/Tag) zur Thromboseprophylaxe verwendet (38): die Ergebnisse dieser Studie zeigen, daß das Risiko von größeren gastrointestinalen Blutungen durch enteric coated Acetylsalicylsäure gar nicht, das Risiko kleinerer gastrointestinaler Blutungen zumindest nicht signifikant (um 0.6%) höher war als bei Plazebo.

Allerdings führt die im Dünndarm lösliche Beschichtung zu einer langsameren Freisetzung mit einer entsprechenden Verzögerung der Absorption. Dies hat zur Folge, daß geringere Plasmakonzentrationen erzielt werden. Ein enteric coated-Präparat ergab nur 16% der Acetylsalicylsäure-Konzentration im Plasma (39) im Vergleich zu enteral verabreichter, vorgelöster

Acetylsalicylsäure. Auch die Bioverfügbarkeit dünndarmlöslicher Präparate ist geringer. Bezogen auf die Plasmaspiegel der Salicylsäure wird die Bioverfügbarkeit nicht eingeschränkt. Wahrscheinlichste Erklärung ist daher eine intensivere Biotransformation zu Salicylsäure in der Darmwand infolge längeren Kontaktes mit den hier lokalisierten Esterasen. Da Salicylsäure ebenfalls analgetische und antiphlogistische Eigenschaften hat, braucht bei diesen Indikationen die Wirksamkeit nicht eingeschränkt zu sein. Auch im Falle einer antithrombotischen Therapie kann eine präsystemische Plättchenhemmung noch erfolgen, so daß auch die antithrombotische Wirksamkeit nicht notwendigerweise entsprechend der Bioverfügbarkeit reduziert sein muß.

Beeinflussung der Pharmakokinetik von Acetylsalicylsäure durch äußere Faktoren

Geschlecht: Befunde zu geschlechtsabhängigen Unterschieden in der Pharmakokinetik von Acetylsalicylsäure sind uneinheitlich. In analgetischer Dosierung wurde bei Frauen sowohl ein früheres (40), wie auch späteres (41) Erreichen maximaler Plasmaspiegel von Salicylsäure berichtet. Andere Untersuchungen konnten keine sicheren Geschlechtsunterschiede aufzeigen (8, 42). Ähnliche Befunde wurden auch für Acetylsalicylsäure in antithrombotischer Dosierung (100 mg) berichtet (43). Zusammengenommen sprechen diese Befunde dafür, daß keine therapierelevanten Unterschiede in der Pharmakokinetik von Acetylsalicylsäure zwischen Frauen und Männern bestehen.

Nahrungsaufnahme: Generell sind Plasmaspiegel und Bioverfügbarkeit sowohl von Acetylsalicylsäure wie von Salicylsäure bei Standard-Acetylsalicylsäure-Präparaten nicht wesentlich vom Füllungszustand des Magens abhängig (44). Dies scheint für dünndarmlösliche Formulierungen nicht zu gelten, da hier eine verzögerte Freisetzung bei postprandialer Einnahme, insbesondere für große Tabletten, nachgewiesen wurde (45). Die Zeit bis zum Erreichen meßbarer Salicylat-Plasmaspiegel kann bei enteric coated-Präparationen in Einzelfällen bis zu 4 Stunden betragen (46), wobei vermutlich die Geschwindigkeit der Magenentleerung für die Verzögerung der Absorption verantwortlich ist.

Arzneimittelinteraktionen: Die Pharmakokinetik von Acetylsalicylsäure bzw. Salicylsäure kann durch andere Arzneistoffe beeinflußt werden. Acetylsalicylsäure bzw. Salicylsäure selbst können aber umgekehrt auch die Kinetik anderer Pharmaka modifizieren. Einige Beispiele bekannter pharmakokinetischer Arzneimittelinteraktionen sind in Tabelle 1 zusammengefaßt. Eine Übersicht über pharmakokinetische Wechselwirkungen von Acetylsalicylsäure gibt (47).

Alter: Wie für viele andere Pharmaka wurde für Acetylsalicylsäure und Salicylsäure eine mit dem Alter abnehmende Plasma-Clearance beschrieben (48). Eine an gesunden Männern und Frauen im Alter zwischen 20 und 78 Jahren durchgeführte Untersuchung konnte allerdings bezüglich der Metabolisierung von Salicylsäure keine Altersabhängigkeit nachweisen (43). Die Aktivität der Acetylsalicylsäure-Esterase zeigt ebenfalls keine altersabhängigen Veränderungen (49). Insgesamt dürften damit altersabhängige pharmakokinetische Veränderungen für die klinische Wirkung von Acetylsalicylsäure wenig bedeutsam sein. Sofern vorhanden, sind sie eher als Ausdruck anderer, mit dem Alter assoziierter pathophysiologischer Veränderungen der Leber- und Nierenfunktion anzusehen.

Ethanol: Pharmakokinetische Interaktionen zwischen Ethanol und Acetylsalicylsäure wurden beschrieben (47). An gesunden Probanden führt die Einnahme von Acetylsalicylsäure (1 g) 1 h vor Ethanolzufuhr (0.3 g/kg innerhalb von 10 min) zu einer Steigerung der Ethanolmenge im Blut um 26% (50). Dies konnte auf eine Hemmung der Aktivität der Alkoholdehydrogenase in der Magenschleimhaut zurückgeführt werden, d.h. auf eine erhöhte orale Bioverfügbarkeit von Ethanol. Vergleichbare Befunde wurden in derselben Studie auch an Ratten erhoben. Die hepatische Alkoholdehydrogenase wird durch Acetylsalicylsäure dagegen nicht beeinflußt. Zu einer Steigerung der Alkoholabsorption könnte weiterhin beitragen, daß Prostaglandine (PGE_2) die enterale Flüssigkeitsabsorption herabsetzen und nichtsteroidale Antiphlogistika diese steigern (51). Dementsprechend ist zu erwarten, daß die Einnahme von Acetylsalicylsäure mehrere Stunden nach Alkoholgenuß keinen Einfluß mehr auf den (dann überwiegend hepatischen) Ethanolabbau hat. Auch dürfte die Beeinflussung des Ethanolspiegels im Blut durch niedriger dosierte oder enteric coated Acetylsalicylsäure - sofern vorhanden - geringer sein.

Tabelle 1. Pharmakokinetische Wechselwirkungen zwischen Acetylsalicylsäure und anderen Arzneistoffen.

Auslösender Wirkstoff	Betroffener Wirkstoff	Art bzw. Folge der Wechselwirkung
Acetylsalicylsäure, Salicylate	orale Antikoagulantien, Warfarin, andere Cumarine)	Verdrängung aus der Proteinbindung, dadurch Zunahme des Blutungsrisikos. (Eine Steigerung der gerinnungshemmenden Wirkung von Antikoagulantien durch Acetylsalicylsäure ist auch infolge pharmakodynamischer Interaktion möglich)
Acetylsalicylsäure, Salicylate	Methotrexat	Clearance vermindert, Plasmakonzentration erhöht
Acetylsalicylsäure, Salicylate	Nicotinsäure	Clearance vermindert, Plasmakonzentration erhöht
Acetylsalicylsäure, Salicylate	orale Antidiabetika (Sulfonylharnstoffe)	Verdrängung aus der Plasmaeiweißbindung, dadurch Verstärkung der hypoglykämischen Wirkung
Acetylsalicylsäure, Salicylate	Urikosurika (z.B. Probenecid)	Verminderte urikosurische Wirkung durch Hemmung der Hansäuresekretion. Hohe Dosen von Acetylsalicylsäure (mehrere Gramm) steigern dagegen die Harnsäureausscheidung
Acetylsalicylsäure, Salicylate	Valproinsäure	Verdrängung aus der Plasmaeiweißbindung (erhöhte Plasmaspiegel von Valproinsäure)
Cimetidin	Acetylsalicylsäure, Salicylate	Herabgesetzte Clearance infolge Enzymhemmung (erhöhte Salicylat-Plasmaspiegel)
Antacida	Acetylsalicylsäure, Salicylate	1. Vorzeitige Freisetzung von Acetylsalicylsäure aus dünndarmlöslichen Präparationen 2. Beschleunigte renale Elimination infolge Alkalisierung des Harns
Kortikosteroide	Acetylsalicylsäure, Salicylate	Gesteigerte Clearance von Acetylsalicylsäure (herabgesetzte Salicylat-Plasmaspiegel)
Aktivkohle	Acetylsalicylsäure, Salicylate	Verminderte Absorption

Literatur

1. Roth GJ, Calverley DC. Aspirin, platelets and thrombosis: theory and practice. Blood 1994; 83:885-898.

2. Schrör K. Acetylsalicylsäure. Stuttgart: Thieme 1992: 15ff.

3. Leonards JR. The influence of solubility on the rate of gastrointestinal absorption of aspirin. Clin Pharmacol Ther 1963; 110:476.

4. Siewert M, Blume H. Zur Qualitätsbeurteilung von acetylsalizylsäurehaltigen Fertigarzneimitteln. 2. Mitteilung: Untersuchung zur Chargenkonformität biopharmazeutischer Eigenschaften handelsüblicher ASS-Präparate. Pharm Z Wiss 1988; 131:21-24.

5. Hurtado C, Acevedo C, Domecq C, Burdiles A, Csendes A. Absorption kinetics of acetylsalicylic acid in gastrectomized patients. Med Sci Res 1988; 16:1241.

6. Harris PA, Riegelman S. Influence of the route of administration on the area under the plasma concentration-time curve. J Pharm Sci 1969; 58:71-75.

7. Pedersen AK, FitzGerald GA. Dose-related pharmcokinetics of aspirin: presystemic acetylation of platelet cyclooxygenase in man. N Engl J Med 1984; 311:1206-1211.

8. Aarons L, Hopkins K, Rowland M, Brossel S, Thiercelin JF. Route of administration and sex differences in the pharmacokinetics of aspirin, administered as its lysine salt. Pharm Res 1989; 6:660-666.

9. Williams FM, Mutch E, Blain PG. Esterase activity in rat hepatocytes. Biochem Pharmacol 1991; 41:527-531.

10. Roberts MS, Rumble RH, Wanwimolruk S, Thomas D, Brooks PM. Pharmacokinetics of aspirin and salicylate in elderly subjects and in patients with alcoholic liver disease. Eur J Clin Pharmacol 1983; 25:253-261.

11. Rainsford KD, Schweitzer A, Brune K. Distribution of the acetyl compared with the salicyl moiety of acetylsalicylic acid. Biochem Pharmacol 1983; 32:1301-1308.

12. Borga O, Odar-Lederlof I, Ringberger V-A, Norlin A. Protein binding of salicylate in uraemic and normal plasma. Clin Pharmacol Ther 1976; 20:464-475.

13. Benedek IH, Joshi AS, Pieniaszek HJ, King S-Y P, Kornhauser DM. Variability in the pharmacokinetics and pharmacodynamics of low dose aspirin in healthy volunteers. J Clin Pharmacol 1995; 35:1181-1186.

14. Mitchell JA, Akarasereenont P, Thiemermann C, Flower RJ, Vane JR. Selectivity of nonsteroidal antiinflammatory drugs as inhibitors of constitutive and inducible cyclooxygenase. Proc Natl Acad Sci USA 1994; 90:11693-11697.

15. Sholkoff SD, Eyring JD, Rowland M, Riegelman S. Plasma and synovial fluid concentrations of acetylsalicylic acid in patients with rheumatoid arthritis. Arthr Rheum 1967; 10:348-351.

16. Bannwarth B, Netter P, Pourel J, Royer RJ, Gaucher A. Clinical pharmacokinetics of nonsteroidal anti-inflammatory drugs in the cerebrospinal fluid. Biomed Pharmacother 1989; 43:121-126.

17. Needs CJ, Brooks PM. Clinical pharmacokinetics of the salicylates. Clin Pharmacokinet 1985; 10:164-177.

18. Sudo LS, Almeida MG, Yasaka W, Garcia-Leme J. Lymphatic transport of salicylates in dogs. Gen Pharmacol 1989; 20:779-783.

19. Siebert DJ, Bochner F, Imhoff DM. Aspirin kinetics and platelet aggregation in man. Clin Pharmacol Ther 1983; 33:367-374.

20. Clarke RJ, Mayo G, Price P, FitzGerald GA. Suppression of thromboxane A_2 but not of systemic prostacyclin by controlled-release aspirin. N Engl J Med 1991; 325:1137-1141.

21. Fitzgerald DJ, Entman SS, Mulloy K, FitzGerald GA. Decreased prostacyclin biosynthesis preceding the clinical manifestation of pregnancy-induced hypertension. Circulation 1987; 75:956-963.

22. Marcus AJ, Weksler BB, Jaffé EA, Broekman MJ. Synthesis of prostacyclin from platelet-derived endoperoxides by cultured human endothelial cells. J Clin Invest 1980; 66:979-986.

23. Schrör K. Acetylsalicylsäure. Stuttgart: Thieme 1992: 35ff.

24. Ali B, Kaur S. Mammalian tissue acetylsalicylic acid esterase(s): identification, distribution and discrimination from other esterases. J Pharmacol Exp Ther 1983; 226:589-594.

25. Costello PB, Green FA. Identification and partial purification of the major aspirin hydrolysing enzyme in human blood. Arthr Rheum 1983; 26:541-547.

26. Lefort J, Vargaftig BB. Salicylic acid prevents inhibition by aspirin of arachidonic acid-induced hypertension, bronchoconstriction and thrombocytopenia. Br J Pharmacol 1977; 60:292P-293P.

27. Higgs GA, Salmon JA. Is aspirin a prodrug of salicylate? In: Aspirin and other salicylates. Vane JR, Botting RM, editors. London: Chapman & Hall, 1992: 63-73.

28. Levy G, Tsuchiya T, Amsel LP. Limited capacity for salicyl phenolic glucuronide formation and its effects on the kinetics of salicylate in man. Clin Pharmacol Ther 1972; 13:258-268.

29. Tsuchiya T, Levy G. Biotransformation of salicylic acid to its acyl and phenolic glucuronides in man. J Pharm Sci 1972; 61:800-801.

30. Tsuchiya T, Levy G. Relationship between dose and plateau levels of drugs eliminated by parallel first-order and capacity-limited kinetics. J Pharm Sci 1972; 61:541-544.

31. Helgason CM, Tortorice KL, Winkler SR, Penney DW, Schuler JJ, McClelland TJ, Brace LD. Aspirin response and failure in cerebral infarction. Stroke 1993; 24:345-350.

32. Helgason CM, Bolin KM, Hoff JA, Winkler SR, Mangat A, Tortorice KL, Brace LD. Development of aspirin resistance in persons with previous ischemic stroke. Stroke 1994; 25:2331-2336.

33. Komiya T, Kudo M, Urabe T, Mizuno Y. Compliance with antiplatelet therapy in patients with ischemic cerebrovascular disease. Assessment by platelet aggregation testing. Stroke 1994; 25:2337-2342.

34. Vigano G, Garagiola U, Gaspari F. Pharmacokinetic study of a new oral buffered acetylsalicylic acid (ASA) formulation in comparison with plain ASA in healthy volunteers. Int J Clin Pharmacol Res 1991; 11:129-135.

35. Weintraub H, Gibaldi M. Rotating flask method for dissolution rate determinations of aspirin from various dosage forms. J Pharm Sci 1970; 59:1792-1796.

36. Truitt EB, Morgan AM. Gastrointestinal factors in aspirin absorption. J Pharm Sci 1964; 53:129-134.

37. Watanabe Y, Suda M, Matsumoto Y, Takayama K, Matsumoto M, Zhao W. Preparation and evaluation of oral dosage form using acylglycerols. II. Effect of food ingestion on dissolution and absorption of aspirin from the granules prepared by acylglycerols in human subjects. Chem Pharm Bull Tokyo 1991; 39:2391-2394.

38. ISIS-II Collaborative Group. Randomized trial of intravenous streptokinase, oral aspirin, both or neither among 17,187 cases of suspected myocardial infarction: ISIS-II. Lancet 1988; 2:349-360.

39. Bochner F, Williams DB, Morris PMA et al. Pharmacokinetics of low dose oral modified release, soluble and intravenous aspirin in man, and effects on platelet function. Eur J Clin Pharmacol 1988; 35:287-294.

40. Trnavska Z, Trnavsky K. Sex differences in the pharmakokinetics of the salicylates. Eur J Clin Pharmacol 1983; 25:679-682.

41. Miaskiewicz SL, Shively CA, Vesell ES. Sex differences in absorption kinetics of sodium salicylate. Clin Pharmacol Ther 1982; 31:30-37.

42. Montgomery PR, Berger LG, Mitenko PA, Sitar DS. Salicylate metabolism: Effects of age and sex in adults. Clin Pharmacol Ther 1986; 39:571-576.

43. Bochner F, Somogyi AA, Wilson KM. Bioequivalence of four 100 mg oral aspirin formulations in healthy volunteers. Clin Pharmacokin 1991; 21:394-399.

44. Ferner RE, Williams FM, Graham M, Rawlins MD. The metabolic effects of aspirin in fasting and fed subjects. Br J Clin Pharmacol 1989; 27:104P.

45. Kaniwa N, Aoyagi N, Ogata H, Ejima A. Gastric emptying rates of drug preparations. I. Effects of size of dosage forms, food and species on gastric emptying rates. J Pharmacobiodyn 1988; 11:563-570.

46. Bogentoft C, Carlsson I, Ekenved G, Magnusson A. Influence of food on the absorption of acetylsalicylic acid from enteric coated dosage forms. Eur J Clin Pharmacol 1978; 14:351-355.

47. Verbeeck RK. Pharmacokinetic drug interactions with nonsteroidal anti-inflammatory drugs. Clin Pharmacokinet 1990; 19:44-66.

48. Ho PC, Triggs EJ, Bourne DWA, Heazlewood VJ. The effects of age and sex on the disposition of acetylsalicylic acid and its metabolites. Br J Clin Pharmacol 1985:19:675-684.

49. Yelland C, Summerbell J, Nicholson E, Herd B, Wynne H. The association of age with aspirin esterase activity in human liver. Age Ageing 1991; 20:16-18.

50. Roine R, Gentry RT, Hernandez Munoz R, Baraona E, Lieber CS. Aspirin increases blood alcohol concentrations in humans after ingestion of ethanol. JAMA 1990; 264:2406-2408.

51. Krugliak P, Hollander D, Le K, Ma T, Dadufalza VD, Katz KD. Regulation of polyethylene glycol 400 intestinal permeability by endogenous and exogenous prostanoids. Influence of non-steroidal anti-inflammatory drugs. Gut 1990; 31:417-421.

Diskussion

Wenzel: Die Pharmakokinetik von Acetylsalicylsäure hinsichtlich der Wirkung auf Blutzellen könnte auch von einer circadianen Rhythmik, z.B. der Erythrozyten bestimmt sein. Gibt es dazu Befunde?

Hohlfeld: M.W. gibt es weder über die Esteraseaktivität noch über die Acetylsalicylsäurekinetik Daten in bezug auf eine circadiane Rhythmik.

Wenzel: Wenn ich Ihre eben demonstrierte Plasmaspiegelkurve von Acetylsalicylsäure bedenke, dann erscheint es im Interesse eines gleichmäßigeren Plasmaspiegels sinnvoller zu sein, die Substanz nicht einmal täglich, sondern häufiger, z.B. 2-3 mal täglich, eventuell auch in Wasser gelöst als Brausetablette, zu geben. Ich erinnere mich an entsprechende Mitteilungen unserer Neurologen in Homburg (A. Haaß), die mit einer solchen wiederholten Gabe der Substanz, ähnlich wie bei analgetisch-antipyretischer Indikation, eine gute antithrombotische Wirkung erreichten. Außerdem war die Verträglichkeit bedeutend besser.

Hohlfeld: Sie haben völlig recht, daß natürlich eine wiederholte Gabe der Substanz nicht nur die Plasmaspiegelkurve stabiler hält, sondern auch die Nebenwirkungsrate herabsetzt. In diesem Zusammenhang gibt es eine sehr interessante Arbeit aus der Gruppe um Desmond Fitzgerald, in der über eine transdermale Applikation von Acetylsalicylsäure berichtet wurde, ebenfalls unter dem Gesichtspunkt der besseren Verträglichkeit (Keimowitz et al, Circulation 88:556-561, 1993). Hierbei waren erwartungsgemäß wirksame Plasmaspiegel unveränderter Acetylsalicylsäure über einen wesentlichen längeren Zeitraum nachweisbar als nach oraler Applikation.

Schrör: Ich stimme den Ausführungen von Herrn Hohlfeld völlig zu, möchte sie allerdings in einem Punkt noch etwas ergänzen: Für die analgetische und entzündungshemmende Wirkung von Acetylsalicylsäure sind hohe und möglichst gleichbleibende Salicylatplasmaspiegel wünschenswert, mit allen Konsequenzen, die von Herrn Hohlfeld bzw. von Herrn Wenzel bereits angesprochen wurden. Dagegen ist die antithrombotische Wirkung der Acetylsalicylsäure offenbar unabhängig vom Plasmaspiegel der Substanz, wobei Herr Hohlfeld schon darauf hingewiesen hat, daß Salicylsäure, der primäre Metabolit von Acetylsalicylsäure, wohl antiphlogistisch und analgetisch aber nicht thrombozytenfunktionshemmend wirkt.

Heinrichs: Ich denke auch, daß man hier zwischen analgetisch-antiphlogistischer und antithrombotischer Acetylsalicylsäureanwendung unterscheiden muß und entsprechend auch eine Mehrfach- oder Einfachgabe der Substanz durchführen sollte. In diesem Zusammenhang war ein weiteres Argument für eine Einmalgabe von Acetylsalicylsäure bei der Thromboseprophylaxe, daß hierbei eine partielle Aussparung der Cyclooxygenasehemmung des Endothels erfolgt und damit die

	Prostacyclinbildung weniger stark gehemmt wird als die Thromboxansynthese der Thrombozyten. Ist diese Auffassung heute noch gültig?
Hohlfeld:	Sie ist im Prinzip sicher noch gültig. Allerdings besteht ein großer Unterschied zwischen gesunden Probanden und Patienten, etwa mit fortgeschrittenen Stadien einer Atherosklerose. Bei letzteren, die uns bei der Therapie natürlich besonders interessieren, sind die Thrombozyten bedeutsam auch für die vaskuläre Prostacyclinsynthese, indem sie nach Anlagerung an die geschädigte Gefäßwand Vorstufen für die vaskuläre Prostacyclinsynthese bereitstellen. Dies bedeutet praktisch, daß jede wirksame Hemmung der Plättchencyclooxygenase auch eine Reduktion der vaskulären Prostacyclinbildung beinhaltet. Ich denke, daß Herr Schrör in seinem Vortrag auf diese etwas komplizierten Verhältnisse noch näher eingehen wird.
Vinazzer:	Sie hatten über eine Inzidenz der Acetylsalicylsäureresistenz von 10% berichtet. Dazu möchte ich als Kommentar eine eigene Studie anführen, die an 800 chirurgischen Patienten zur Thromboseprophylaxe durchgeführt wurde. Wir haben keinen einzigen Fall von Acetylsalicylsäureresistenz beobachtet. Allerdings erhielten alle Patienten Acetylsalicylsäure in Form von intravenösem Aspisol® (500 mg Acetylsalicylsäure) während der ersten drei postoperativen Tage.
Hohlfeld:	Das ist eine sehr interessante Beobachtung und könnte so interpretiert werden, daß in der Tat auch die Kinetik von Acetylsalicylsäure für das Auftreten einer Resistenz eine Rolle spielt. Andererseits habe ich mehrere Arbeiten in den letzten Jahren gefunden, die in bezug auf die Antiplättchenwirkung der Acetylsalicylsäure auch in Dosierungen von bis zu 1 g eine Resistenz in der Größenordnung von 5-10% der behandelten Patienten beschrieben haben.
Einhäupl:	Für die Migränetherapie mit Acetylsalicylsäure ist sehr wahrscheinlich der analgetisch-antiphlogistische Effekt der Substanz entscheidend. Sie haben ausgeführt, daß Acetylsalicylsäure zu etwa 80% im Dünndarm resorbiert wird. Man weiß, daß Pharmaka während des Migräneanfalls im Magen liegenbleiben können, z.B. aufgrund einer bestehenden Atonie, und ein Übertritt in den Dünndarm dann nicht oder stark verzögert erfolgt. Was bedeutet das für die praktische Therapie? Heißt das nicht, daß die Substanz gerade in den erforderlichen höheren analgetisch-antiphlogistischen Konzentrationen schwächer wirkt, weil die Resorptionsquote drastisch reduziert ist und eine ausreichende Resorption durch die Magenschleimhaut nicht möglich ist?
Hohlfeld:	Von Standardpräparaten der Acetylsalicylsäure werden unter normalen Bedingungen weniger als 10% im Magen resorbiert. Bei Verabreichung in gepufferter Form, etwas als Brausetablette, kann die Resorption auf 20-30% im Magen gesteigert werden.
Einhäupl:	Demnach scheint die Resorption in den verschiedenen Abschnitten des Dünndarms doch sehr wichtig zu sein. Können Sie vielleicht noch etwas präzisieren, in welchen Abschnitten des Dünndarms die Resorption stattfindet?

Hohlfeld:	M.W. ist das nicht näher untersucht, man wird aber erwarten können, daß der obere Dünndarm insgesamt der entscheidende Resorptionsort ist und hier keine wesentlichen Unterschiede zwischen den einzelnen Segmenten bestehen. Analoge Daten gibt es ja auch zu anderen Medikamenten, die wie Acetylsalicylsäure durch passive Diffusion die Darmschleimhaut passieren.
Darius:	Eine Frage zu der von Ihnen gezeigten Studie von Clarke und Mitarbeitern: Wie erklärt man sich das langsame Einsetzen der Thromboxansynthesehemmung bei Thrombozyten durch Acetylsalicylsäure bei Verabreichung als „Controlled-release"-Formulierung?
Hohlfeld:	Die Arbeit selbst gibt dazu keine Erklärung. Ich hatte ja bereits ausgeführt, daß nach meiner Auffassung hier ausschließlich eine präsystemische Acetylierung von Thrombozyten erfolgt, die bei der gegebenen Dosierung bei Einmalgabe den gesamten zirkulierenden Thrombozytenpool nicht erreicht. Dies erfordert eine mehrtägige Therapie.
Nowak:	Ich habe eine Frage zur Verteilung von Acetylsalicylsäure. Kann man von einer homogenen Verteilung ausgehen oder gibt es tiefe Kompartimente, in denen eine Anreicherung der Substanz erfolgt. Könnten z.B. Thrombozyten ein solches tiefes Kompartiment darstellen? Eine zweite Frage ist die Bedeutung der Plasmaproteinbindung von Acetylsalicylsäure, etwa im Zusammenhang mit der von Ihnen gezeigten Interaktion von Acetylsalicylsäure mit oralen Antikoagulantien?
Hohlfeld:	Das terminale Verteilungsvolumen von Acetylsalicylsäure bei antithrombotischer Dosierung beträgt etwa 0.2 l/kg. Dies entspricht einer Verteilung der Substanz im Extrazellulärraum. Allerdings wird eine homogene Verteilung im Extrazellulärraum nicht erreicht, da die Substanz durch Erythrozyten und andere Zellen metabolisiert wird. Über tiefe Kompartimente ist nichts bekannt, zumindestens gibt es keinen Anhaltspunkt dafür, daß Thrombozyten ein solches Kompartiment darstellen. Allerdings gibt es eine Arbeit, die eine Anreicherung von Acetylsalicylsäure in der Lymphflüssigkeit beschrieben hat (Sudo et al, Gen Pharmacol 20:779-783, 1989). Dies wäre aber auch Extrazellulärraum und ist therapeutisch wahrscheinlich nicht relevant. Zur zweiten Frage: Acetylsalicylsäure hat eine sehr komplexe Proteinbindungskinetik, die wahrscheinlich nicht sättigbar ist. Hierbei spielen Acetylierungsreaktionen eine Rolle. Für Salicylsäure sind außerdem Verdrängungsreaktionen möglich und daher auch Interaktionen mit oralen Antikoagulantien. Diese erfordern aber Acetylsalicylsäuredosierungen von mehreren g/Tag.
Schrör:	Abschließend noch eine Bemerkung zur Bedeutung der galenischen Zubereitung von Acetylsalicylsäure für die Patientencompliance und damit für den Therapieerfolg. Während auf der einen Seite heiße Diskussionen darüber geführt werden, ob 300 mg oder 75 mg Acetylsalicylsäure besser magenverträglich bzw. therapeutisch äquieffektiv sind, wird auf der anderen Seite häufig außer Acht gelassen, daß große klinische Studien mit völlig unterschiedlichen galenischen Zubereitungen von Acetylsalicylsäure gemacht wurden. Z.B. verwendete die Ameri-

kanische Physicians' Health Study Bufferin®, eine gepufferte Acetylsalicylsäurezubereitung mit hohem Natriumgehalt. Die holländische TIA-Studie verwendete 300 im Vergleich zu 30 mg Acetylsalicylsäure als Standardformulierung - das Auftreten lebensbedrohlicher Nebenwirkungen, z.B. schwere Magen-/Darmblutungen war bei beiden Dosierungen nicht unterschiedlich. Dagegen wurde in der uns allen bekannten ISIS-2 Studie Acetylsalicylsäure in einer „enteric coated"-Formulierung verwendet. Bei dieser Formulierung unterschied sich die Häufigkeit von Magen-/Darmnebenwirkungen unter Acetylsalicylsäuretherapie (162 mg/Tag) nicht von der Placeborate. Deutlicher kann man wohl nicht zeigen, wie wichtig eine adäquate Formulierung von Acetylsalicylsäure für die Verträglichkeit und damit natürlich auch die Patientencompliance bei Langzeittherapie ist.

Acetylsalicylsäure im
kardiovaskulären System
K. Schrör und H. K. Breddin (Hrsg.)
© 1996 Birkhäuser Verlag Basel/Switzerland

Grundlagen der antithrombotischen Wirkung von Acetylsalicylsäure

K. Schrör

Institut für Pharmakologie, Heinrich-Heine-Universität Düsseldorf, Moorenstr. 5, D-40225 Düsseldorf, Germany

Zusammenfassung. Grundlage der antithrombotischen Wirkung von Acetylsalicylsäure ist die Hemmung der Thrombozytenfunktion. Diese beruht auf einer irreversiblen Hemmung der Thrombozyten-Cyclooxygenase nach Acetylierung einer funktionell wichtigen Aminosäure im Cyclooxygenasemolekül. Acetylsalicylsäure ist ein ca. 150-fach stärker wirksamer Inhibitor der (konstitutiven) Isoform der Thrombozyten-Cyclooxygenase (COX-1) als der (induzierbaren) Isoform (COX-2), die u.a. in Gefäßwandzellen unter Einfluß von Zytokinen und Wachstumsfaktoren exprimiert wird. Dies erklärt die unterschiedlichen Dosierung von Acetylsalicylsäure als Antithrombotikum bzw. Antiphlogistikum. Klinisch relevante prostaglandinunabhängige Mechanismen der plättchenfunktionshemmenden Wirkungen von Acetylsalicylsäure sind nicht bekannt.

Die Antiplättchenwirkungen von Acetylsalicylsäure beinhalten ausschließlich eine Hemmung der thrombozytären Thromboxansynthese nach Inhibition der COX-1. Andere Mechanismen der Plättchenaktivierung werden nicht beeinflußt. Daraus resultiert eine Resistenz gegenüber der Acetylsalicylsäure-vermittelten Hemmung der Thrombozytenfunktion bei allen Aktivierungsvorgängen, die nicht über die COX-1 verlaufen. Hierzu gehört die Aktivierung durch Scherstreß, ADP aber wahrscheinlich auch die Thromboxansynthese aus Vorstufen, die von der induzierbaren COX-2 der Gefäßwand stammen. Umgekehrt ist auch ein „sparing" der endothelialen Prostacyclinsynthese durch low-dose Acetylsalicylsäure unter klinischen Bedingungen einer atherosklerotischen Gefäßwandschädigung nicht zu erwarten: Hemmung der COX-1 durch Acetylsalicylsäure hemmt auch die Vorstufenbereitstellung für die vaskuläre Prostacyclinsynthese für adhärente Thrombozyten.

Acetylsalicylsäure ist der „golden standard" der Thrombozytenfunktionshemmer zur Prävention arterieller Thrombosen. Andere Wirkprinzipien sind allerdings denkbar und könnten als mögliche Alternativen zu Acetylsalicylsäure angesehen werden. Hierzu gehören GP IIb/IIIa-Antagonisten bei schweren akuten Plättchensyndromen und Thienopyridine bei ADP- oder scherstreßinduzierter Thrombozytenaktivierung. Auch stellt sich erneut die Frage nach klinischen Bedeutung von selektiven Thromboxaninhibitoren, die unabhängig vom Cyclooxygenasetyp die Thromboxansynthese hemmen bzw.- wirkung blockieren.

Summary. The antithrombotic action of acetylsalicylic acid is due to inhibition of platelet function. This is caused by an irreversible inhibition of the platelet cyclooxygenase subsequent to acetylation of a functionally important amino acid in the cyclooxygenase enzyme. Acetylsalicylic acid is an approximately 150-times more potent inhibitor of the (constitutive) isoform of the platelet enzyme (COX-1) as compared to the (inducible) isoform (COX-2) which is expressed in vascular cells by cytokines and growth factors. This explains the different dosage requirements of acetylsalicylic acid as antithrombotic and antiinflammtory drug (COX-2), respectively. There are no known prostaglandin-independent mechanisms for the antithrombotic action of acetylsalicylic acid in clinical use.

Grundlagen der antithrombotischen Wirkung

> The antiplatelet effects of acetylsalicylic acid are exclusively due to inhibition of platelet-dependent thromboxane formation via inhibition of COX-1. Other pathways of platelet activation remain unchanged. This eventually results in a resistance against inhibition of platelet function by acetylsalicylic acid if platelets are stimulated by COX-1-independent factors. This involves activation by shear-stress, ADP but possibly also activation by thromboxane A_2 if the precursors are provided via COX-2-regulated pathways. On the other hand, there is no „sparing" of endothelial prostacyclin synthesis in clinical conditions of atherosclerotic endothelial injury. In this case, inhibition of COX-1 by acetylsalicylic acid will also reduce the amount of precursors for vascular prostacyclinsynthese, provided for example from adhering platelets.
> Acetylsalicylic acid is the „golden standard" antiplatelet agent to prevent arterial thromboses. However, a number of pharmacological alternatives exists and might compete with acetylsalicylic acid in certain indications, for example GPIIb/IIIa antagonists in severe acute platelet syndroms and thienopyridines in case of ADP-induced platelet activation and/or platelet activation by shear-stress. Finally, the clinical use of thromboxane inhibitors might be revisited: These compounds block thromboxane synthesis and/or -action independent of the source of the cyclooxygenase.

Einleitung

Acetylsalicylsäure wurde vor fast 100 Jahren als entzündungshemmendes und schmerzlinderndes Antipyretikum in die Therapie eingeführt und während der folgenden 50 Jahre ausschließlich für diesen Zweck verwendet. Es überrascht daher nicht, daß Blutungen, die im Zusammenhang mit der Einnahme des Medikamentes, vor allem bei den anfänglich üblichen hohen Dosierungen von 5-10 g (!) pro Tag eintraten, ausschließlich als unerwünschte Nebenwirkung angesehen wurden. Dies hat sich heute grundlegend geändert. Thrombozytenfunktionshemmung durch Acetylsalicylsäure, Grundlage der antithrombotischen Wirkung der Substanz, ist therapeutische Absicht und Voraussetzung der Anwendung zur Prophylaxe von thrombotischen Gefäßverschlüssen. In dieser Indikation ist Acetylsalicylsäure heute unverzichtbare Standardmedikation bei Angina pectoris und Herzinfarkt (1).

Was sind die Gründe für eine solche Entwicklung? Die Bedeutung von Thrombozyten für den akuten arteriellen Gefäßverschluß und der pathophysiologische Stellenwert eines okklusiven Thrombus für den Myokardinfarkt waren lange Zeit unklar. Auch hatte der Myokardinfarkt in der Todesursachenstatistik der ersten Hälfte dieses Jahrhunderts bei weitem nicht den Stellenwert von heute. Ein entscheidender Grund dafür war sicher das geringe Durchschnittsalter der Bevölkerung, das wenig Zeit für die Entwicklung der terminalen Stadien einer atherosklerotischen Gefäßerkrankung ließ (2).

Erst Mitte der 60iger Jahre setzte sich die Auffassung durch, daß der Myokardinfarkt in der Regel Folge eines thrombembolischen Koronararterienverschlusses war und nicht eines Gefäßspasmus (3). Da die Thromben oft Fragmente des atherosklerotischen Plaques enthielten, wurde postuliert, daß eine Ruptur des atherosklerotischen Plaques die Bildung eines Plättchenthrombus initiierte (4, 5). Damit wurde das Therapiekonzept einer Plättchenfunktionshemmung zur Verhinderung eines akuten thrombembolischen Gefäßverschlusses erstmals rational begründet. Als therapeutisches Instrument wurde Acetylsalicylsäure eingesetzt. Der Erfolg war zunächst mäßig, überwiegend infolge mangelhaften Studiendesigns und Complianceproblemen der Patienten bei einer Langzeittherapie in hohen Dosierungen (>1 g/Tag). Das änderte sich allerdings nach Aufklärung des Wirkungsmechanismus von Acetylsalicylsäure, Entdeckung der Besonderheiten des thrombozytären Arachidonsäurestoffwechsels und Verbesserung der Galenik. Letzteres wird wenig beachtet, ist aber ein wesentlicher Faktor für die Patientencompliance und damit den Studienerfolg. Z.B. wurde in der ISIS-II-Studie eine erst im Dünndarm lösliche Acetylsalicylsäureformulierung verwendet. Die Rate von Magen-Darm-Nebenwirkungen unterschied sich in der Salicylatgruppe nicht von der Placebogruppe (6). Praktisch alle anderen kontrollierten Studien zur Herzinfarkt- und Schlaganfallprophylaxe mit Acetylsalicylsäure als Standardtablette, -kapsel oder auch gepufferte Formulierungen ergaben signifikant häufiger subjektive (Magendrücken, Übelkeit, Erbrechen) und/oder objektive (Gastritiden, Ulcera, Blutungen) Nebenwirkungen seitens des Magen-Darm-Traktes im Vergleich zu Placebo (s. Lit. 7).

Dies bedeutet nicht, daß heute alle therapierelevanten Fragen bei der klinischen Anwendung von Acetylsaciläure zur Thromboseprophylaxe geklärt sind. Dies gilt u.a. für die Bedeutung der beiden Isoformen des Cyclooxygenasemoleküls für die Thrombusentstehung. In diesem Zusammenhang ist die optimale Dosierung von Acetylsalicylsäure zur Thromboseprophylaxe beim Schlaganfall oder gar der peripheren arteriellen Verschlußkrankheit unklar. Eine weitere, weitgehend ungelöste Frage, sind Mechanismus und klinische Bedeutung der „Aspirinresistenz" sowie die Bedeutung Prostaglandin-unabhängiger Wirkungen von Acetylsalicylsäure. Hier ist besonders auf die Hemmung des nukleären Transkriptionsfaktors NFkB durch Salicylate hinzuweisen, der erstmals die antiphlogistische und antipyretische Wirkung von Salizylaten in hohen Dosierungen über einen prostaglandinunabhängigen Mechanismus zellbiologisch erklärte (8).

Grundlagen der antithrombotischen Wirkung

Im Zentrum dieser Übersicht steht aber die blutungszeitverlängende bzw. antithrombotische Wirkung der Substanz und die dieser zugrundeliegenden Wirkungsmechanismen. Da der Anlaß ein historischer ist - 50. Todestag des Entdeckers der Reinsynthese von Acetylsalicylsäure - wird die Entwicklung des Wirkstoffs und der Meinungswandel hinsichtlich der lange bekannten blutungszeitverlängernden Wirkung vom unerwünschten Nebeneffekt zur therapeutischen Hauptwirkung im historischen Ablauf dargestellt.

Salicylate und Blutungen - ein historischer Rückblick

Blutungen als unerwünschte Nebenwirkungen einer Salicylattherapie. Die erste Mitteilung über eine Verlängerung der Blutungszeit unter Salicylaten wurde schon vor der Synthese von Acetylsalicylsäure publiziert. Carl Binz, Pharmakologe aus Bonn, berichtete über massive Schleimhautblutungen bei Patienten nach Behandlung mit Salicylsäure (zit. nach Lit. 9). Anfang der 40iger Jahre veröffentlichte Link aus Madison (Wisconsin), Entdecker von Dicumarol und Warfarin, mehrere Arbeiten über die blutungszeitverlängerende Wirkung von Salicylaten. Er beschrieb einen Abfall des Prothrombinspiegels, wobei Acetylsalicylsäure stärker wirkte als nicht-acetylierte Salicylsäureverbindungen. Link vermutete einen Cumarin-ähnlichen Mechanismus, da Salicylsäure aus Cumarinen spontan entstehen kann und diskutierte in diesem Zusammenhang den langsamen Wirkungseintritt der Cumarine in vivo mit der Notwendigkeit der Bildung von Salicylsäure im Intermediärstoffwechsel (10) (Abb. 1).

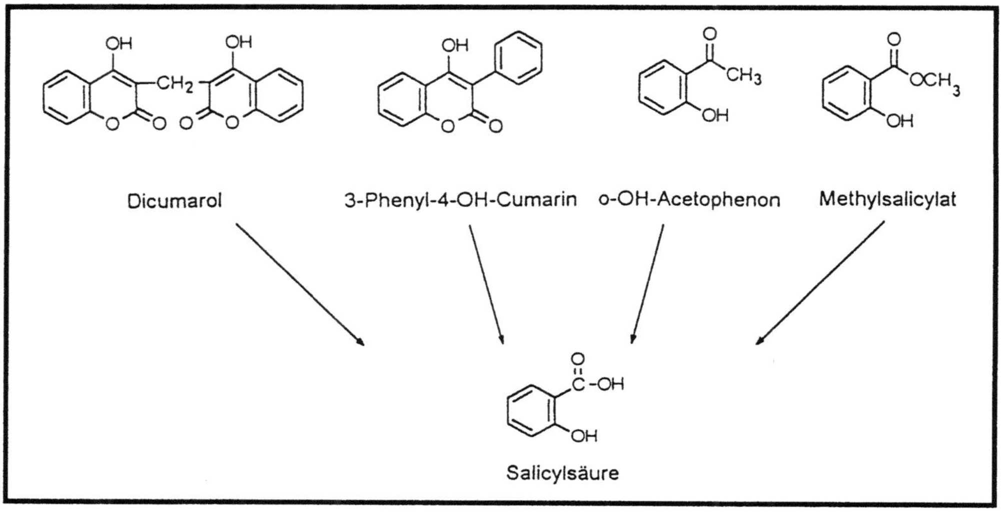

Abbildung 1. Bildung von Salicylsäure aus Dicumarol (3,3'-Methylenbis-4-hydroxycumarin) und seinen Metaboliten (nach Lit. 10)

Für diese Auffassung sprach auch das Fehlen jeglicher antikoagulatorischen Wirkung von Salicylsäure (und Cumarinen) in vitro. Allerdings waren für einen solchen Effekt hohe Acetylsalicylsäuredosen (mehr als 20 Tabletten/die) erforderlich. Quick und Clesceri (11) fanden nach hochdosierter (6 g) Acetylsalicylsäure bei gesunden Probanden eine geringe aber signifikante Zunahme der Prothrombinzeit und eine den Cumarinen ähnliche Verminderung eines stabilen prokoagulatorischen Faktors im Plasma, sehr wahrscheinlich des Prothrombins.

Erste Anwendung von Acetylsalicylsäure zur Infarktprophylaxe. Die blutungszeitverlängernde Wirkung von Salicylaten veranlaßte 1948 erstmals Überlegungen, diese Substanzen zur Prävention von Koronarthrombosen einzusetzen und systematische Untersuchungen zur therapeutischen Anwendung von Acetylsalicylsäure bei der koronaren Herzkrankheit durchzuführen (12, 13). 1950 veröffentlichte Lawrence Craven, ein Hals-Nasen-Ohren-Arzt aus Glendale (Californien), eine Untersuchung von Acetylsalicylsäure an 400 Patienten mit koronarer Herzkrankheit (14) und faßt das Ergebnis wie folgt zusammen:

„... During the past two years, I have advised all of my male patients between the ages of 40 and 65 to take from 10 - 30 grains [250 - 750 mg] of acetyl salicylic acid daily as a possible preventive of coronary thrombosis. More than 400 have done so, and of these, none has suffered a coronary thrombosis. From past experience, I should have expected at least a few thrombotic episodes among this group. There would appear to be enough evidence of the antithrombotic action of acetyl salicylic acid to warrant further study under more carefully controlled conditions..."

Craven erweiterte in den Folgejahren die Patientengruppe auf insgesamt etwa 8,000 - immer noch ohne einen einzigen Myokardinfarkt gesehen zu haben - und empfahl die Substanz auch zur Prophylaxe des Schlaganfalls (15, 16). Allerdings starb er 1957, ein Jahr nach Veröffentlichung seiner letzten Untersuchung, im Alter von 74 Jahren selbst am Herzinfarkt - trotz regelmäßiger Einnahme von Acetylsalicylsäure (17).

Acetylsalicylsäure hemmt die Thrombozytenfunktion in („subklinischer") Dosierung. Die Arbeiten von Craven fanden wenig Beachtung, teils aufgrund des geringen Impact-Faktors der Zeitschriften, in denen sie veröffentlicht wurden, teils aufgrund des unkontrollierten Studiendesigns, insbesondere des Fehlens geeigneter Vergleichsgruppen. Auch gab es keinen plausiblen Wirkungsmechanismus, da Acetylsalicylsäure in der von Craven empirisch empfohlenen „subklinischen" Dosierung von 250-750 mg pro Tag nur eine marginale entzündungshemmende bzw. prothrombinspiegel-senkende Wirkung erwarten ließ.

Dies änderte sich erst Mitte der 60iger Jahre. 1967 zeigte Quick (18), daß Acetylsalicylsäure aber nicht Salicylsäure die Blutungszeit verlängerte. Da die Prothrombinzeit nur unwesentlich beeinflußt wurde, lag der Gedanke nahe, daß auch plasmaunabhängige Faktoren zur blutungszeitverlängernden Wirkung beitrugen oder vielleicht sogar entscheidend waren. Breddin berichtete 1967 anläßlich der Jahrestagung der Deutschen Arbeitsgemeinschaft für Blutgerinnungsforschung in Wien über eine langanhaltende Hemmung der Thrombozytenaggregation durch Acetylsalicylsäure. Schon 2h nach Einnahme der Substanz fand er eine deutliche Verlängerung der Blutungszeit, ein Effekt der noch 5-6 Tage nach Absetzen der Substanz nachweisbar war (19). Ein ähnlicher Befund wurde von Evans und Mitarbeitern in Tierversuchen (20) berichtet. 1968 beschrieben Weiss u. Mitarb. (21) sowie O'Brien (22) eine Hemmung der Thrombozytenaggregation durch Acetylsalicylsäure am Menschen und sahen dies ebenfalls als Mechanismus der blutungszeitverlängernden Wirkung der Substanz an. Diese Arbeiten zeigten auch, daß die thrombozytenfunktionshemmende Wirkung an das intakte Acetylsalicylsäuremolekül gebunden und unabhängig vom Plasmaspiegel der Substanz war. Auch „subklinische" orale Dosen von 150 mg Acetylsalicylsäure waren ausreichend für eine vollständige Hemmung der Thrombozytenaggregation (-sekretion) (22). O'Brien empfahl aufgrund seiner Befunde Acetylsalicylsäure zur Thromboseprophylaxe und hielt eine Tagesdosis von 175 mg für ausreichend.

Hemmung der Prostaglandinsynthese als Mechanimus der thrombozytenfunktionshemmenden Wirkung von Acetylsalicylsäure. 1971 beschrieb John Vane die Hemmung der Prostaglandinsynthese als Mechanismus der antiphlogistischen und analgetischen Wirkung von Acetylsalicylsäure (23). Im selben Heft von „Nature" erschien auch eine Arbeit von Smith und Willis aus dem gleichen Labor, in der erstmals eine Hemmung der „Prostaglandin"synthese der Thrombozyten (dabei handelte es sich um Thromboxan A_2, das aber zum damaligen Zeitpunkt noch nicht entdeckt war) als Mechanismus der plättchenfunktionshemmenden Wirkung von Acetylsalicylsäure postuliert wurde (24) (Abb. 2).

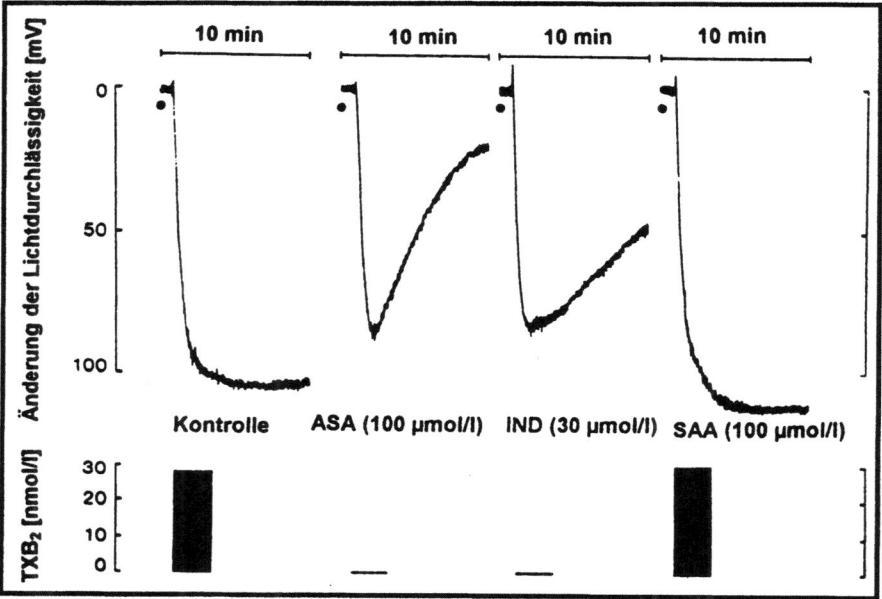

Abbildung 2. Wirkung von Acetylsalicylsäure (ASA), Salicylsäure (SAA) und Indometazin (IND) auf die Thrombozytenaggregation und Thromboxanfreisetzung (TXB_2) von Humanthrombozyten in vitro. Im Vergleich zur unbehandelten Kontrolle hemmen ASA und IND die ADP-induzierte Thromboxanfreisetzung und thromboxanabhängige Sekretionsphase der ADP-induzierten Thrombozytenaktivierung. SAA ist wirkungslos (Schrör u. Verheggen, in Vorb.).

Die Abbildung zeigt auch, daß Acetylsalicylsäure die Thrombozytenaggregation keineswegs vollständig hemmt. Die der Aggregation zugrundeliegende Ausbildung von Fibrinogenbrücken nach Aktivierung des thrombozytären Fibrinogenrezeptors (GP IIb/IIIa) wird durch ASA nicht direkt beeinflußt. Durch Ausfall der Thromboxansynthese wird lediglich ein Verstärkungs- bzw. Beschleunigungsmechanismus der Aktivierung der Fibrinogenrezeptoren entfernt, so daß die Reaktion langsamer abläuft und unter den hier gewählten Laborbedingungen (Zitratplasma) nicht mehr irreversibel ist. Bei physiologischen Ca^{++}-Konzentrationen, z.B. in Hirudinplasma, ist die Aktivierung der Thromboxansynthese nach ADP wesentlich geringer und eine irreversible Aggregation nach ADP nicht nachweisbar (25). Genaugenommen ist ASA daher kein (direkter) Inhibitor der Thrombozytenaggregation, sondern lediglich ein Inhibitor von thromboxanabhängigen Thrombozytenfunktionen, die sich im Ca^{++}-freiem Medium des Zitratplasmas (40-60 µM Ca^{++} im Gegensatz zu 2-3 mM im Blut) besonders eindrucksvoll zeigen lassen.

Grundlagen der antithrombotischen Wirkung 43

Der biochemische Wirkungsmechanismus von Acetylsalicylsäure. 1975 zeigten Roth u. Mitarbeiter aus der Gruppe um Majerus (26), daß die Hemmung der Prostaglandinsynthase (Cyclooxygenase) aus einer für Thrombozyten irreversiblen Acetylierung einer funktionell wichtigen Gruppe („active site") im Cyclooxygenasemolekül resultiert. Spätere Arbeiten der gleichen Gruppe machten die Acetylierung eines Serinrestes (Ser_{530}) der Cyclooxygenase als Wirkort wahrscheinlich. Damit war ein pharmakologischer Wirkungsmechanismus für Acetylsalicylsäure definiert, der eine akzeptable Erklärung der vielfältigen Wirkungen der Substanz bot. Auch zeigten Untersuchungen an gesunden Probanden, daß bei regelmäßiger Einnahme eine Dosis von ca. 30 mg/Tag ausreichend war, um die Cyclooxygenase der Thrombozyten vollständig zu hemmen ohne gleichzeitig die vaskuläre Prostacyclinsynthese zu reduzieren (27, 28). Diese und andere Arbeiten aus den Gruppen um FitzGerald und Patrono begründeten das Konzept einer „low-dose"-Therapie mit Acetylsalicylsäure zur Thrombozytenfunktionshemmung.

Spätere Untersuchungen zeigten allerdings, daß dieses Konzept eines „sparing" der endothelialen Prostacyclinsynthese durch niedrig dosierte Acetylsalicylsäure zwar für den (endothel)gesunden Probanden aber nicht oder zumindest nicht in gleichem Umfang den (endothelgeschädigten) Patienten zutrifft. Bei letzterem ist die vaskuläre Prostacyclinproduktion erhöht und nicht vermindert, wahrscheinlich als Folge eines Vorstufentransfers aus Thrombozyten (29-31). Dies bedeutet, daß immer wenn Prostaglandinvorstufen aus Thrombozyten mit ihrer hohen Cyclooxygenasekapazität bedeutsam für die vaskuläre Prostacyclinbildung werden, etwa nach Plättchenadhäsion am Subendothel, eine Hemmung der Thrombozytencyclooxygenase auch zu einer Hemmung der vaskulären Prostacyclinsynthese führen muß. Eine Dissoziation der Wirkung durch Reduktion der Acetylsalicylsäuredosierung wäre damit nicht mehr möglich (Abb. 3).

Zwei weitere wichtige Fragen zum Wirkungsmechanismus von Acetylsalicylsäure blieben ungeklärt:

- warum hemmt Salicylsäure nicht die Thrombozytenfunktion, obwohl sie antiphlogistisch, analgetisch und antipyretisch wie Acetylsalicylsäure wirkt und in entzündeten Geweben die Prostaglandinsynthese mit einer der Acetylsalicylsäure vergleichbaren molaren Wirkungsstärke hemmt (32)?

- warum unterscheiden sich die therapeutischen Dosierungen für antiphlogistisch/analgetische und Thrombozytenfunktions-hemmende Wirkungen von Acetylsalicylsäure um ca. 2 Zehnerpotenzen?

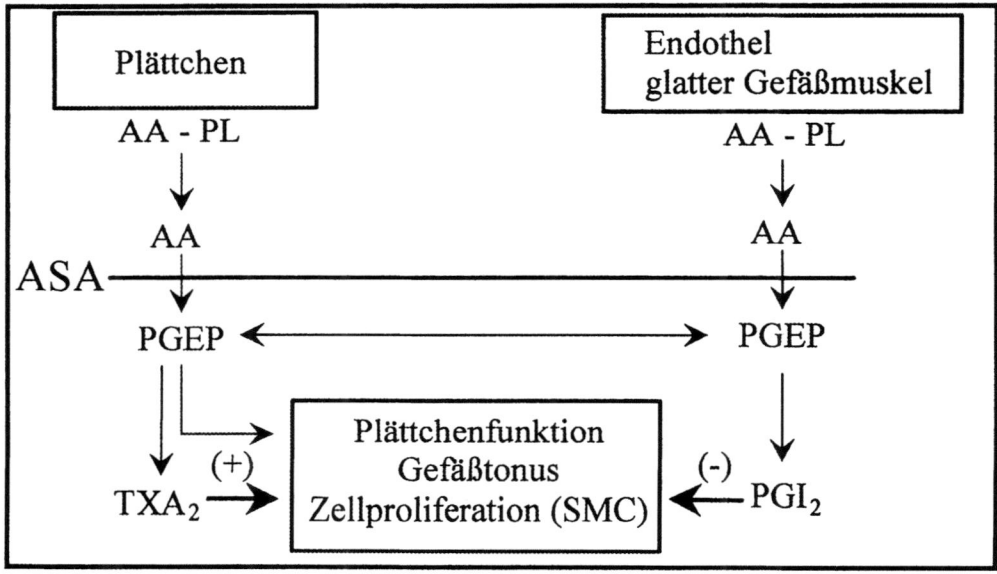

Abbildung 3. Wirkungsmechanismus von Acetylsalicylsäure (ASA) auf den Arachidonsäurestoffwechsel in Blutplättchen und Gefäßwand (Endothel, glatte Gefäßmuskulatur).
ASA hemmt die Cyclooxygenase-katalysierte Umsetzung von Arachidonsäure (AA) in Prostaglandinendoperoxide (PGEP) und damit die Bildung der Metabolite Thromboxan A_2 (TXA_2) in Thrombozyten bzw. Prostacyclin (PGI_2) in Zellen der Gefäßwand. Thromboxan A_2 und Prostacyclin (PGI_2) wirken antagonistisch auf Plättchenfunktion, Geäßtonus und Zellproliferation. Bei **gesunden** Probanden mit funktionsfähigem Endothel dominiert bei niedriger ASA-Dosierung die Wirkung auf Thrombozyten. Bei Patienten mit atherosklerotischer Gefäßwandschädigung und **endothelialer Dysfunktion** kommt es zur Plättchenadhäsion am Subendothel und nachfolgender Bereitstellung von PGEP-Vorstufen aus Thrombozyten für die Prostacyclinsynthase der Gefäßwand (z.B. glatte Muskelzellen). Unter diesen Bedingungen führt ASA in allen Dosierungen, die die Thrombozyten-Cyclooxygenase hemmen auch zur Abnahme der vaskulären Prostacyclinbildung. Eine Dissoziation der Wirkung ist damit nicht zu erwarten. Umgekehrt ist auch vorstellbar, daß nach Induktion der COX-2 in Zellen der Gefäßwand aufgrund der geringen Wirkungsstärke von ASA gegenüber der COX-2 ein Transfer von Endoperoxidvorstufen (PGEP) zu Thrombozyten erfolgt mit nachfolgender Zunahme der Thromboxansynthese (s.u.).

Zwei Isoformen der Cyclooxygenase. Arbeiten verschiedener Autoren zu Beginn der 90iger Jahre zeigten übereinstimmend, daß die Cyclooxygenase (COX) in zwei Isoformen vorkommt - COX-1 und COX-2 - deren Gene an unterschiedlicher Stelle im Genom verankert sind. Die durch diese Gene kodierten Cyclooxygenaseproteine unterscheiden sich nur geringfügig voneinander und die entstehenden Produkte, d.h. Prostaglandinendoperoxide (PGG_2/PGH_2) als Vorstufen der Prostaglandine und Thromboxan A_2, sind gleich. Unterschiede existieren aber in der Genexpression und damit in der Menge an synthetisierten Produkten. Dies entspricht der unterschiedlichen Funktion beider Cyclooxygenasen: Die konstitutive Form des Enzymproteins (COX-1) ist in praktisch allen Zellen vorhanden und vermittelt die physiologischen Funktionen von Prostglandinen bei lokaler Durchblutung und Hämostase sowie Schutz der Magenmukosa. Dagegen wird die induzierbare Form des Enzymproteins (COX-2) erst durch Zytokine, immunologische Stimuli und Wachstumsfaktoren exprimiert und dient wahrscheinlich Abwehrfunktionen des Organismus (33) (Tabelle 1).

Tabelle 1. Eigenschaften der Cyclooxygenasen (COX)

Parameter	COX-1	COX-2
Expression	konstitutiv	induzierbar
Aktivierungsprodukt	PGG_2/PGH_2	PGG_2/PGH_2
Gewebeverteilung	ubiquitär	limitiert
Stimulation durch	alle Stimuli	spezifische Faktoren
Funktion	Homoiostase	Abwehrreaktionen
	Physiologie	Entzündung, Immunreak-
	Blutgerinnung	tionen, Wachstum

Der molekulare Wirkungsmechanismus von Acetylsalicylsäure. Arbeiten aus der Gruppe um William Smith von der Universität von Michigan zeigten, daß das Konzept der „active site" Acetylierung der Cyclooxygenase am $Serin_{530}$ durch Acetylsalicylsäure die Hemmung der katalytischen Funktion der Cyclooxygenase nicht erklärt. Zwar führte Acetylierung des Ser_{530} zur Inaktivierung des Enzyms, allerdings war diese Aminosäure für die katalytische Funktion des Enzyms nicht erforderlich: Austausch des Ser_{530} durch ein Ala_{530}, d.h. eine Aminosäure ohne potentielle Acetylierungsstelle, hatte keinen Effekt auf die Cyclooxygenaseaktivität, hob aber die inhibitorische Wirkung von Acetylsalicylsäure auf die Cyclooxygenase auf (34-36). Smith u. Mitarbeiter entwickelten aus diesen und anderen Befunden das Modell einer sterischen Hinderung der Enzym (Cyclooxygenase) - Substrat (Arachidonsäure)-Interaktion nach Bindung von Acetylsalicylsäure, d.h. Einführung eines großvolumigen Liganden am Ser_{530}. Als entscheidend für die katalytische Funktion erwies sich später das Tyr_{385}. Nach Aufklärung der Kristallstruktur der Cyclooxygenase durch die Gruppe um Garavito (37) entwickelte die gleiche Gruppe (38) auch ein Modell des molekularen Wirkungsmechanismus von Acetylsalicylsäure am COX-1 Molekül. Tyr_{385}, das für die katalytische Funktion des Enzyms entscheidend ist (34), befindet sich am Ende eines „Tunnels" im Cyclooxygenasemolekül, den das Substrat, Arachidonsäure, passieren muß. Acetylsalicylsäure bindet am Ser_{530}, das sich an der engsten Stelle dieses Tunnels befindet. Diese Bindung führt zu einer Verhinderung des Zugangs der Arachidonsäure zum distal gelegenen katalytischen Zentrum des Enzym und, da sie sehr stabil ist, zu einer irreversiblen Hemmung der Enzymaktivität (39).

Acetylsalicylsäure hemmt bevorzugt die COX-1. Bei vergleichenden pharmakologischen Untersuchungen erwies sich Acetylsalicylsäure als ein relativ spezifischer Inhibitor der konstitutiven Isoform COX-1 (40). Dies erklärte erstmals die unterschiedlichen Dosierungen der Substanz für thrombozytenfunktionshemmende (COX-1) und analgetisch-antiphlogistische (COX-2) Wirkungen der Substanz.

Grundlage der antithrombotischen Wirkung von Acetylsalicylsäure ist daher die Hemmung der Thrombozytenfunktion durch die Inhibition der COX-1 mit nachfolgender Hemmung der Thromboxansynthese. Diese erfordert eine Acetylierung des Enzyms und ist am Thrombozyten, einer zellartigen Struktur ohne Zellkern, d.h. DNA-Synthese, besonders effektiv. Daher sind nichtazetylierte Salicylsäureverbindungen wirkungslos. Alle Salicylate hemmen dagegen die COX-2, wenn auch erst in wesentlich höherer Dosierung. Dies erklärt die analgetisch-antipyretisch-antiphlogistische Wirkung der Salicylate.

Weitere Mechanismen der antithrombotischen Wirkung von Acetylsalicylsäure

Entscheidend für die Dosierung und damit klinische Anwendung von Acetylsalicylsäure in der Thromboseprophylaxe ist die Beantwortung von zwei Fragen:
- ist eine Hemmung der COX-2 für einen klinisch-relevanten antithrombotischen Effekt erforderlich und spielt diese für die Thrombusentstehung unter klinisch relevanten Bedingungen einer generalisierten Atherosklerose eine Rolle.
- gibt es antithrombotische Wirkungen der Acetylsalicylsäure unabhängig vom Prostaglandinstoffwechsel im Thrombozyten, die klinisch bedeutsam sind.

Die erste Frage steht in unmittelbarem Zusammenhang mit der „Aspirinresistenz" und wird daher im Zusammenhang damit diskutiert.

Tabelle 2. Hemmung der COX-1 (Endothelzellen) und COX-2 (LPS-stimulierte Makrophagen) durch Salicylate and andere nicht-steroidale Antiphlogistika (nach Lit. 40).

Substanz	IC$_{50}$ [µg/ml]		
	COX-1	COX-2	COX-2/COX-1
Acetylsalicylsäure	0.3 ± 0.2	50 ± 10	166
Na-Salicylat	35 ± 11	100 ± 16	2.8
Indometazin	0.01 ± 0.001	0.6 ± 0.1	60
Ibuprofen	1.0 ± 0.1	15 ± 5	15
Paracetamol	2.7 ± 2.0	> 20	> 7
Diclofenac	0.5 ± 0.2	0.4 ± 0.2	0.7
Naproxen	2.2 ± 0.9	1.3 ± 0.8	0.6

„Aspirinresistenz"

Kontrollierte Studien zeigen, daß eine erhebliche interindividuelle Variabilität bezüglich der Hemmung der Thrombozytenfunktion durch Acetylsalicylsäure besteht. Ein Versagen der Acetylsalicylsäurewirkung („Aspirinresistenz") kann sowohl pharmakodynamische als auch pharmakokinetische Ursachen haben. Die klinische Relevanz spiegelt sich in „Therapieversagern" wider, wobei die zugrundeliegenden Mechanismen komplex sind (41). Zu denken ist neben einer Aktivierung der COX-2 und eine interindividuell unterschiedliche Thrombozytenreaktivität auch an unterschiedliche Thrombozytenaktivierungsmechanismen und an eine unterschiedliche Pharmakokinetik des Wirkstoffs.

COX-2-Aktivierung. Da die thrombozytenfunktionshemmende Wirkung von Acetylsalicylsäure auf einer Hemmung der COX-1 beruht und die COX-2 Aktivität in antithrombotischer Dosierung (≤300 mg) praktisch unbeeinflußt bleibt, ist anzunehmen, daß die prostaglandinsynthesehemmende Wirkung der Substanz bei signifikanter COX-2 Aktivität abgeschwächt wird. COX-2 Aktivität ist im Endothel aber nicht in Thrombozyten vorhanden, eine Genexpression der COX-2 in der Gefäßwand ist bei Atherosklerose wahrscheinlich (s. Lit. 42). Zellen der Gefäßwand, insbesondere glatte Muskelzellen werden unter dem Einfluß von Zytokinen und

Wachstumsfaktoren phänotypisch verändert (43). Dies geht mit einer Expression des COX-2-Gens einher und steigert die Prostaglandinsynthese in gut kontrollierbaren Zellkultursystemen mehrhundertfach (44). Es ist vorstellbar, daß unter diesen Bedingungen auch ein „retrograder" Vorstufentransfer aus der Gefäßwand zu adhärierenden Thrombozyten erfolgt und damit deren Thromboxansynthese zunimmt (s. Abb. 3). Ein solcher kombinierter Effekt könnte zur generell erhöhten Thromboxansynthese bei kardiovaskulären Erkrankungen mit degenerativen Gefäßwandveränderungen (45) beitragen. In diesem Zusammenhang ist der Befund von Vejar et al (46) bemerkenswert, daß 17% von Patienten mit instabiler Angina pectoris unter low-dose Acetylsalicylsäure (60 mg am ersten, 20 mg an weiteren Tagen) trotz vollständiger (>95%) Plättchen-Cyclooxygenasehemmung eine höhere Thromboxanexkretion im Urin aufwiesen als unbehandelte Patienten. Auch betrug in den meisten kontrollierten Studien mit instabiler Angina pectoris die Erfolgsrate einer Acetylsalicylsäuretherapie ca. 50% (1, 47), was je nach Bewertungs-Standpunkt als 50% Erfolg oder 50% Versagen der Therapie angesehen werden kann. Zumindest ist die Beantwortung der Frage offen, ob hier eine „Aspirinresistenz" den therapeutischen Effekt limitiert hat.

Unterschiedliche Empfindlichkeit der Thrombozyten gegenüber Acetylsalicylsäure. Einiges spricht dafür, daß besonders bei Patienten mit zerebrovaskulären Erkrankungen höhere Acetylsalicylsäuredosen effektiver sind als niedrige (48-50). Bei diesen Patienten ließ sich zeigen, daß mit 40 mg ASS über eine Woche ein Maximaleffekt hinsichtlich Hemmung der Thrombozytenfunktion und Thromboxansynthese nicht erreicht war und eine Dosiserhöhung signifikant stärker wirkt (48) (Tabelle 3).

Mehrere Gründe sind für eine veränderte Thrombozytenansprechbarkeit auf Acetylsalicylsäure denkbar: Plättchenaktivierung durch Scherstreß, bei dem nur eine geringe, falls überhaupt, Aktivierung des thrombozytären Arachidonsäurestoffwechsels eintritt (51, 52) und die weitgehen resistent gegenüber Acetylsalicylsäure ist (53), eine unterschiedliche regionale Empfindlichkeit von Gefäßprovinzen gegenüber vasokonstriktorischen Thrombozytenfaktoren (Thromboxan A_2, Serotonin). Insbesondere Serotonin wird von Thrombozyten nach low-dose Acetylsalicylsäure (z.B. 40 mg) in signifikanten Mengen auch noch nach >95%iger Hemmung der Thromboxanbildung freigesetzt (54). Die Potenzierung proaggregatorischer Faktoren durch zirkulierende Katecholamine, z.B. Adrenalin, wird ebenfalls nicht durch Acetylsalicylsäure blockiert (55).

Tabelle 3. Dosisabhängige Wirkungen von Acetylsalicylsäure auf die Thrombozytenaggregation in plättchenreichem Plasma und Thromboxansynthese bei 19 Patienten mit zerebrovaskulären Erkrankungen (individuelles Cross-over Design) (mod. nach Lit. 48)

Parameter	Kontrolle	Acetylsalicylsäure (mg/Tag für 1 Woche)		
		40	320	1280
Kollagen-induzierte Thrombozytenaggr. (%)	73 ± 3	$60 \pm 4^{\dagger}$	45 ± 4	$44 \pm 4^{*}$
ADP-induzierte Thrombozytenaggregation (%)	72 ± 4	$65 \pm 2^{\dagger}$	59 ± 2	$54 \pm 3^{*}$
Serum-TXB$_2$ (ng/ml)	49 ± 4	$7 \pm 2^{\dagger}$	1.8 ± 0.1	$0.1 \pm 0.01^{*}$
11-Dehydro-TXB$_2$ im Urin (pg/ml)	994 ± 142	$515 \pm 81^{\dagger}$	217 ± 41	$90 \pm 15^{*}$

Mittelwert * SEM ; *): $P < 0.05$ (1280 vs. 40 mg); †): $P < 0.05$ (40 mg vs. Kontrolle)

Wirkungen von Acetylsalicylsäure auf die Thrombozytenfunktion ohne direkten Bezug zur thrombozytären Thromboxansynthese. Acetylsalicylsäure hemmt in hoher Dosierung (500 mg) die Thrombinbildung im Vollblut (56). Die Wirkungsstärke ist allerdings gering und entspricht 0.03 U/ml unfraktioniertem Heparin. Interessant ist eine neuere Arbeit von Darius et al (57) in der für höhere Dosen von Acetylsalicylsäure (500 mg) aber nicht niedrige Dosen (40 mg) eine signifikante Hemmung der Restenoserate nach PTCA beschrieben wurde. Die Bedeutung solcher Zusatzeffekte für die antithrombotische Wirkung von Acetylsalicylsäure ist wahrscheinlich gering.

Pharmakokinetik. Die Pharmakokinetik von Acetylsalicylsäure ist unterschiedlich, wobei niedrige Dosen bezüglich einer unzureichenden Cyclooxygenasehemmung eher risikobehaftet sind als höhere (58, 59). Eine unzureichende Deazetylierung könnte daher bei niedrigen Dosierungen ein Therapieversagen erklären. Hierbei ist auch an genetische Differenzen zu denken, insbesondere eine hereditäre variable Genexpression der Prostaglandin- und Thromboxansynthasen (41, 60). Allerdings stehen hier für antithrombotische Dosierungen systematische Untersuchungen noch weitgehend aus.

Schlußfolgerungen - Acetylsalicylsäure in der Zukunft

Acetylsalicylsäure ist der „golden standard" der Plättchenfunktionshemmer und etablierte Basistherapie für alle Formen arterieller Gefäßerkrankungen mit einem Risiko akuter Gefäßverschlüsse. Andererseits ist die Wirkung der Substanz auf thromboxanabhängige Mechanismen der Plättchenaktivierung begrenzt und auch das nur unter der Voraussetzung, daß die COX-1 der Thrombozyten für die Thromboxansynthese entscheidend ist und nicht etwa irgend eine induzierte COX-2 aus Gefäßwandzellen oder Makrophagen. Alternativen sind daher denkbar. Z.B. sind stärker wirkende Plättchenfunktionshemmer wie GP IIb/IIIa-Antagonisten (z.B. Abciximab) bei schweren akuten Plättchensyndromen Acetylsalicylsäure mit Sicherheit überlegen - allerdings um Preis eines erheblich erhöhten Blutungsrisikos (s. Lit. 61). Thienopyridine (z.B. Ticlopidin) sind mögliche Alternativen bei Thrombozytenaktivierung durch ADP und/oder Scherstreß. Schließlich sind die neuen Erkenntnisse über die COX-Isoformen auch von Interesse für die pharmakologische Bewertung von Thromboxaninhibitoren: Diese hemmen Thromboxansynthese und/oder -wirkung unabhängig von der Herkunft der Substanz und waren zumindest in einer kontrollierten Studie an Herzinfarktpatienten hinsichtlich des Auftretens neuer ischämischer Ereignisse der Acetylsalicylsäure überlegen (62).

Tabelle 4. Historisches zur Blutungszeit-verlängernden antithrombotischen Wirkung von Salicylaten (Details s. Text)

Jahr	Ereignis
1891	Behandlung von Patienten mit Salicylsäure führt zu Schleimhautblutungen
1941-1943	Salicylsäure kann aus Cumarinen gebildet werden und senkt ex vivo aber nicht in vitro den Prothrombinspiegel
1948-1949	Erfolgreiche Behandlung von 2 Patienten mit Thrombophlebitis mit hochdosiertem Aspirin. Forderung nach einer systematischen Untersuchung von Acetylsalicylsäure zur Behandlung der Koronarthrombose
1950	Erster Bericht über eine positive Wirkung von Acetylsalicylsäure bei über 400 Patienten mit koronarer Herzkrankheit - keine Todesfälle innerhalb von 2 Jahren. Später Erhöhung der Zahl auf 8000 und Erweiterung des möglichen Anwendungsgebiets auch auf die Schlaganfallprophylaxe

Grundlagen der antithrombotischen Wirkung

1967-68	Beschreibung einer Blutungszeit-verlängernden Wirkung für Acetylsalicylsäure (1.3 g) aber nicht Salicylsäure in gleicher Dosierung. Nachweis einer langanhaltenden Thrombozytenfunktions-hemmenden Wirkung von Acetylsalicylsäure aber nicht Salicylsäure. Damit kann Salicylsäure nicht das antithrombotische Wirkprinzip von Acetylsalicylsäure sein. Empfehlung von Acetylsalicylsäure zur Prophylaxe der Koronarthrombose bei täglicher Dosis von 175 mg
1971	Beschreibung der Hemmung der Prostaglandinsynthese als Mechanismus der antiphlogistischen und analgetischen Wirkung von Acetylsalicylsäure
1971	Beschreibung einer Hemmung der Prostaglandinsynthese in Thrombozyten durch Acetylsalicylsäure als Erklärung der Plättchenfunktions-hemmenden Wirkung der Substanz
1975	Erklärung des biochemischen Mechanismus der Prostaglandinsynthesehemmung durch Acetylsalicylsäure über eine irreversible Hemmung (Acetylierung) der Cyclooxygenase
1976-1986	Zahlreiche klinische Studien zur Wirksamkeit von Acetylsalicylsäure als Prophylaktikum von Herzinfarkt und Schlaganfall erbringen widersprüchliche Ergebnisse
1983	Die Veterans Administration Trial belegt erstmals in einer plazebokontrollierten Doppelblindstudie die Wirksamkeit von Acetylsalicylsäure (324 mg/die) bei Männern mit instabiler Angina pectoris
1988	Veröffentlichung der ersten beiden kontrollierten Langzeitstudien über die Anwendung von Acetylsalicylsäure zur Primärprophylaxe kardiovaskulärer Erkrankungen mit kontroversem Ergebnis
1988	Die ISIS-2-Studie zeigt erstmals eine signifikante Reduktion der Reinfarktrate durch Acetylsalicylsäure (162 mg/die) bei Patienten mit frischem Myokardinfarkt sowie einen additiven Effekt bei einer gleichzeitig durchgeführten Lysetherapie mit Streptokinase. Die Studie wurde mit einer dünndarmlöslichen Präparation („enteric coated") durchgeführt und ergab hinsichtlich Magen-Darm-Nebenwirkungen keine signifikanten Unterschiede zu Placebo
1990	Mit molekularbiologischen Methoden wird bestätigt, daß die Acetylsalicylsäurewirkung eine Bindung am Ser_{530} der Cyclooxygenase erfordert, aber auch, daß dies jedoch nicht die Hemmung der katalytischen Enzymaktivität erklärt. Diese wird indirekt durch sterische Hinderung der Enzym-Substrat Interaktion bewirkt
1994	Erstmalige Beschreibung einer Inhibition des Transkriptionsfaktors NFkB durch Salicylate und Acetylsalicylsäure und Aufklärung des zugrundeliegenden Wirkungsmechanismus. Neuer Ansatz zur Erklärung der Cyclooxygenase-unabhängigen Salicylatwirkungen auf Entzündung und Schmerz
1995	Entwicklung eines stereochemischen Modells der molekularen Vorgänge der Inhibition der Cyclooxygenase-1 durch Acetylsalicylsäure

Literatur

1. Antiplatelet Trialists' Collaboration. Collaborative overview of randomised trials of antiplatelet therapy- I. Prevention of death, myocardial infarction, and stroke by prolonged antiplatelet therapy in various categories of patients. Br Med J 1994; 308:81-106.

2. Fuster V, Badimon L, Badimon JJ, Chesebro JH. The pathogenesis of coronary artery disease and the acute coronary syndromes. N Engl J Med 1992; 326:242-250 and 310-318.

3. Chapman I. Morphogenesis of occluding coronary artery thrombosis. Arch Pathol 1965; 80:256-261.

4. Davies MJ, Woolf N, Robertson WB. Pathology of acute myocardial infarction with particular reference to occlusive coronary thrombi. Br Heart J 1976; 38:659-664.

5. Davies MJ, Thomas AC. Plaque fissuring - the cause of acute myocardial infarction, sudden ischemic death, and crescendo angina. Br Heart J 1985; 53:363-367.

6. ISIS-2: Randomized trial of intravenous streptokinase, oral aspirin, both or neither among 17,187 cases of suspected acute myocardial infarction. Lancet 1988; 2:349-360.

7. Schrör K. Acetylsalicylsäure. Stuttgart: Thieme-Stuttgart, 1992.

8. Kopp E, Ghosh S. Inhibition of NF-kB by sodium salicylate and aspirin. Science 1994; 265:956-959.

9. Mueller RL, Scheidt S. History of drugs for thrombotic disease. Discovery, development, and directions for the future. Circulation 1994; 89:432-449.

10. Link KP, Overman RS, Sullivan WR, Huebner CF, Scheel LD. Studies on the hemorrhagic sweet clover disease. XI. Hypoprothrombinemia in the rat incuded by salicylic acid. J Biol Chem 1943; 147:463-473.

11. Quick AJ, Clesceri L. Influence of acetylsalicylic acid and salicylamide on the coagulation of blood. J Pharmacol Exp Ther 1960; 128:95-98.

12. Gibson P. Salicylic acid for coronary thrombosis. Lancet 1948; June 19:965.

13. Gibson P. Aspirin in the treatment of coronary thrombosis. Lancet 1949; Dec 24:1172.

14. Craven LL. Acetylsalicylic acid - possible preventive of coronary thrombosis. Ann Western Med Surg 1950; 5:95-99.

15. Craven LL. Experiences with aspirin (acetylsalicylic acid) in the non-specific prophylaxis of coronary thrombosis. Mississippi Valley Med J 1953; 75:38-40.

16. Craven LL. Prevention of coronary and cerebral thrombosis. Mississippi Valley Med J 1956; 78:213-215.

17. Mann CC, Plummer ML. The Aspirin Wars. New York: Alfred A Knopf Publisher, 1991.

18. Quick AJ. Salicylates and bleeding: The aspirin tolerance test. Am J Med Sci 1967; 252:265-269.

19. Breddin HK. Wirkungen von Pharmaka auf die Plättchenaggregation. Verhandlungen der Deutschen Arbeitsgemeinschaft für Blutgerinnungsforschung, Wien, 14.-15.4.1967. Stuttgart: FK Schattauer Verlag 1968: 90-93.

20. Evans G, Nishizawa EE, Packham MA, Mustard JF. The effect of acetylsalicylic acid (aspirin) on platelet function. Blood 1967; 30:550.

21. Weiss HJ, Aledort LM, Kochawa S. The effect of salicylates on the hemostatic properties of platelets in man. J Clin Invest 1968; 47:2169-2180.

22. O'Brien JR. Effects of salicylates on human platelets. Lancet 1968; 1:779-783.

23. Vane JR. Inhibition of prostaglandin biosynthesis as a mechanism of action of aspirin-like drugs. Nature New Biol 1971; 231:232-235.

24. Smith JB, Willis AL. Aspirin selectively inhibits prostaglandin production in human platelets. Nature New Biol 1971; 231:235-237.

25. Bretschneider E, Glusa E, Schrör K. ADP-, PAF- and adrenaline-induced platelet aggregation and thromboxane formation are not affected by a thromboxane receptor antagonist at physiological external Ca^{++} concentrations. Thromb Res 1994; 75:233-242.

26. Roth GJ, Stanford N, Majerus PW. Acetylation of prostaglandin synthase by aspirin. Proc Natl Acad Sci USA 1975; 72:3073-3076.

27. Patrignani R, Filabozzi P, Patrono C. Selective cumulative inhibition of platelet thromboxane production by low-dose aspirin in healthy subjects. J Clin Invest 1982; 69:1366-1372.

28. Clarke R, Mayo G, Price P, FitzGerald GA. Suppression of thromboxane A_2 but not of systemic prostacyclin by controlled-release aspirin. N Engl J Med 1991; 325:1137-1141.

29. FitzGerald GA, Smith B, Pedersen AK, Brash AR. Increased prostacyclin biosynthesis in patients with severe atherosclerosis and platelet activation. N Engl J Med 1984; 310:1065-1068.

30. Knapp HR, Healy C, Lawson J, FitzGerald GA. Effects of low-dose aspirin on endogenous eicosanoid formation in normal and atherosclerotic men. Thromb Res 1988; 50:377-386.

31. Force T, Milani R, Hibberd P, Lorenz R, Uedelhoven W, Leaf A, Weber PC. Aspirin-induced decline in prostacyclin production in patients with coronary artery disease is due to decreased endoperoxide shift. Circulation 1991; 84:2286-2293.

32. Higgs GA, Salmon JA, Henderson B, Vane JR. Pharmacokinetics of aspirin and salicylate in relation to inhibition of arachidonate cyclooxygenase and antiinflammatory activity. Proc Natl Acad Sci USA 1987; 84:1417-1420.

33. Otto JC, Smith WL. Prostaglandin endoperoxide synthases-1 and -2. J Lipid Med 1995; 12:139-156.

34. Shimokawa T, Smith WL. Prostaglandin endoperoxide synthase: The aspirin acetylation region. J Biol Chem 1992; 267:12387-12392.

35. DeWitt DI, El-Harith EA, Kraemer SA, Andrews MJ, Yao EF, Armstrong RL, Smith WL. The aspirin- and heme-binding sites of ovine and murine prostaglandin endoperoxide synthases. J Biol Chem 1990; 265:5192-5198.

36. Lecomte M, Laneuville O, Ji C, DeWitt DI, Smith WL. Acetylation of human prostaglandin endoperoxide synthase-2 (cyclooxygenase-2) by aspirin. J Biol Chem 1994; 269:13207-13215.

37. Picot D, Loll PJ, Garavito RM. The X-ray crystal structure of the membrane protein prostaglandin H_2 synthase. Nature 1994; 267:243-249.

38. Loll PJ, Garavito RM. The isoforms of cyclooxygenase: Structure and function. Exp Opin Invest Drugs 1994; 3:1171-1180.

39. Loll PL, Picot D, Garavito M. The structural basis of aspirin activity inferred from the crystal structure of inactivated prostaglandin H_2 synthase. Nature Struct Biol 1995; 2:637-643.

40. Mitchell JA, Akarasereenont P, Thiemermann Ch, Flower RJ, Vane JR. Selectivity of nonsteroidal antiinflammatory drugs as inhibitors of constitutive and inducible cyclooxygenase. Proc Natl Acad Sci USA 1993; 90:11693-11697.

41. Wu KK. Platelet activation mechanisms and markers in arterial thrombosis. J Int Med 1996; 239:17-34.

42. Schrör K. Prostacyclin and Atherosclerosis. In: Rubanyi GM (ed) (1996) The endothelium in Clinical Practice: Source and Target of novel Concepts and Therapies. New York: Marcel Dekker (in press)

43. Pomerantz KB, Hajjar DP. Eicosanoids in regulation of arterial smooth muscle cell phenotype, proliferative capacity, and cholesterol metabolism. Arteriosclerosis 1989; 9:413-429.

44. Rimarachin JA, Jacobson JA, Szabo P, Maclouf J, Creminon C, Weksler BB. Regulation of cyclooxygenase-2-expression in aortic smooth muscle cells. Arterioscler Thromb 1994; 14:1021-1031.

45. FitzGerald GA, Healy C, Daugherty J. Thromboxane A_2 biosynthesis in human disease. Fed Proc 1987; 46:154-158.

46. Vejar M, Fragasso G, Hackett D, Lipkin DP, Maseri A, Born GVR, Ciabattoni G, Patrono C. Dissociation of platelet activation and spontaneous myocardial ischemia in unstable angina. Thromb Haemost 1990; 63:163-168.

47. Lewis HD, Davis JW, Archibald DG, Steinke WE, Smitherman TC, Doherty JE III, Schnaper, JW, LeWinter NM, Linares E et al. Protective effects of aspirin against acute myocardial infarction and death in men with unstable angina. Results of a Veterans Administration Cooperative study. N Engl J Med 1983; 309:396-403.

48. Tohgi H, Konno S, Tamura K, Kimura B, Kawano K. Effects of low-to-high doses of aspirin on platelet aggregability and metabolites of thromboxane A_2 and prostacyclin. Stroke 1992; 23:1400-1403.

49. Tohgi H, Takahashi H, Tamura K. Antiplatelet medication in cerebrovascular disease: Potential sources of controversies and future strategies. Platelets 1994; 5:13-19.

50. Barnett HJM, Kaste M, Meldrum H, Eliasziw M. Aspirin dose in stroke prevention. Beautiful hypotheses slain by ugly facts. Stroke 1996; 27:588-592.

51. Rajagopalan S, McIntyre LV, Hall ER, Wu KK. The stimulation of arachidonic acid metabolism in human platelets by hydrodynamic forces. Biochim Biophys Acta 1988; 958:108-115.

52. Moake JL, Turner NA, Stathopoulos NA, Nolasco L, Hellums JD. Shear-induced platelet aggregation can be mediated by vWF released from platelets, as well as by exogenous large or unusually large VWF-multimers, requires adenosine diphosphate, and is resistant to aspirin. Blood 1988; 71:1366-1374.

53. Maalej N, Folts JD. Increased shear stress overcomes the antithrombotic platelet inhibitory effect of aspirin in stenosed dog coronary arteries. Circulation 1996; 93:1201-1205.

54. Braun M, Kramann J, Strobach H, Schrör K. Incomplete inhibition of platelet secretion by low-dose aspirin. Platelets 1994; 5:325-331.

55. Larsson PT, Wallen NH, Hjemdahl P. Norepinephrine-induced human platelet activation in vivo is only partly counteracted by aspirin. Circulation 1994; 89:1951-1957.

56. Kessels H, Beguin S, Andree H, Hemker HC. Measurement of thrombin generation in whole blood - the effect of heparin and aspirin. Thromb Haemost 1994; 72:78-83.

57. Darius H, Sellig S, Belz GG, Darius BN. Aspirin 500 mg is superior to 100 and 40 mg/d for prevention of restenosis following PTCA. Circulation 1994; 90:I-651.

58. Pappas JM, Westengard JC, Bull BS. Population variability in the effect of aspirin on platelet function. Implications for clinical trials and therapy. Arch Pathol Lab Med 1994; 118:801-804.

59. Benedek IH, Joshi AS, Pieniaszek HJ, King S-YP, Kornhauser DM. Variability in the pharmacokinetics and pharmacodynamics of low dose aspirin in healthy male volunteers. J Clin Pharmacol 1995; 35:1181-1186.

60. Hla T, Ristimaki A, Appleby S, Barriocanai JG. Cyclooxygenase gene expression in inflammation and angiogenesis. Ann New York Acad Sci 1993; 696:197-204.

61. Schrör K. Antiplatelet drugs. A comparative review. Drugs 1995; 50:7-28.

62. Ridogrel Versus Aspirin Patency Trial (RAPT). Randomized trial of ridogrel, a combined thromboxane A_2 synthase inhibitor and thromboxane A_2/prostaglandin endoperoxide receptor antagonist, versus aspirin as adjunct to thrombolysis in patients with acute myocardial infarction. Circulation 1994;89:588-595.

Diskussion

Darius: Wenn ich die Ausführungen über die selektive COX-1 und COX-2 Hemmung durch Acetylsalicylsäure korrekt im Gedächtnis habe, dann ergab sich hier ein Wert von etwa 200 zugunsten von COX-1. Nach Untersuchungen von Patrono erfordert eine vollständige Hemmung der Thromboxansynthese in Thrombozyten bei wiederholter Gabe der Substanz etwa 8-10 mg. Dies würde bedeuten, daß etwa mindestens 1 g Acetylsalicylsäure für eine Hemmung der COX-2 erforderlich sind. Dies ist eine klinisch sehr hohe Dosierung für einen antithrombotischen Effekt, falls eine COX-2 Aktivität bei Atherosklerose vorhanden ist und zur Thromboxansynthese beiträgt.

Schrör: Dies ist richtig. Allerdings wurden die zugrundeliegenden Untersuchungen dieser Gruppe (Patrignani et al, J Clin Invest 69:1366-1372, 1982) an gesunden Probanden ohne Atherosklerose durchgeführt. Es ist andererseits seit langem bekannt, daß entzündungshemmend-wirkende Dosierungen von Acetylsalicylsäure noch um einiges höher sind und von daher durchaus mit dem Konzept einer Beteiligung der induzierten COX-2 an der Prostaglandin- bzw. Thromboxansynthese kompatibel. Leider weiß man nicht, wie hoch eine maximal entzündungshemmende Dosierung von Acetylsalicylsäure ist. Auch pharmakokinetische Effekte sind zu berücksichtigen, z.B. eine Akkumulation von Salicylsäure aufgrund der Kapazitäts-limitierten Clearance. Ein solcher Effekt tritt schon ab 500 mg Acetylsalicylsäure auf, so daß man auch nicht genau sagen kann, wo bei hoher Dosierung von Acetylsalicylsäure der effektive Wirkspiegel tatsächlich liegt. Zumindest wären die im Vortrag angesprochenen stärkeren inhibitorischen Wirkungen hoher Acetylsalicylsäure-Dosierungen auf die Thromboxansynthese bei Patienten mit Cerebralarteriensklerose mit dem Konzept einer COX-2 Induktion vereinbar.

Wenzel: Ich habe eine Bemerkung zu dem von Ihnen gezeigten Zusammenhang zwischen oralen Antikoagulantien bzw. Vitamin K und Acetylsalicylsäure. Eigene Befunde aus unserer Arbeitsgruppe sprechen zweifelsfrei dafür, daß bei längerer Hochdosis-Therapie mit Acetylsalicylsäure ein eindeutiger Vitamin K-abhängiger Effekt eintritt (Treib et al, Nervenarzt 67:333-334, 1996). Ich darf Ihnen einen Fall kurz schildern: Ein 58-jähriger Patient wird mit einem nicht-ischämischen Hirninfarkt eingeliefert und bei einem auf 19% erniedrigten Quickwert ein Protein C/S-Mangel vermutet. Im Plasma wurden hohe Salicylsäurewerte, aber keine Vitamin K-Antagonisten nachgewiesen. Der Patient hatte einen Schmerzmittelabusus betrieben, u.a. auch mit Acetylsalicylsäure. Eine Hirnblutung konnte ausgeschlossen werden und alle Marker deuteten auf eine erhöhte Thromboseneigung als Ursache der nachgewiesenen Basiliaristhrombose. Die Autoren schließen, daß bei Acetylsalicylsäure-Vergiftung in Zukunft die Protein C- und S-Konzentration bestimmt werden muß. Eine sicher etwas provokante Behauptung.

Schrör: Ich bin Ihnen für diese Bemerkung sehr dankbar. Auch wenn die Interpretation der Blutungszeitverlängerung nach Acetylsalicylsäure durch Link falsch war, ist doch unbestritten, daß ein solcher Effekt eintritt. Ebenso ist unstrittig, daß Acetylsalicylsäure in höherer Dosierung, ab etwa 3-4 g/Tag, die Prothrombinsynthese hemmt. Es ist daher gut vorstellbar, daß auch die Synthese anderer Proteine der Gerinnungskaskade durch Acetylsalicylsäure beeinflußt wird. In diesem Sinne ist sicher auch die erhöhte Blutungsinzidenz bei Rheumatikern unter Hochdosis-Acetylsalicylsäure in früheren Jahren zu verstehen.

In diesem Zusammenhang auch noch ein Kommentar zu den - wie ich meine - irreführenden Begriffen „high-dose" und „low-dose" Acetylsalicylsäure: Beides sind **effektive** Dosierungen, die erstere für die COX-1 der Thrombozyten, letztere für die COX-2, z.B. entsprechend stimulierter Gefäßwandzellen. Die Rede ist also von zwei völlig unterschiedlichen Enzymen mit unterschiedlicher genetischer Repräsentation und unterschiedlicher physiologischer bzw. pathophysiologischer Bedeutung, die beide eben eine unterschiedliche Acetylsalicylsäure-Konzentration für eine effektive Hemmung erfordern.

Tschöpe: Zunächst ein Kommentar zum Patienten von Herrn Wenzel. Auch Herr Riess in Berlin hat bei einem Patienten unter Acetylsalicylsäurebehandlung eine Lungenembolie beschrieben und wir haben bei einer diabetischen Patientin eine ischämische Opticusneuropathie unter Acetylsalicylsäurebehandlung im Zusammenhang mit ihrer Mikroangiopathie beobachtet. Als möglichen Mechanismus haben wir eine höhere Plättchenempfindlichkeit gegenüber ADP zeigen können und daher angenommen, daß bei dieser Patientin ein Shift vom Thromboxan- zum ADP-Weg erfolgt ist.

Meine Frage ist, ob nicht auch Thrombozyten über eine residuale COX-2 Aktivität verfügen können, die sie von den Megakariozyten mitbekommen haben, wodurch natürlich auch die Sensitivität gegenüber Acetylsalicylsäure beeinflußt werden könnte. Gibt es dazu Daten?

Schrör: M.W. nicht, denkbar wäre es schon, da auch aus Thrombozyten DNA, d.h. Kernmaterial, isoliert werden kann und eine Enzyminduktion auf der Genebene damit prinzipiell möglich ist.

Nowak: Sie haben auf Ihrer Abbildung zum molekularen Wirkungsmechanismus der Acetylsalicylsäure gezeigt, daß die Substanz an einem Serin bindet und dadurch mechanisch den Zutritt der Arachidonsäure zur katalytischen Stelle des Enzyms verhindert. Sie bleiben also dabei, daß das Serin durch die Acetylsalicylsäure sterisch blockiert wird, dies würde der Acetylierungstheorie widersprechen.

Eine zweite Frage: Auf Ihrer Tabelle ergaben sich erhebliche Unterschiede in der relativen Selektivität anderer Cyclooxygenasehemmer, z.B. Diclofenac oder Indometazin gegenüber COX-1 und COX-2 im Vergleich zu Acetylsalicylsäure. Wie kann man sich diese Unterschiede erklären, wenn alle Substanzen im Prinzip gleich wirken?

Schrör: Es liegt hier vielleicht ein Mißverständnis vor. Das Cyclooxygenasemolekül hat zumindestens 2 funktionell wichtige Hydroxylgruppen: eine am Tyrosin$_{385}$, dem katalytischen Zentrum und eine am Serin$_{530}$, an dem Acetylsalicylsäure bindet.

Dort findet auch die Acetylierung statt. Dagegen gibt es keine direkte Interaktion zwischen Acetylsalicylsäure und der katalytischen Funktion des $Tyrosin_{385}$. Dabei liegt das $Serin_{530}$ an der engsten Stelle des „Kanals", den Arachidonsäure auf dem Weg zum $Tyrosin_{385}$ passieren muß, wodurch nach Bindung von Acetylsalicylsäure das Lumen besonders effektiv verlegt wird. Die Acetylierungstheorie ist nach wie vor gültig. Sie betrifft aber nicht eine katalytisch wichtige Hydroxylgruppe im aktiven Zentrum des Enzyms, sondern ein Strukturelement und führt dadurch zur quasi mechanischen Verhinderung der Enzym-/Substrat-Wechselwirkung.

Zu Ihrer zweiten Frage: Im Gegensatz zu Salicylaten wirken alle anderen Cyclooxygenasehemmer kompetitiv und reversibel. Der Kanal, durch den Arachidonsäure zum katalytischen Zentrum gelangt, enthält an der Innenseite reichlich hydrophobe Aminosäuren, wodurch die Passage lipophiler Substanzen begünstigt wird. Grundlage der Wirkung von Diclofenac und Indometazin ist eine Verdrängung von Arachidonsäure und damit eine Substratkompetition. Diese läßt mechanistisch keine vergleichbare Spezifität für eine bestimmte Cyclooxygenase-Isoform erwarten. Allerdings kann man auch hier unter Berücksichtigung von Struktur-/Wirkungsbeziehungen und Modellannahmen für die COX-2 eine beachtliche Selektivität erreichen, bei den heute am besten wirksamen Substanzen in einer Relation von 1:5000 zugunsten von COX-2. Diese Substanzen sind natürlich sehr interessante Antiphlogistika, eventuell mit fehlender oder zumindest stark reduzierter Magen-/Darm-Toxizität.

Haarmann: Bei Prüfung von Antiphlogistika, d.h. Cyclooxygenasehemmern auf Ulcerogenität im Tierexperiment fällt auf, daß sich die typischerweise auftretenden Magenläsionen nicht nur in bezug auf Intensität, sondern auch Lokalisation und Verteilung unterscheiden. Während z.B. nach Indometazin Ulcera vereinzelt zu finden sind, aber wie ausgestanzt aussehen, kommt es unter Acetylsalicylsäure eher zu flächenhaften Schleimhautläsionen. Hat dies etwas mit einer unterschiedlichen Beeinflussung dieser Substanzen von COX-1 und COX-2 zu tun?

Schrör: Wenn man davon ausgeht, daß beide Substanzen ihre mukosaschädigende Wirkung ausschließlich über eine systemische Prostaglandinsynthese-Hemmung entfalten würden, dann müßte dieser Effekt bei allen COX-1-hemmenden Konzentrationen grundsätzlich gleich sein. Dies ist nicht der Fall. Zahlreiche Untersuchungen zu Acetylsalicylsäure und anderen Salicylaten sprechen dafür, daß für die Schädigung der Mukosa ein direkter Kontakt mit Salicylaten erforderlich ist. Hierbei ist auch auf die unterschiedliche Absolutmenge an Substanz hinzuweisen sowie die schlechte Wasserlöslichkeit von Salicylaten, die die Auflösung von Tabletten"brocken" zusätzlich erschwert. All dies begünstigt natürlich zusätzlich die Schleimhautschädigung.

Der Gedanke, daß auch COX-2 in diesem Zusammenhang eine Rolle spielen könnte, ist durchaus nicht abwegig. Mehrere Untersuchungen zeigen, daß die Magen-/Darmunverträglichkeit von Acetylsalicylsäure, vorzugsweise nach höherer Dosierung, bei regelmäßiger Einnahme im Verlauf weniger Wochen verschwindet. Der Grund für diese „Aspirinresistenz" der Magenmukosa ist nicht bekannt. Es ist aber zumindest hypothetisch vorstellbar, daß eine durch den lokalen Schleimhautkontakt der Substanz ausgelöste Schleimhautschädigung bzw.

Entzündung sekundär zu einer Induktion der COX-2 führt und diese aufgrund ihrer höheren Resistenz gegenüber Hemmung durch Salicylate wieder eine lokale Prostaglandinproduktion und damit Schutz der Magenmukosa ermöglicht.

Einhäupl: Gibt es eventuell auch topographische Unterschiede in den molekularen Mechanismen der Acetylsalicylsäurewirkung in verschiedenen Gefäßprovinzen? Die klinische Erfahrung zeigt ja, daß zur Thromboseprophylaxe in unterschiedlichen Gefäßregionen unterschiedliche Dosen von Acetylsalicylsäure erforderlich sind: Hohe Dosen bei der PAVK, mittlere im cerebrovaskulären System und niedrige bei der Herzinfarktprophylaxe.

Schrör: Zu den molekularen Mechanismen kann ich nichts sagen. Ich glaube auch nicht, daß man dazu schon viel weiß: das Ihnen gezeigte molekulare Modell der Acetylsalicylsäurewirkung an der Cyclooxygenase ist noch kein Jahr alt. Auf der anderen Seite könnte ich mir aber als Pharmakologe durchaus Gründe vorstellen, die zu einer unterschiedlichen Empfindlichkeit verschiedener Gefäßprovinzen gegenüber Acetylsalicylsäure beitragen, z.B. ist sicherlich ADP und nicht Thromboxan A_2 der entscheidende Mediator der Scherstress-induzierten Thrombozytenaktivierung und gegenüber Acetylsalicylsäure resistent. Eine solche Scherstreß-induzierte Thrombozytenaktivierung könnte z.B. im Bereich von Karotisstenosen bzw. Koronararterienstenosen eine viel größere Rolle spielen als etwa eine Thrombin- oder Thromboxan-induzierte Thrombozytenaktivierung durch thrombogenes Material nach Thrombolyse. Einige Thrombozyteninhaltsstoffe, wie Serotonin und Thromboxan A_2, wirken sehr viel stärker vasokonstriktorisch auf Zerebralgefäße als z.B. auf Koronararterien. Schließlich ist auch an zusätzliche entzündliche Komponenten oder pathologische Immunreaktionen bei PAVK zu denken. Falls es hierbei zu einer Induktion der COX-2 kommt, und das ist zumindest nicht auszuschließen, wird natürlich auch die Wirkung von Acetylsalicylsäure abgeschwächt. Primäre entzündliche Veränderungen spielen bei der klassischen Koronar- bzw. Zerebralthrombose keine Rolle.

Haarmann: Sie haben in Ihrem Reaktionsschema gezeigt, daß eine Interaktion zwischen Thrombozyten und Gefäßwand für die vaskuläre Prostacyclinbildung eine große Rolle spielt und die Thrombozyten Vorstufen, nämlich die Endoperoxide, für die vaskuläre Prostacyclinsynthese bereitstellen. Andererseits haben wir die Beobachtung gemacht, daß in vitro eingelegte Gefäßstücke sehr gut Prostacyclin synthetisieren können, ohne daß dafür ein einziger Thrombozyt erforderlich wäre. Wie kann man sich das erklären?

Schrör: Das eine schließt das andere nicht aus. Natürlich kann die Gefäßwand auch ohne Thrombozyten Prostaglandine synthetisieren. Es ist aber unbestritten, daß die Prostacyclinsynthese in vitro bei intaktem Endothel signifikant höher ist als ohne. Der Grund dafür ist die unterschiedliche COX-1-Aktivität von Endothel und glatten Muskelzellen, in letzteren beträgt sie nur etwa 1/8 des Endothels. Dagegen ist die Prostacyclinsynthase-Aktivität in beiden Zelltypen vergleichbar. Eine Thrombozytenaktivierung und vermutlich auch die Adhäsion an intaktes Endothel wird durch die Prostacyclinwirkung verhindert. Dies bedeutet praktisch, daß im intakten isolierten Gefäß die Arachidonsäuremetabolisierung zu Prostacyclin überwiegend im Endothel erfolgt, weil nur dort ausreichende Endoperoxidmengen synthetisiert werden könne. Anders sieht es dagegen bei Endothelschädigung aus. Hierbei „ersetzen" adhärierende Thrombozyten die Cyclooxygenaseaktivität des zerstörten Endothels und stellen Endoperoxide für die Prostacyclinsynthase der glatten Muskelzellen bereit. Im Ergebnis ist die Biosynthese von Prostacyclin nicht reduziert, sondern aufgrund der hohen COX-1 Aktivität der Thrombozyten eher noch gesteigert.

Haarmann: Warum wird die schwache Acetylsalicylsäure heute noch verwendet, obwohl wirksamere und nebenwirkungsärmere Präparate vom Typ der Cyclooxygenasehemmer zur Verfügung stehen?

Schrör: Bezüglich der antithrombotischen Wirkung, d.h. als Langzeitprophylaktikum zur Verhinderung akuter Thromboembolien, ist Acetylsalicylsäure die einzige Substanz, die sich als Cyclooxygenasehemmer für diese Indikation bewährt hat. Wir werden klinische Daten dazu sicher noch hören, denen ich hier nicht vorgreifen möchte. Pharmakologisch könnte ich mir vorstellen, daß hierfür die COX-1-Selektivität, von der man bei antithrombotischer Dosierung von ca. 100 mg/d ausgehen kann, wichtig ist. Kein anderer klinisch verfügbarer COX-Inhibitor zeigt bei klinisch üblicher Dosierung eine vergleichbare Selektivität. Hinzu kommt die Irreversibilität der Wirkung für Thrombozyten und die vergleichsweise nebenwirkungsarme Therapie. Das soll nicht heißen, daß eine alternative antithrombotische Therapie nicht vorstellbar wäre - aber im Bereich von COX-Inhibitoren würde ich dann nicht suchen.

Acetylsalicylsäure im
kardiovaskulären System
K. Schrör und H. K. Breddin (Hrsg.)
© 1996 Birkhäuser Verlag Basel/Switzerland

Acetylsalicylsäure im Vergleich zu anderen Thrombozytenfunktionshemmern - Wirkungsmechanismen

D. Tschoepe, B. Schwippert

Diabetes-Forschungsinstitut an der Heinrich-Heine-Universiät, Arbeitsgruppe „Zelluläre Hämostase und Klinische Angiologie", Auf'm Hennekamp 65, D-40225 Düsseldorf, Germany

Zusammenfassung. Acetylsalicylsäure ist der „Gold-Standard" zur Thrombozytenhemmung für die Verhinderung bzw. Prognoseverbesserung akuter arterieller thrombotischer Ereignisse. Die Substanz wird der kleinen Gruppe von Medikamenten zugerechnet, deren lebensverlängernde Wirkung in der sekundären und - weniger anerkannt - auch in der primären Gefäßprävention bewiesen ist. Daher fällt es schwer, das Prinzip der Cyclooxygenasehemmung gegen andere, neuere Konzepte der Thrombozytenhemmung zu profilieren. Thrombozytenhemmung kann nicht mehr ausschließlich als antithrombogenes Prinzip verstanden werden. Vielmehr sind Thrombozyten durch die von ihnen gebildeten bzw. aus dem Megakaryozytenkompartiment transportierten und bei Aktivierung auch ohne Thrombusbildung sezernierten Mediatoren an der Steuerung des lokalen Vasotonus, dem lokalen Gefäßwandmodeling sowie der Ko-Aktivierung anderer korpuskulärer Blutbestandteile beteiligt. Die Bewertung des Effektes von Thrombozytenfunktionshemmern auf den Verlauf degenerativer Gefäßkrankheiten erfordert daher eine differenziertere Betrachtung. Unter diesen molekularen Aspekten der Thrombozytenaktivierung muß bei der Anwendung von Acetylsalicylsäure zwischen akuten und langfristigen, aber insbesondere auch zwischen direkten und indirekten Wirkungen unterschieden werden. Neben der substanzimmanenten Reduktion des Wirkspektrums auf den Thromboxansignalweg werden so Wirkungsdefizite bei kurzfristiger Anwendung, wie andererseits aber auch neue Effekte im Gesamtspektrum der Thrombozytenfunktionen, insbesondere die mögliche Beeinflußbarkeit der Leukozyteninteraktion, sichtbar. Zu den neueren Thrombozytenfunktionshemmern gehören Ticlopidin, Prostacyclinmimetika, insbesondere aber auch antiadhäsive Substanzen wie Fibrinogenrezeptorblocker, die die molekulare Quervernetzung, d.h. die funktionelle Endstrecke aktivierter Thrombozyten, blockieren. Diese hochpotenten Substanzen werden das breite Konzept der Cyclooxygenasehemmung nicht ablösen. Vielmehr bestätigen die heute verfügbaren Daten, daß wie mit Fibrinolytika auch, eine Kombination antithrombozytärer Konzepte zu einer Verbesserung der gewünschten klinischen Effektivität führen kann.

Summary. Acetylsalicylic acid is the „golden standard" to reduce the incidence and to improve the outcome of acute thrombotic events in arteries. Acetylsalicylic acid belongs to the small group of drugs with established beneficial effects in life-expectancy in secondary prevention. Similar, though less well established conclusions have also been drawn for primary prevention. This makes it difficult to design other, eventually more contemporary concepts of drug-induced inhibition of platelet function versus the concept of inhibition of cyclooxygenase. Inhibition of platelet function is more than inhibition of thrombogenesis and also involves local vasomotor control, vascular remodeling and activation of additional blood cells, induced by platelet-derived mediators. The evaluation of efficacy of inhibitors of platelet function, therefore, has also to consider these facts.

This is also true for acetylsalicylic acid where short-term effects have to be separated from long-term effects as well as direct actions from indirect actions. The action profile is focussed on the thromboxane signal and, therefore, limited in short-term use. On the other hand, any change in cyclooxygenase metabolites by acetylsalicylic acid may allow for additional effects, such as modulation of white cell function. More recently developed inhibitors of platelet function involve ticlopidine, prostacyclin mimetics and antiadhesive compounds, such as fibrinogen receptor antagonists. Fibrinogen receptor antagonists block platelet aggregate formation, i.e. the final common pathway of activated platelets. These highly potent compounds will not replace the more general concept of cyclooxygenase inhibition. However, available data suggest that, similar to fibrinolytics, a combination of different antiplatelet strategies may result in an improved clinical efficacy.

Einleitung

Gefäßprävention mit Thrombozytenfunktionshemmern

Unverändert dominieren Herz-/Kreislauferkrankungen die Todesursachenstatistik. Degenerativ-stenosierende Erkrankungen der betroffenen Gefäßregionen führen in der Mehrzahl der Fälle zum ischämischen Infarkt, der entweder unmittelbar tödlich verläuft oder zum komplizierten Zweitereignis führt. Die pathophysiologische Ablaufsequenz ist wohl am besten für die koronare Strombahn untersucht: an Stellen hämodynamischer Flußbelastung entwickelt sich über Jahre oder Jahrzehnte vor dem individuellen genetischen Hintergrund und Risikofaktorenprofil ein umschriebenes lipid- und zellreiches (Monozyten/Makrophagen)-Atherom, das zunächst ohne bindegewebige Stabilisierung (Stary Grad IV-V) für lokale Verletzungen (Fissuren) anfällig bleibt. Bleiben solche Schädigungen des Deckepithels geringgradig (Typ I-II), kommt es zu repetitiven Appositionsthromben, deren reparative Organisation über ein fibromuskuläres Remodeling der atherosklerotischen Läsion zu einer massiven Beschleunigung der lokalen Lumenreduktion führt. Tiefe, transmurale (Typ III) Verletzungen der Gefäßwand, z.B. durch pathologischen Scherstreß, führen demgegenüber zu einer unmittelbaren Aktivierung der in der endothelnahen Grenzschicht fließenden Thrombozyten, die über einen weißen, noch instabilen Initialthrombus zu einer sofortigen oder intermittierenden Gefäßokklusion führen, als deren klinisches Korrelat das instabile Koronarsyndrom angesehen wird (Übersicht bei 1, 2, 3). Die Expression von Adhäsionsmolekülen für weiße Blutzellen, z.B. P-Selektin (CD62), begründet die besonders gefährliche Thrombogenität des weißen Initialthrombus und damit die Gefahr für das Fortschreiten zum stabilen, thrombotischen Gefäßverschluß, d.h. dem Organinfarkt (4, 5, 6). Andererseits ist über den gleichen Mechanismus denkbar, daß aktivierte Thrombozyten zu einer Leukozyten- (Monozyten) Aktivierung führen und damit bereits an der frühen Atherogenese beteiligt sind. Diese Überlegung erscheint plausibel, wenn man bedenkt, daß auch unter den Bedingungen der funktionellen, aber noch nicht morphologischen Endothelzellschädigung, eine lokale Thrombozytenaggregation durch den fehlenden Schutz antiaggregatorischer Endothelmediatoren, z.B. Prostacyclin oder NO, begünstigt wird bzw. Thrombozyten auf den lokal adhärenten atherogenen Monozyten aktiviert werden können (7). Tatsächlich wurde in komplizierten Koronarplaques Monozyten/Makrophagen-assoziiertes Thrombozytenmaterial gefunden (8, 9, 10). Solche Thrombozyten haben Serotonin und vor allem aktivierungsabhängig Thromboxan freigesetzt, die im Falle der De-Endothelialisierung zu einer lokalen Vasokonstriktion führen können. Zusätzlich entstehen mit der Metabolisierung von Arachidonsäure Konzentrationen von Peroxiden, die ihrerseits zu einer oxidativen Modifikation der lokalen Intermediate, insbesondere von LDL-Cholesterin, mithin zu einer Beschleunigung atherogenetischer Zellreaktionen führen (Übersicht bei 11). Insbesondere Sekretionsprodukte der α-Granula aus Thrombozyten stellen einen weiteren wichtigen Beschleunigungsfaktor der lokalen Gefäßwandschädigung dar. Dabei scheint PDGF vor allem die Migration und Proliferation glatter Muskelzellen zu beeinflussen, während TGF-β zu einer Anregung der Matrixproduktion durch Makrophagen, glatte Muskelzellen und Endothelzellen führt (Übersicht bei 12). Diese nur kursorisch zusammengefaßten pathophysiologischen Anmerkungen machen deutlich, daß sich hinter dem Begriff der Thrombozytenfunktion ein multidimensionales, zellbiologisches Inventar verbirgt, das weit über den rein thrombogenetischen Bedeutungsaspekt hinausragt (Abb. 1). Entsprechend differenziert muß eine Bewertung thrombozytenhemmender Strategien, z.B. mit Acetylsalicylsäure zur Gefäßprävention erfolgen.

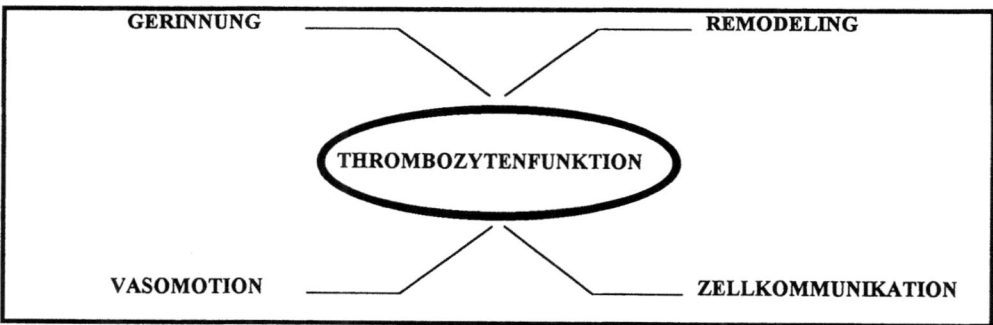

Abbildung 1. Schema der Bedeutungsebenen des Begriffes „Thrombozytenfunktion".

Unter dem Aspekt der Verhinderung thrombotischer Gefäßkomplikationen wurde das Konzept der Thrombozytenfunktionshemmung in der Metaanalyse der Antiplatelet Trialists' Collaboration (APT) breit evaluiert. Dabei zeigte sich, daß damit in der Sekundärprävention nach stattgehabtem ersten klinisch ischämischen Gefäßereignis generell ein rund 20%iger Überlebensvorteil erreichbar ist (Übersicht bei 13, 14). Natürlich erlauben solche epidemiologischen Untersuchungen keine Aussage darüber, auf welchen Aspekt der oben genannten Thrombozytenfunktionspalette bei welchem Strombahnabschnitt und bei welchem beobachteten klinischen Endpunkt es entscheidend ankam und inwieweit er durch die gewählte thrombozytenfunktionshemmende Medikation auch tatsächlich erreicht wurde. Die APT Metaanalyse grenzte ihre Empfehlungen zum weitreichenden Einsatz von Thrombozytenfunktionshemmern in der Gefäßprävention zunächst auf die hier überwiegend untersuchten mittleren Acetylsalicylsäuredosierungen ein, wies aber relativierend darauf hin, daß durch Kombinationen bzw. mit neueren pharmakologischen Konzepten eine auch klinisch größere Behandlungseffektivität bei weiterer Reduktion unerwünschter Nebenwirkungen erwartet werden kann (15). Tatsächlich weisen die Daten in einigen Bereichen darauf hin, daß mindestens in unterschiedlichen Strombahnarealen und hinsichtlich verschiedener Endpunkte durchaus Effektivitätsunterschiede mit neueren Substanzen, wie z.B. Ticlopidin, erreicht werden können, die eine intensive Beforschung weiterführender Therapiekonzepte zur Thrombozytenfunktionshemmung rechtfertigen (16, 17, 18). In dieser Hinsicht ist auch das bemerkenswerte Ergebnis der ISIS-2 Studie interessant, das zeigt, daß durch Kombination äquipotenter Konzepte (Streptokinase und Acetylsalicylsäure) eine additive Verbesserung der Postinfarktmortalität erreicht werden kann, aber das Profil der Überlebenskurve immer noch eine Sättigungscharakteristik aufweist (19, 20).

Aktivierung - Adhäsion - Aggregation

Die Vorstellung von der physiologischen Rolle der Thrombozyten gründet sich noch heute auf die erstmals von Born beschriebene, optisch eindrucksvoll sichtbare Verklumpung von Thrombozyten im Reagenzglas nach einer pharmakologisch definierten Stimulation mit Agonisten, denen auch in vivo Bedeutung zugeschrieben wird, wie z.B. dem Matrixprotein „Kollagen" oder der aktivierten Gerinnungsprotease „Thrombin" (21). Auf der hieraus resultierenden Transmissionsänderung für durchstrahlendes Licht wurden verschiedene Testsysteme entwickelt, deren direkte Übertragbarkeit auf die physiologische „in vivo" Situation allenfalls im Falle von Funktionsdefekten akzeptiert ist (Übersicht bei 22). Mindestens läßt sich damit die letztlich im thrombotischen Sinne schädigende Wirkung von Thrombozyten veranschaulichen: aus aggregierenden Thrombozyten wächst der initiale, weiße Thrombus, der zum irreversiblen Mischthrombus fortschreiten kann, wie andererseits zirkulierende oder abgerissene Thrombozytenaggregate eine Verlegung der Mikrozirkulation begründen können („embolic showering"; 23).

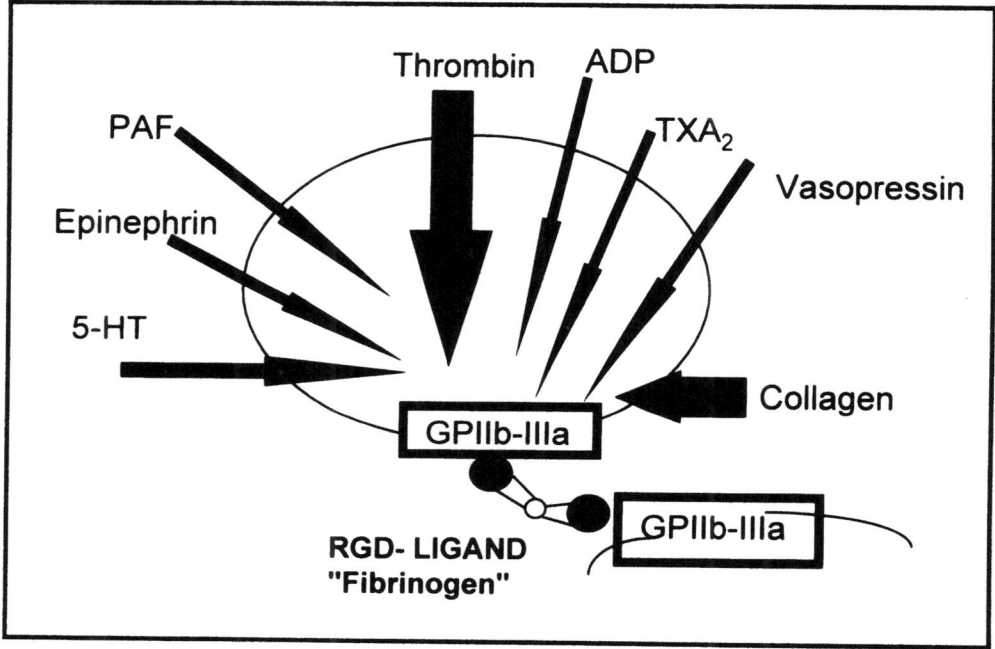

Abbildung 2. Übersichtsschema der Thrombozytenaktivierung. Biochemische Reize (Agonisten) interagieren mit ihren spezifischen Signalrezeptoren und lösen intrathrombozytäre Signalkaskaden und -fluxe aus („outside-in-signalling"). Hierdurch kommt es zur Aktivierung von Glykoproteinrezeptoren aus der Ruhekonformation in den „high-affinity ligand binding state" („inside-out-signalling"). Die Bindung cytoadhäsiver (das RGD-Motiv enthaltender) Liganden führt zur molekularen Quervernetzung aktivierter Thrombozyten, der funktionellen Aggregation (mit freundlicher Genehmigung von Frau Dr. A. Schäfer-Jugel).

Die Thrombozytenaggregation kann folglich als die funktionelle Endstrecke von (unterschiedlichen) Aktivierungsreizen bzw. allgemein von Thrombozytenaktivierung verstanden werden. Thrombozyten besitzen ein umfangreiches Inventar an Rezeptorstrukturen, mit denen sie auf enviromentale Stimuli reagieren, d.h. aktiviert werden können (*„outside-in"* Signale).

Abbildung 2 zeigt einen groben Überblick und versucht die unterschiedlichen rezeptormediierten Signalstärken zu gewichten. Allerdings wird auch deutlich, daß unabhängig von der Signalstärke ganz unterschiedliche Aktivierungswege unabhängig voneinander zur Aggregation führen können (funktionelle Redundanz). Eine wesentliche Rolle spielt die Gruppe der Glykoproteinrezeptoren für Adhäsionsmoleküle. Auf ruhenden Thrombozyten erkennen diese Makromoleküle spezifische Aminosäuresequenzen, z.B. RGD von Adhäsionsmolekülen, z.B. von Willebrand Faktor, mit niedriger Affinität. Über diesen Mechanismus kommt es z.B. im Falle von Endothelverletzungen mit Matrixexposition zur initialen Adhäsion. Die niedrig-affine Bindung des Adhäsionsliganden bewirkt nun die Induktion eines Aktivierungssignals („*outside-in*"), das - ähnlich den biochemischen Rezeptoren - über eine komplexe molekulare Prozeßkaskade mit Ionenfluxen, Proteinkinaseaktivierung, Zytoskelettpolymerisierung und Arachidonsäureverstoffwechselung (Thromboxanbildung) schließlich zu einer funktionellen Aktivierung der Adhäsionsrezeptoren, insbesondere des $\alpha_2\beta_3$ (GPIIb/IIIa) Integrins führt („*inside-out*"). Damit wird die Bindung der cytoadhäsiven Erkennungssequenz, z.B. für RGD im Fibrinogenmolekül, hochaffin und führt zu einer molekularmechanischen Quervernetzung der aktivierten Thrombozyten. Hierin besteht das molekulare Äquivalent der funktionellen Aggregation (Übersicht bei 24, 25, 26, 27, 28, 29).

Bevor Thrombozyten in Kommunikation mit anderen Thrombozyten oder korpuskulären Blutbestandteilen die eigentliche Funktionsebene der Adhäsion oder Aggregation erreichen, durchlaufen sie die kursorisch dargestellte, komplizierte Prozeßkaskade. Ein wesentlicher Aspekt ist dabei, daß die immunologische Organisation der Plättchenaußenmembran so verändert wird, daß antigene Determinanten, die im Ruhezustand nicht entdeckbar vorhanden sind, in der Thrombozytenaußenmembran erscheinen („thrombogene Transformation") (s. Abb. 3). Diese Aktivierungsphase läuft der Interaktion der Thrombozyten untereinander und mit anderen korpuskulären Blutbestandteilen oder Endothelzellen voraus und wird deshalb als Aktivierungsstigma des einzelnen Thrombozyten verstanden, der bereits aktiviert, jedoch noch in der Zirkulation meßbar vorhanden ist (Abb. 3; Übersicht bei 30, 31, 32). Ein solches Aktivierungsantigen repräsentiert das Adhäsionsmolekül „P-Selektin" (CD62), das aktivierungsabhängig durch Fusion der α-Granula-Membran mit der Thrombozytenaußenmembran extrudiert wird.

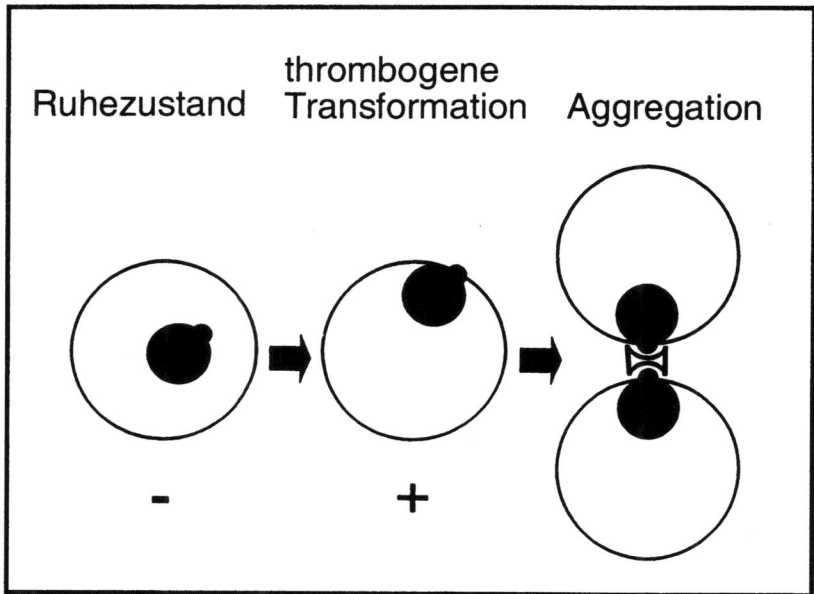

Abbildung 3. Zelluläre Reaktionskaskade von Thrombozyten nach Aktivierung: die thrombogene Transformation.

Ein P-Selektin-positiver, aktivierter Thrombozyt zeigt daher einerseits an, daß sich der Prozeß der Sekretion vollzogen hat, andererseits bildet er einen Nidus für die Adhärenz von Leukozyten, deren Oberflächenmembran sialinsäurehaltige Oligosaccharide als Gegenliganden enthält, also vor allem neutrophile Granulozyten und Monozyten, aber auch Lymphozyten (33, 34, 35, 36, 37). Solche aktivierungsabhängigen Epitope lassen sich durch Kombination immunhistochemischer Färbung mit monoklonalen Antikörpern und Einzelanalyse einfach erkennen. Damit kann der labile Durchgangszustand der thrombogenen Membrantransformation gemessen und als quantitatives Maß der intravasalen Thrombozytenaktivierung betrachtet werden (38, 39). An säulengereinigten Thrombozyten kann dieses System auch unter pharmakologischen Bedingungen zur Beurteilung der molekularen „Responsiveness" genutzt werden (40).

Thrombozytenfunktionshemmung mit Acetylsalicylsäure

Acetylsalicylsäure führt zu einer irreversiblen Acetylierung der Thrombozytencyclooxygenase, wodurch das Enzym seine Konversionskapazität für Arachidonsäure in Prostaglandinendoperoxide verliert und das letztlich als Hauptprodukt im Thrombozyten entstehende Thromboxan A_2 nicht mehr gebildet werden kann. Thromboxan A_2 führt nach Interaktion mit seinem spezifischen Plättchenrezeptor zu einer starken Aggregation (Übersicht bei 41, 42). Damit schaltet Acetylsalicylsäure vor allem einen aktivierungsabhängigen Signalverstärker ab. Die damit erreichte funktionelle Aggregationshemmung ist umso größer, je abhängiger der individuelle Stimulationsweg von dieser metabolischen Verstärkerreaktion ist, z.B. die Kollagen-induzierte Thrombozytenaggregation. Thromboxan A_2 (TXA_2) ist als Verstärker graduiert bei einer Reihe von thrombozytenstimulierenden Signalen beteiligt und hat daher durchaus eine breite aggregationsfördernde Wirkung („main platelet pathway"; Abb. 4).

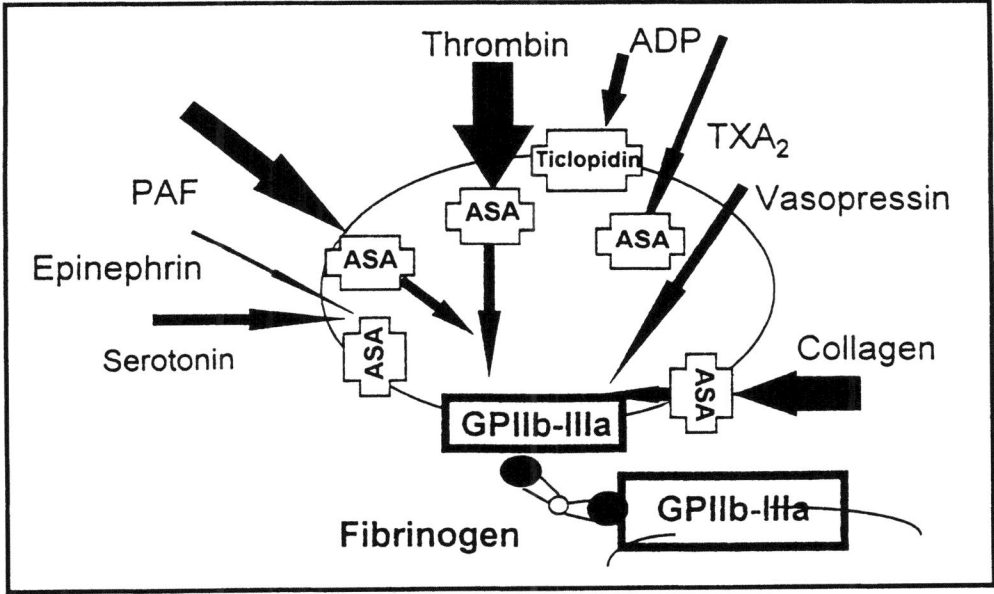

Abbildung 4. Hemmung und Hemmstärke von Acetylsalicylsäure auf unterschiedliche Thrombozyten-Aktivierungsmechanismen (mit freundlicher Genehmigung von Frau Dr. A. Schäfer-Jugel)

Bereits bei täglichen repetitiven Dosierungen ab ca. 40 mg kann man von einer nahezu vollständigen Thromboxansynthesehemmung und der entsprechenden Aggregationshemmung ausgehen (43). Die Bewertung einer dauerhaften Thromboxansynthesehemmung auf den intravasalen Aktivierungsstatus von Thrombozyten war aus methodischen Gründen lange schwierig. Mit der durchflußzytometrischen Aktivierungsmarkeranalyse gelang der Nachweis, daß mit einer klinisch üblichen Tagesdosierung von 100 mg/d, die zu einer sicheren Elimination der Thromboxanbildung sowie der erwarteten Aggregationshemmung führt, auch die *basale*, nicht jedoch die *stimulierte* Expression aktivierungsabhängiger Moleküle wie P-Selektin, Thrombospondin und die Aktivierung des Fibrinogenrezeptors (GPIIb/IIIa) reduziert werden kann (Abb. 5; 40). Möglicherweise sind die dem Thromboxansignalweg nachgeschalteten Reaktionen an der vorher beschriebenen Regulation der Oberflächenadhäsionsrezeptoren indirekt beteiligt. Jedenfalls deutet eine *dauerhaft* reduzierte P-Selektin Expression auch auf eine mögliche günstige Beeinflussung der Interaktion zwischen Thrombozyten und Leukozyten hin, was dem derzeitigen Konzept einer weitergefaßten Bewertung der Wirkung von Acetylsalicylsäure unter Einbeziehung der Thrombozyten-/Leukozyteninteraktion einen neuen Aspekt verleiht (44, 45, 46, 47).

Wirkungsdefizite

Es ist offenkundig, daß die Redundanz der Thrombozytenaktivierung auf der Ebene der Signaltransduktion zu einem vollständigen Überspielen des Hemmeffektes der Acetylsalicylsäure führen kann. Es liegen klinische Berichte über eine Reihe fulminanter thrombotischer Komplikationen trotz effektiver Thromboxansynthesehemmung unter Acetylsalicylsäure vor (48, 49). In der Düsseldorfer-PTCA-Plättchen-Studie (DPPS) kam es zu akuten ischämischen Ereignissen bei Patienten mit aktivierten Thrombozyten, obwohl diese Patienten nahezu alle mit effektiven Acetylsalicylsäuredosierungen vorbehandelt und zusätzlich periprozedural hochdosiert parenteral mit Aspisol® und Heparin infundiert wurden, d.h. funktionell nahezu ungerinnbar waren (50). Selbst diese „Gold-Standard" Behandlung konnte nicht verhindern, daß es nach Beendigung des Revaskularisierungsmaneuvers erneut zu einem Wiederanstieg der intravasalen Thrombozytenaktivierung, gemessen an der Expression aktivierungsabhängiger Adhäsionsproteine, kam (51, 52). Diese Beobachtung könnte der Erfahrung entsprechen, daß der Einfluß von Acetylsalicylsäure auf die Restenoserate nach PTCA eher gering eingeschätzt wird (53, 54).

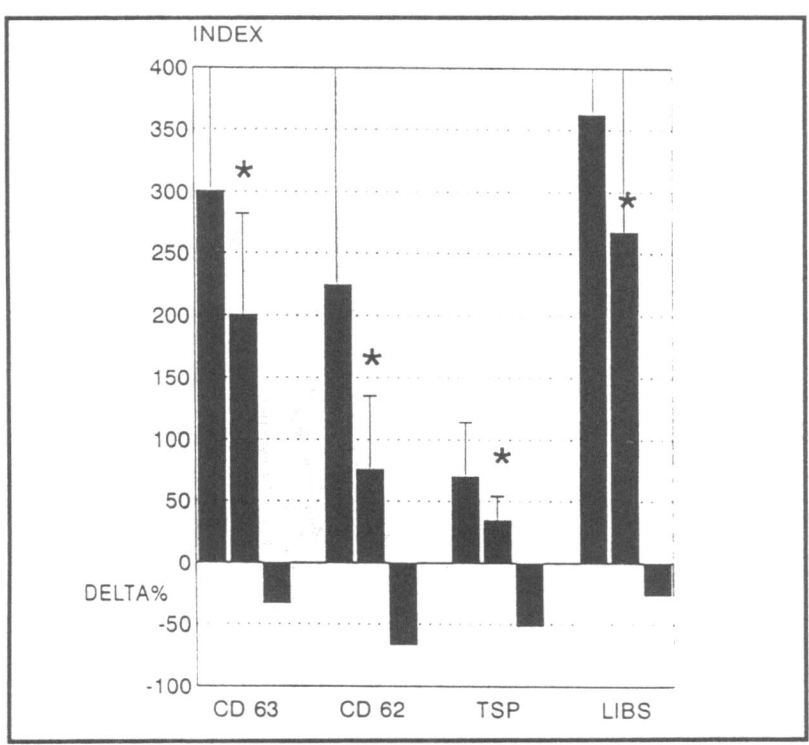

Abbildung 5. Aktivierungsmarkerexpression auf Thrombozyten gesunder Probanden (n=10) vor (1. Säule) und nach (2. Säule) siebentägiger Einnahme von 100 mg Acetylsalicylsäure (Aspirin® 100) pro Tag. Delta % (3. Säule gibt die prozentualen Veränderungen des jeweiligen Aktivierungsmarkers durch die Behandlung an.
*: signifikante Veränderung; TSP: Thrombospondin; LIPS: „legend-induced binding sites" = aktivierter Fibrinogenrezeptor

Hier soll nicht auf das „non-responder" Problem der Acetylsalicylsäure eingegangen werden, aber der Hinweis scheint geboten, daß auch unter einer Reihe von Krankheitsbedingungen, z.B. dem Diabetes mellitus eine relative, erkrankungsimmanente Acetylsalicylsäureresistenz vorliegen kann („Diabetische Thrombozytopathie"; 54, 55).

Auch wenn die früher immer wieder vermutete Suppression des endothelialen Cyclooxygenaseproduktes Prostacyclin bei niedrigeren Primärdosierungen und verzögerten Acetylsalicylsäuregaleniken heute keine wesentliche Rolle zu spielen scheint, muß doch bei Zuständen fortgeschrittener Endothelschädigung davon ausgegangen werden, daß die Suppression der thrombozytären Cyclooxygenase zu einem Ausfall einer kompensatorischen Verstoffwechselung thrombozytärer Endoperoxide und damit ebenfalls zu einer relativen Reduktion der antiaggregatorischen Prostacyclinbildung führt (56).

Aktuell wurde über eine Entkoppelung von Thrombozytensekretion und -aggregation unter Acetylsalicylsäure berichtet (57). Im pharmakologischen Modell der in vitro stimulierten Expression von thrombozytären Adhäsionsmolekülen konnte dementsprechend unter akuter Exposition der Thrombozyten mit niedrig- (55 nM) oder hochdosierter (55 µM) Acetylsalicylsäure kein Hemmeffekt beobachtet werden (Abb. 6). Man kann daher davon ausgehen, daß adhäsive Thrombozytenreaktionen und die Sekretion mit den oben geschilderten Konsequenzen mindestens durch akute Verabfolgung von Acetylsalicylsäure nicht beeinflußt werden können (40, 58).

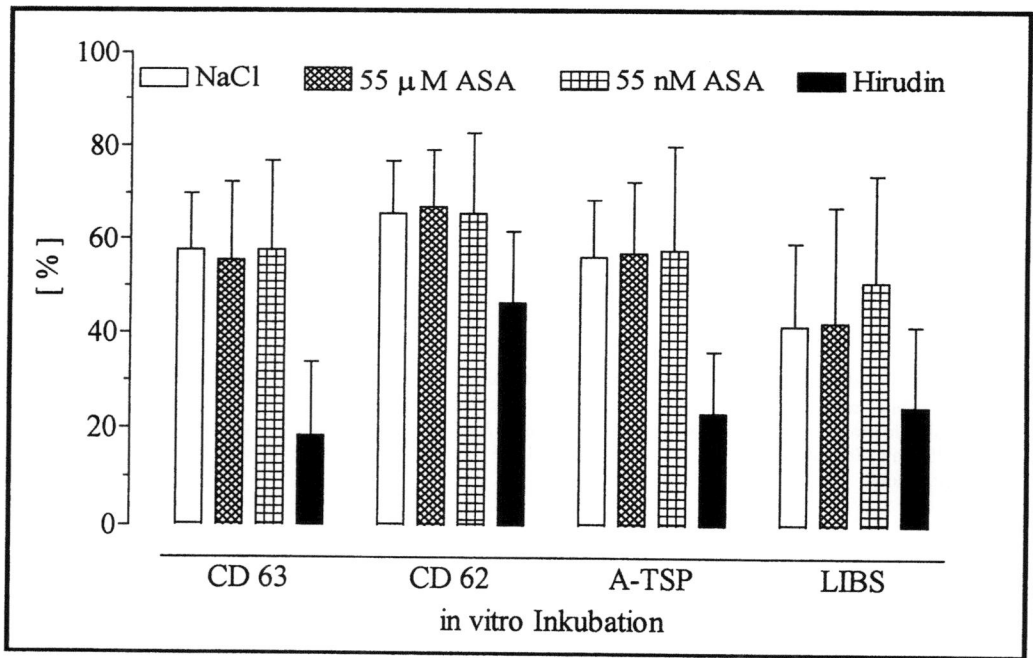

Abbildung 6. Thrombin-stimulierte Expression von Adhäsionsmolekülen auf aktivierten Thrombozyten: Akuteffekte von Acetylsalicylsäure (ASA) (55 nM/µM) und Hirudin (0.2 U/ml; Positivkontrolle). Mit freundlicher Nachdruckgenehmigung von *Diabetes und Stoffwechsel*.

Weiterführende Konzepte

Aus klinischer Sicht stehen zur Zeit im Wesentlichen drei alternative Substanzklassen in den oben genannten Indikationen zur Verfügung (Übersicht bei 54): Prostacyclinmimetika, Thienopyridine (Ticlopidin, Clopidogrel) und GPIIb/IIIa-Antagonisten (Fibrinogenrezeptorblocker). Der Wirkmechanismus der Prostacyclinmimetika besteht in einer rezeptorabhängigen, jedoch zelltypunspezifischen Hochregulation des intrazellulären cAMP-Spiegels. Dies führt zu einer Reduktion des intrazellulären Kalziumspiegels sowie der Aktivierung cAMP-abhängiger Proteinkinasen. An der glatten Gefäßmuskulatur führen diese Effekte naturgemäß zu einer Vasodilatation, wodurch diese Medikamente fälschlicherweise monoman der Gruppe der vasoaktiven Medikamente zugerechnet werden und überwiegend in dieser Indikation Anwendung finden. Die hochpotente pharmakologische Aggregationshemmung ist demgegenüber klinisch vergleichsweise wenig und mit nur geringem Erfolg untersucht (54, 59). Ein neuer Aspekt mit möglicherweise nicht bedachten Konsequenzen besteht in dem Befund, daß durch Prostacyclinanaloge auch die molekularen Reaktionen auf der Ebene der thrombozytären Adhäsionsmoleküle gehemmt werden (60). Pathophysiologisch kann dies als parakrine Regulation der Adhäsivität durch endotheliale Mediatoren verstanden werden, die über die cAMP-abhängige Aktivierung von intrathrombozytären Proteinkinasen an der (VASP-phosphorylierungsabhängigen) Regulation der Fibrinogenrezeptor (GPIIb/IIIa)-Aktivierung beteiligt sind (61).

Ticlopidin bzw. die chemisch besser definierte Nachfolgesubstanz Clopidogrel aus der Gruppe der Thienopyridine führen über bisher noch nicht letztlich identifizierte Metabolite zu einer irreversiblen, ADP-selektiven Aggregationshemmung, d.h. der Hemmeffekt tritt zeitverzögert, nicht akut ein. Es scheint sich um eine Antagonisierung des Effektes der G-Protein-mediierten Weiterleitung des ADP-Signals auf die Adenylatcyclase zu handeln. Diese Interferenz mit dem Signalprocessing scheint auch zu einer funktionellen Reduktion der Fibrinogenbindung am GPIIb/IIIa-Rezeptor zu führen, obwohl die Substanz nicht direkt mit diesem Rezeptor interagiert (62). Neben der Unabhängigkeit vom Prostaglandinmetabolismus verspricht das Substanzprofil Effektivität vor allem unter Bedingungen, bei denen tatsächlich ADP als Stimulus in vivo wirksam werden kann. Dies muß besonders unter „shear-stress"-Situationen angenommen werden, z.B. langstreckige, komplizierte Plaques bei PAVK, Gefäßkinking und Verzweigungspunkte oder Flußbeeinträchtigung durch Gefäßprothesen oder Stents. In der Sekundärprävention hat sich die Wirksamkeit des Prinzips vor allem für die zerebrovaskuläre Strombahn erwiesen (63, 64, 65). Eine wesentlicher neuer Befund ist die Beobachtung einer deutlichen Reduktion thrombotischer Komplikationen nach koronarer Stentimplantation durch eine intermittierende Kombinationsbehandlung mit Acetylsalicylsäure und Ticlopidin, was der vermuteten Bedeutung des ADP-Pathways unter diesen Bedingungen entsprechen würde. Die aktuelle Untersuchung von Schömig et al. (66) zeigte die Überlegenheit einer so durchgeführten kombinierten Aggregationshemmung gegenüber der Antikoagulation mit Phenprocoumon (Marcumar®), wodurch nicht nur Thrombosen, sondern auch Blutungskomplikationen hocheffektiv reduziert wurden. Auch wenn eine Effektsteigerung durch die Kombination beider Substanzen klinisch-pharmakologisch gezeigt wurde (67), läßt sich derzeit nicht eindeutig entscheiden, welche Faktoren im einzelnen zu der dramatischen Ereignisreduktion geführt haben:

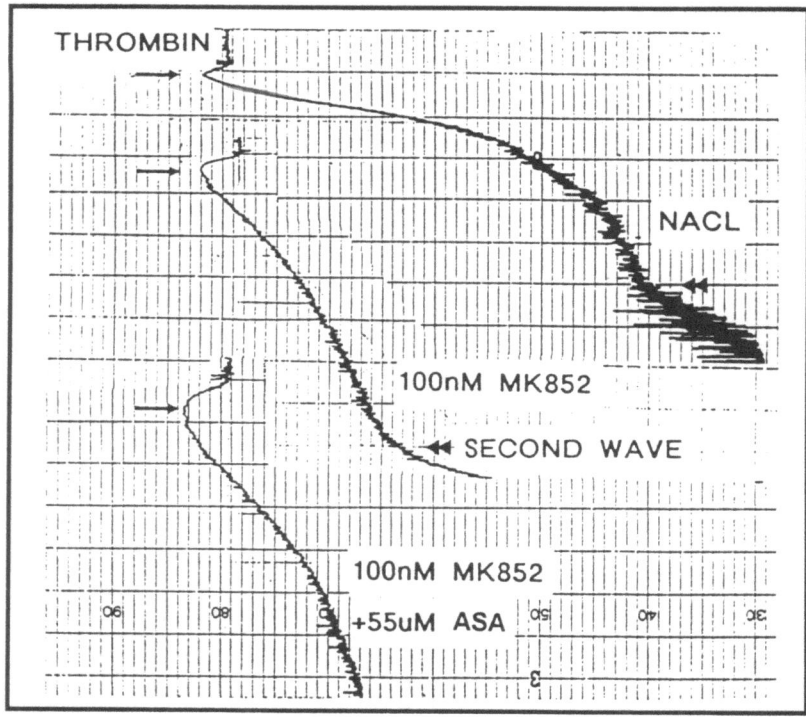

Abbildung 7. Hemmung des Thrombin-induzierten Aggregationstracings durch das cyclische, RGD-mimetische Oligopeptid MK852: die unmittelbare, fibrinogenbindungsabhängige Aggregation wird nach ca. 2 Minuten durch eine „second-wave" überspielt, deren Hemmung durch die kombinierte Gabe von Acetylsalicylsäure (ASA) einen thromboxanabhängigen Effekt anzeigt.

Verbesserung des prozeduralen Handlings oder Art und Logistik des pharmakologischen Regimes oder beides. Derzeit versuchen weiterführende kontrollierte Studien die Rolle von Ticlopidin in dieser Indikation klarer zu definieren.

Erwartungsgemäß kann die Blockade der Fibrinogenbindung an den aktivierten GPIIb/IIIa-Rezeptor als gemeinsame molekulare Endstrecke aller Aktivierungsstimuli als derzeit wirksamstes Konzept zur Thrombozytenfunktionshemmung verstanden werden (Übersicht bei 68, 69). Dies wird erreicht durch eine immunologische Belegung des GPIIb/IIIa-Rezeptors mit chimären monoklonalen Antikörperfragmenten (z.B. abciximab, ReoPro®) oder mit höherer Spezifität durch die Nachbildung des Bindungsmotivs von Adhäsionsliganden durch sogenannte R(K)GD-Mimetika (z.B. MK852; Tirofiban, Integrelin). Unabhängig vom auslösenden Stimulus wird das Thrombozytengerinnsel damit desintegriert. Abbildung 7 zeigt eine entsprechende Hemmkurve einer Thrombin-induzierten Aggregation. Allerdings scheint die „thromboxanabhängige" second wave-Aggregation den Hemmeffekt zu überspielen, was durch Acetylsalicylsäure verhindert werden kann.

Der umfassenden Hemmstärke folgend, wurde dieses Konzept zunächst überwiegend bei Patienten im Endstadium der koronaren Herzkrankheit mit komplizierter Gefäßmorphologie und instabilem Koronarsyndrom untersucht. Die bislang am besten beforschte Substanz ist das als „Anti-Integrin" bezeichnete monoklonale Antikörperfragment abciximab. Die gewählten Dosierungen erreichen dabei einen bis zu 90%igen Rezeptorbesatz, was die funktionelle fibrinogenabhängige Thrombozytenaggregation vorübergehend nahezu aufhebt (70). Klinisch kann damit eine Verbesserung der Prognose von Patienten mit instabilem Koronarsyndrom sowie eine Elimination cylischer Flußschwankungen bzw. der Scherraten-induzierten Thrombozytenaggregation nach PTCA erreicht werden (71, 72). Der sicher konzeptionell wichtigste Befund besteht in der Verhinderung akut ischämischer Ereignisse nach primär erfolgreicher Hochrisiko-PTCA (EPIC-Studie; 73, 74). Die Hauptkomplikation dieser noch aufwendigen Form der Thrombozytenfunktionshemmung besteht in einer Begünstigung, vor allem peripherer Blutungskomplikationen, die sich jedoch klinisch beherrschen ließen und bei diesen Höchst-Risiko-Patienten erforderlichenfalls auch Bypass-Chirurgie mit akzeptierbarer Mortalitätsrate erlaubten (75). Es muß darauf hingewiesen werden, daß nahezu alle Studien mit Fibrinogenrezeptorblockern aus genannten Gründen in Kombination mit der sogenannten „Gold-Standard" Behandlung mit hochdosierter Acetylsalicylsäure und hochdosierter Heparininfusion durchgeführt wurden. Daher muß vermutet werden, daß die unter diesen Bedingungen zu erwartende

Blutungshäufigkeit bei Anpassung der Heparintherapie an das aktuelle Körpergewicht oder den ACT-Wert („Niedrig-Dosis" Konzept) kleiner eingeschätzt werden darf (EPILOG-Studie). Eine tendenziell ähnliche, günstige Beeinflussung der *akut*-thrombotischen Komplikationen (z.B. 7-Tages-Endpunkt) konnte in ähnlichem Studiendesign auch für die spezifischeren, kleinen Moleküle, z.B. Integrelin, (gegen die KGD-Sequenz) oder Tirofiban (gegen die RGD-Sequenz) gefunden werden (76, 77). Eine Persistenz des klinischen Erfolges im Langzeitverlauf wurde bislang jedoch *nur* für das Antikörperfragment abciximab gefunden: in der EPIC-Studie waren die indirekten klinischen Konsequenzen einer Restenosierung („composite endpoint") um 23% reduziert. Nachdem dieser Befund nur für die periprozedurale Dauerinfusion gilt, scheint eine Erklärung in der Passivierung der über den Interventionszeitpunkt hinaus prolongierten Thrombogenität zu liegen (52, 74). Andererseits kann geschlußfolgert werden, daß abciximab über Kreuzreaktivität mit dem verwandten heterodimeren $\alpha_v\beta_3$ Integrin (Vitronektinrezeptor) auch die Gefäßwandbiologie antiproliferativ beeinflußt. Durch die Blockade der thrombozytären Fibrinogenbindung kann aber offenbar auch die Interaktion mit dem CD11/CD18 Komplex auf Leukozyten gehemmt werden (Übersicht bei 78, 79). Es wird diskutiert, daß dieses breitere Wirkspektrum die klinisch beobachteten Wirkunterschiede erklären könnte. Allerdings konnten Matsuno et al. im Tiermodell zeigen, daß auch reine RGD-Mimetika die Neointimabildung wahrscheinlich durch Reduktion der Mitogensekretion aus Thrombozyten hemmen können (80). Zusammenfassend sollten daher auch die Effekte der antiadhäsiven Medikamente nicht allein über ihre thrombozytenaggregationshemmende Potenz verstanden werden, zumal sie bei oraler Verfügbarkeit über die derzeitige Anwendung bei kardialen Hochrisiko-Patienten einen Platz in der Sekundärprävention gewinnen könnten (81).

Schlußfolgerungen

Das Konzept der Thrombozytenfunktionshemmung ist über die damit erreichte gerinnungshemmende Wirkung breit epidemiologisch evaluiert und unter sekundär (und primär) präventiven Indikationen akzeptiert. Dabei ist die irreversible Cyclooxygenasehemmung mit Acetylsalicylsäure pharmazeutisch, pharmakologisch und klinisch am besten untersucht und hat sich als effektive und vor allem preiswerte Behandlung in den besprochenen Indikationen etabliert. Auch wenn sich für die Acetylsalicylsäure neue Befunde zur Wirksamkeit finden, bleiben doch konzeptionelle und klinische Defizite, die die Suche nach neueren, umfassenderen oder mindestens ergänzenden Strategien rechtfertigen: die Hemmung der ADP-abhängigen Aggregation mit Ticlopidin oder die globale Entkoppelung der Thrombozytenaggregation durch die Fibrinogenrezeptorblocker. Neben der vorrangig untersuchten Aggregationshemmung scheinen alle Substanzen, vor allem aber die antiadhäsiven Medikamente vom Typ der Fibrinogenrezeptorblocker (Anti-Integrine), ein breiteres biologisches Wirkspektrum zu haben. Mit Blick auf das weite Feld der verschiedenen Thrombozytenfunktionen erfordert die Wahl unter den verfügbaren Substanzen damit eine zunehmende Differenzierung nach der klinischen Situation sowie der jeweils zugrundeliegenden Pathophysiologie. Generell legen die verfügbaren Daten derzeit nahe, daß eine Kombination verschiedener pharmakologischer Konzepte in niedriger Dosierung eine höhere Wirksamkeit als die alleinige Monotherapie bei gleichzeitiger Reduktion von Nebenwirkungen erreichen könnte. Acetylsalicylsäure wird in diesem Szenario als Basistherapeutikum zu betrachten sein. Allerdings erscheint der Hinweis geboten, daß die Einführung neuer Thrombozytenfunktionshemmer mit den o.g. Substanzen erst am Anfang steht. In dieser Hinsicht müssen die derzeitigen Studiendaten vor allem als nachhaltige Bestätigung der hohen pathophysiologischen Potenz der zellulären Hämostase und dem daraus abzuleitenden therapeutischen Potential für entsprechende Hemmstoffe verstanden werden. Dabei muß der Gesichtspunkt einer möglichst definierten Intervention bei geringstmöglichen Nebenwirkungen (vor allem Blutungskomplikationen) im Vordergrund stehen. Neben der klinischen Pharmakologie erfordern „GCP"-Empfehlungen für die breite Anwendung solcher Strategien allerdings kontrollierte klinische Studien (82).

Literatur

1. Fuster V, Badimon L, Badimon JJ, Chesebro J. Mechanisms of disease: The pathogenesis of coronary artery disease and the acute coronary syndromes (first of two parts). N Engl J Med 1992; 326:13-19.

2. Fuster V, Badimon L, Badimon JJ, Chesebro J. Mechanisms of disease: The pathogenesis of coronary artery disease and the acute coronary syndromes (second of two parts). N Engl J Med 1992; 326:7-12.

3. Furie B, Furie B. Molecular and cellular biology of blood coagulation. N Engl J Med 1992; 326:1-6.

4. Palabricia T, Lobb R, Furie BC, Aronovitz M, Benajamin C, Yeng-Ming H, Sajer SA, Furie B. Leukocyte accumulation promoting fibrin deposition is mediated in vivo by P-selectin on adherent platelets. Nature 1992; 359:848-851.

5. Buttrum SM, Hatton R, Nash GB. Selectin mediated rolling of neutrophils on immobilized platelets. Blood 1993; 82:1165-1174.

6. Tschoepe D. Adhesion molecules influencing atherosclerosis. Diab Res Clin Pract 1996; 30 (suppl.1):19-24.

7. Yao SK, Ober JC, Krishnaswami A, Ferguson JJ, Anderson HV, Golino P, Buja LM, Willerson JT. Endogeneous nitric oxide protects against platelet aggregation and cyclic flow variations in stenosed and endothelium-injured arteries. Circulation 1992; 86:1302-1309.

8. Sevitt S. Platelets and foam cells in the evolution of atherosclerosis. Histological and immunohistological studies of human lesions. Atherosclerosis 1986; 61:107-115.

9. Curtiss LK, Black AS, Takagi Y, Plow E. New mechanism for foam cell generation in atherosclerotic lesions. J Clin Invest 1987; 80:367-373.

10. Van Zanten GH, De Graaf S, Slootweg PJ, Heijnen HFG, Connolly TM, De Groot PG, Sixma JJ. Increased platelet deposition on atherosclerotic coronary arteries. J Clin Invest 1994; 93:615-632.

11. Malle E, Sattler W. Platelets and the lipoproteins: Native, modified and platelet modified lipoproteins. Platelets 1994; 5:70-83.

12. Border WA, Noble NA. Mechanisms of disease: Transforming growth factor (Beta) in tissue fibrosis. N Engl J Med 1994; 331:1-8.

13. Antiplatelet Trialists' Collaboration: Collaborative overview of randomised trials of antiplatelet therapy- I: Prevention of death, myocardial infarction, and stroke by prolonged antiplatelet therapy in various categories of patients. Br Med J 1994; 308:81-106.

14. Special Writing Group: Fuster V, Dyken ML, Vokonas PS, Hennekens C. Aspirin as therapeutic agent in cardiovascular disease. Circulation 1993; 87:659-675.

15. Dunbabin D, Sandercock P for the Antiplatelet Trialists' Collaboration. Antiplatelet therapy in the treatment and prevention of vascular disease: Some clear answers, some new questions. Platelets 1994; 5:3-12.

16. Bellavance A for the Ticlopidine Aspirin Stroke Study Group. Efficacy of ticlopidine and aspirin for prevention of reversible cerebrovascular ischemic events. The Ticlopidine Aspirin Stroke Study. Stroke 1993; 24:1452-1457.

17. FitzGerald GA. Ticlopidine in unstable angina. A more expensive aspirin? Circulation 1990; 82:296-298.

18. Moore RS, Underwood MJ, Gershlick AH. Targeted antiplatelet therapy. Platelets 1994; 5:237-239.

19. ISIS 2 (Second International Study of Infarct Survival) Collaborative Group. Randomised trial of intravenous streptokinase, oral aspirin, both, or neither among 17,187 cases of suspected acute myocardial infarction: ISIS-2. Lancet 1988; 13:349-360.

20. Basinski A, Naylor CD. Aspirin and fibrinolysis in acute myocardial infarction: Meta-analytic evidence for synergy. J Clin Epidemiol 1991; 10:1085-1096.

21. Born GVR. Aggregation of blood platelets by adenosine diphosphate and its reversal. Nature 1962; 194:927-929.

22. Philp, RB. In vitro tests of platelet function and platelet-inhibiting drugs. In: Methods of testing proposed antithrombotic drugs. Philp RB, editor. Boca Raton, Ann Arbor, London, Tokyo: CRC Press, 1981: 129-161.

23. Packham MA, Mustard JF. The role of platelets in the development and complications of athersclerosis. Sem Hematol 1986; 23:8-26.

24. Savage B, Shattil S, Ruggeri ZM. Modulation of platelet function through adhesion receptors. J Biol Chem 1992; 16:11300-11306.

25. Gisberts AN, Van Willigen G, Lapetina E, Akkerman JW. Regulation of platelet glycoprotein IIb/IIIa function via the thrombin receptor. Biochem J 1995; 309:613-620.

26. Frojmovic MM, Mooney RF, Wong T. Dynamics of platelet glycoprotein IIb-IIIa receptor expression and fibrinogen binding. I. Quantal activation of platelet subpopulations varies with adenosine diphosphate concentration. Biophys J 1994; 67:2060-2068.

27. Lefkovits J, Plow E, Topol EJ. Platelet glycoprotein IIb/IIIa receptors in cardiovascular medicine. N Engl J Med 1995; 323:1553-1559.

28. Halbrügge M, Walter U. The regulation of platelet function by protein kinases. In: Protein kinases in blood cell function. Huang CK, Sha'afi RI, editors. Boca Raton, Ann Arbor, London, Tokyo: CRC Press, 1993: 245-298.

29. Dhar A, Shukla AD. Tyrosine kinases in platelet signalling. Br J Haematol 1993; 84:1-7.

30. Abrams CS, Ellinson N, Budzynski AZ, Shattil SJ. Direct detection of activated platelets and platelet-derived microparticles in humans. Blood 1990; 75:128-138.

31. Abrams CS, Shattil SJ. Immunological detection of activated platelets in clinical disorders. Thromb Haemost 1991; 65:467-473.

32. Tschöpe D, Spangenberg P, Esser J, Schwippert B, Rösen P, Gries FA. Flow-cytometric detection of surface membrane alterations and concomitant changes in the cytoskeletal actin status of activated platelets. Cytometry 1990; 11:652-656.

33. McEver RP. Selectins: Novel receptors that mediate leukocyte adhesion during inflammation. Thromb. Haemostas. 1991; 65: 223-228.

34. Lefer AM, Weyrich AS, Buerke M. Role of selectins, a new family of adhesion molecules, in ischemia-reperfusion injury. Cardiovasc Res 1994; 28:289-294.

35. Ma L, Raycroft L, Asa D, Anderson DC, Geng JG. A Sialoglycoprotein from human leukocytes functions as a ligand for P-selectin. J Biol Chem 1994; 269:27739-27746.

36. Asa D, Raycroft L, Ma L, Aeed P, Kayes PS, Elhammer AP, Geng JG. The P-selectin glycoprotein ligand functions as a common human leukocyte ligand for P- and E-selectins. J Biol Chem 1995; 270:11662-11670.

37. Vachino G, Chang XJ, Veldman G, Kumar R, Sako D, Fouser LA, Berndt MC, Cumming DA. P-selectin glycoprotein ligand-1 is the major counter-receptor for P-selectin on stimulated T-cells and is widely distributed in non-functional form on many lymphocytic cells. J Biol Chem 1995; 270:21966-21974.

38. Tschöpe D, Schwippert B. Düsseldorf III Assay: Bestimmung von Aktivierungsmarkern auf Thrombozyten im Durchflußzytometer. In: Klinische Zytometrie. Schmitz G, Hrsg. München: Schattauer Verlag, 1994: 429-442.

39. Tschöpe D, Schwippert B. Flow cytometric measurement of intravascular platelet activation - a new concept to assess the risk of arterial thrombosis. Gynecol Endocrinol 1993; 7 (suppl):1-7.

40. Tschöpe D, Schwippert B, Raic I, Schmidt-Soltau C, Rösen P. Wirkung von Azetylsalizylsäure auf die intravasale Thrombozytenaktivierung bei Typ-I-Diabetikern. Diab Stoffw 1994; 3:391-396.

41. Schrör K. Acetylsalicylsäure. Stuttgart, New York: Thieme Verlag, 1992.

42. Patrono C. Aspirin as an antiplatelet drug. N Engl J Med 1994; 330:1287-1294.

43. Roth GJ, Calverley DC. Aspirin, platelets and thrombosis: theory and practice. Blood 1994; 83:885-898.

44. Maugeri N, Evangelista V, Celardo A, Dell'Elba G, Martelli N, Piccardoni P, De Gaetano G, Cerletti C. Polymorphonuclear leukocyte-platelet interaction: Role of P-selectin in thromboxane B_2 and leukotriene C_4 cooperative synthesis. Thromb Haemost 1994; 72:450-456.

45. Merhi Y, L-Lacoste L, Lam JYT. Neutrophil implications in platelet deposition and vasoconstriction after deep arterial injury by angioplasty in pigs. Circulation 1994; 90:997-1002.

46. Hernandez R, Alemany M, Bozzo J, Buchanan MR, Ordinas A, Bastida E. Platelet adhesivity to subendothelium is influenced by polymorphonuclear leukocytes: Studies with aspirin and salicylate. Haemostasis 1993; 23:1-7.

47. López- Farré A, Caramelo CC, Esteban A, Alberola ML, Millás I, Montón M, Casado S. Effects of aspirin on platelet-neutrophil interactions. Role of nitric oxide and endothelin-1. Circulation 1995; 91:2080-2088.

48. Himmelreich G, Riess H. Rezidivierende Thromboembolien infolge gesteigerter, gegen Acetylsalicylsäure resistenter Thrombozytenaggregation. Dtsch Med Wschr 1991; 116:1353-1356.

49. Homberg M, Tschöpe D, Greber H, Hackländer T, Schwippert B, Gries FA, Mödder U. Opticusneuropathie bei Typ-I-Diabetes und Acetylsalicylsäure-refraktärer Thrombozytenaktivierung. Dtsch Med Wschr 1993; 118:290-295.

50. Tschöpe D, Schultheiß HP, Kolarov P, Schwippert B, Dannehl K, Nieuwenhuis HK, Kehrel B, Strauer B, Gries FA. Platelet membrane activation markers are predictive for increased risk of acute ischemic events. Circulation 1993; 88:1-6.

51. Schultheiß HP, Tschöepe D, Esser J, Schwippert B, Rösen P, Nieuwenhuis HK, Schmidt-Soltau C, Strauer B. Large platelets continue to circulate in an activated state after myocardial infarction. Eur J Clin Invest 1994; 24:243-248.

52. Kolarov P, Tschöpe D, Niewenhuis HK, Gries FA, Strauer B, Schultheiß HP. PTCA: Periprocedural platelet activation. Eur Heart J 1996; 17:1-7.

53. Willard JE, Lange R, Hillis LD. The use of aspirin in ischemic heart disease. N Engl J Med 1992; 327:175-181.

54. Schrör K. Antiplatelet drugs. A comparative review. Drugs 1995; 50:7-28.

55. Mori TA, Vandongen R, Douglas AJ, Mcculloch RK, Burke V. Differential effect of aspirin on platelet aggregation in IDDM. Diabetes 1992; 41:261-266.

56. Tschöpe D. Diabetische Thrombozytopathie. Aspekte zur Pathophysiologie, Diagnostik und Therapie. Osnabrück: Läkamp Verlag, 1992.

57. Braun M, Kramann J, Strobach H, Schrör K. Incomplete inhibition of platelet secretion by low-dose aspirin. Platelets 1994; 5:325-331.

58. Chronos NAF, Wilson DJ, Janes SL, Hutton RA, Buller NP, Goodall AH. Aspirin does not affect the flow cytometric detection of fibrinogen binding to, or release of α-granules or lysosomes from human platelets. Clin Sci 1994; 87:575-580.

59. Gershlick AH, Spriggins D, Davies SW. Failure of epoprostenol (prostacyclin, PGI_2) to inhibit platelet aggregation and to prevent restenosis after coronary angioplasty: results of a randomised placebo controlled trial. Br Heart J 1994; 71:7-15.

60. Rösen P, Schwippert B, Kaufmann L, Tschöpe D. Expression of adhesion molecules on the surface of activated platelets is diminished by PGI_2-analogues and an NO (EDRF)-donor: a comparison between platelets of healthy and diabetic subjects. Platelets 1994; 5:45-52.

61. Abel K, Mieskes G, Walter U. Dephosphorylation of the focal adhesion protein VASP in vitro and in intact human platelets. FEBS Lett 1995; 370:184-188.

62. Schrör K. The basic pharmacology of ticlopidine and clopidogrel. Platelets 1993; 4:252-261.

63. Hass WK, Easton JD, Adams HP, Pryse-Phillips W, Molony BA, Anderson S, Kamm B for the Ticlopidine Aspirin Stroke Study Group. A randomized trial comparing ticlopidine hydrochloride with aspirin for the prevention of stroke in high-risk patients. N Engl J Med 1989; 321:501-507.

64. Balsano F, Rizzon P, Violi F, Scrutinio D, Cimminiello C, Aguglia F, Pasotti C, Rudelli G and the Studia della Ticlopidina nell' Angina Instabile Group. Antiplatelet treatment with ticlopidine in unstable angina. Circulation 1990; 82:17-25.

65. Janzon L, Bergqvist D, Boberg J, Boberg M, Eriksson I, Lindgärde F, Persson G. Prevention of myocardial infarction and stroke in patients with intermittent claudication; effects of ticlopidine. Results from STIMS, the Swedish Ticlopidine Multicentre Study. J Int Med 1990; 227:301-308.

66. Schömig A, Neumann FJ, Kastrati A, Schühlen H, Blasini R, Hadamitzky M, Walter H, Zitzmann-Roth EM, Richardt G, Alt E, Schmitt C, Ulm K. A randomized comparison of antiplatelet and anticoagulant therapy after the placement of coronary-artery stents. N Engl J Med 1996; 334:1084-1089.

67. De Catarina R, Sicari R, Bernini W, Lazzerini G, Buti Strada G, Giannessi D. Benefit/risk profile of combined antiplatelet therapy with ticlopidine and aspirin. Thromb Haemost 1991; 65:504-510.

68. Cohen M. Platelet glycoprotein IIb/IIIa receptor inhibitors in coronary artery disease. Ann Int Med 1996; 124:843-844.

69. Turner NA, Moake JL, Kamat SG, Schafer AI, Kleiman NS, Jordan R, McIntire LV. Comparative real-time effects on platelet adhesion and aggregation under flowing conditions of in vivo aspirin, heparin, and monoclonal antibody fragment against glycoprotein IIb-IIIa. Circulation 1994; 91:1354-1362.

70. Tcheng JE, Ellis SG, George BS. Pharmacodynamics of chimeric glycoprotein IIb/IIIa integrin antibody Fab 7E3 in high-risk coronary angioplasty. Circulation 1994; 90:1757-1764.

71. Simoons ML, De Boer MJ, Van den Brand MJBM, Van Miltenburg AJM, Hoorntje JCA, Heyndrickx GR, Van der Wieken LR, De Bono D, Rutsch W, Schaible TF, Weisman HF, Klootwijk P, Nijssen KM, Stibbe J, De Feyter PJ and the European Co-operative Study Group. Randomized trial of a GPIIb/IIIa platelet receptor blocker in refractory unstable angina. Circulation 1994; 89:596-603.

72. Konstantopoulos K, Kamat SG, Schafer AI, Banez EI, Jordan R, Kleiman NS, Hellums D. Shear-induced platelet aggregation is inhibited by in vivo infusion of an anti-glycoprotein IIb/IIIa antibody fragment, c7E3 Fab, in patients undergoing coronary angioplasty. Circulation 1995; 91:1427-1431.

73. The EPIC Investigators. Use of a monoclonal antibody directed against the platelet glycoprotein IIb/IIIa receptor in high-risk coronary angioplasty. N Engl J Med 1994; 330:956-961.

74. The EPIC Investigators. Randomised trial of coronary intervention with antibody against platelet IIb/IIIa integrin for reduction of clinical restenosis: results at six months. Lancet 1994; 343:881-886.

75. Boehrer JD, Kereiakes DJ, Navetta FI, Califf RM, Topol EJ for the EPIC Investigators. Effects of profound platelet inhibition with c7E3 before coronary angioplasty on complications of coronary bypass surgery. J Am Coll Cardiol 1994; 74:1166-1170.

76. Hoorigan MC, Tcheng JE, Califf RM, Kitt M, Lorenz T, Sigmon K. Maximal benefit of integrelin platelet IIb/IIIa blockade 6-24 hours after therapy: results of the impact-II trial. J Am Coll Cardiol 1996; 27 (suppl): 55A.

77. Kereiakes DJ, Kleiman NS, Ambrose JA, Cohen M, Rodriguez S, Palabricia T. A randomized double-blind, placebo controlled dose ranging study of tirofiban (MK-383) platelet IIb/IIIa receptor blockade in high-risk patients undergoing coronary angioplasty. J Am Coll Cardiol 1996; 27:536-542.

78. Murphy J, Bordet JC, Wyler B, Rissoan MC, Chomarat P, Defrance T, Miosssec P, McGregor JL. The vitronectin receptor ($\alpha_v\beta_3$) is implicated, in cooperation with P-selectin and platelet-activating factor, in the adhesion of monocytes to activated endothelial cells. Biochem J 1994; 304:537-542.

79. Spangenberg P. Adhesion of activated platelets to polymorphonuclear leukocytes. Thromb Res 1994; 74 (suppl.1): 35-44.

80. Matsuno H, Stassen JM, Vermylen J, Deckmyn H. Inhibition of integrin function by a cyclic RGD-containing peptide prevents neointima formation. Circulation 1994; 90:2203-2206.

81. Szalony JA, Haas NF, Salyers AK, Taite B, Nicholson NS, Mehrotra DV, Feigen LP. Extended inhibition of platelet aggregation with the orally active platelet inhibitor SC-54684A. Circulation 1995; 91:411-416.

82. Harker LA. Platelets and vascular thrombosis. N Engl J Med 1994; 330:1006-1007.

Diskussion

Breddin: Ich stimme mit Ihnen überein, daß es sinnvoll ist, unterschiedliche Plättchenfunktionshemmer miteinander zu kombinieren. Das hat zum einen den Vorteil einer geringeren Einzeldosierung und entsprechender Herabsetzung des Nebenwirkungsrisikos. Andererseits muß man aber auch bedenken, daß die Versuchsplanung und -auswertung adäquat erfolgen muß, in Form eines „factorial design". Letzteres ist z.B. bei den von Ihnen angesprochenen Stent-Studien offenbar versäumt worden. Ich glaube deswegen, daß aus den Ergebnissen dieser Untersuchungen kaum brauchbare Rückschlüsse zu ziehen sind, da praktisch alle wichtigen Variablen verändert wurden, z.B. die Art des Stent-Materials, die Applikationsform der Substanzen, der Grad der Vordehnung. Schließlich hat man auch die Therapie geändert. Die Frage ist daher, ob die Kombination von Ticlopidin mit Acetylsalicylsäure tatsächlich so vorteilhaft ist, wie es aus dem Ergebnis der von Ihnen gezeigten Studie der Fall zu sein scheint. Eine kleinere „factorial design" Studie mit der gleichen Fragestellung konnte dies nicht bestätigen, d.h. die Kombination von Ticlopidin und Acetylsalicylsäure war nicht besser als der jeweilige Effekt der Einzelsubstanzen. Man muß also ein einmal gewähltes und entsprechend überprüftes Studienprotokoll sorgfältig beibehalten.

Ein anderes Beispiel hierfür sind die von Ihnen erwähnten Blutungen in der EPIC-Studie, wahrscheinlich bedingt durch die hohen Heparindosen. Nach meiner Meinung kann man die Frage nach einer erhöhten Blutungsneigung unter GPIIb/IIIa-Hemmern und Acetylsalicylsäure aufgrund dieser Studie überhaupt nicht beantworten. Ich glaube eher, man braucht diese Kombination nicht. Man müßte auch hier die Einzelsubstanzen separat prüfen. Auch wenn in diesem Zusammenhang gelegentlich von ethischen Bedenken die Rede ist, kann ich das nicht nachvollziehen. Die erhöhte Blutungsneigung unter Acetylsalicylsäure ist sicherlich unwesentlich im Vergleich zum GPIIb/IIIa-Antagonisten. Wenn ich ein neues Medikament untersuchen will, muß ich es eben im Vergleich mit einem bekannten in einer kontrollierten Studie überprüfen und dann kann man auch feststellen, ob die kombinierte Anwendung beider Substanzen besser ist als ein Wirkstoff allein und wie die Dosisverhältnisse für eine optimale Kombination sein müssen. Mit der häufig geübten Praxis der Kombination ohne getrennte Untersuchung der Einzelkomponenten sind diese Fragen nicht zu beantworten. Ich sehe darin auch ein Risiko für die Pharmakonentwicklung.

Noch eine Anmerkung zu den GPIIb/IIIa-Antagonisten: Ich bin völlig Ihrer Meinung, daß man überprüfen muß, welche Dosis der Substanz für alleinige Therapie ausreichend ist und welche bei einer kombinierten Anwendung, wahrscheinlich in letzterem Fall sehr viel weniger bei einer Dauertherapie. Überprüft wird dies aber nicht, jedenfalls nicht in den Studien, die ich kenne.

Tschöpe: Es ist mir ein etwas undankbares Thema von den Veranstaltern vorgegeben worden und ich habe schon befürchtet, daß hier eine etwas vigilante Diskussion stattfinden könnte, besonders wenn Sie die Sitzung leiten. Zu 99.9% teile ich Ihre Bedenken, aber die verbleibenden 0.1% möchte ich zugunsten der Industrie auch erwähnen. Pharmazeutische Firmen, z.B. in den U.S.A., in denen die gezeigten Studien geplant und zum größten Teil durchgeführt wurden, sind von Vorgaben der FDA abhängig und haben hier in der Vergangenheit viel Lehrgeld bezahlt, aber es ist schon am Studien-Design, z.B. der EPILOG-Studie mit abciximab, das Bemühen erkennbar, dem auch von Ihnen geforderten Weg der pharmakologischen Wahrheitsfindung zu folgen.

Ein weiterer Punkt ist, daß wir in der Vergangenheit die klinische Bewertung von Pharmaka im Rahmen einer „evidence-based medicine" nicht mit der gleichen Konsequenz und schon gleich gar nicht mit den gleichen Vorgaben betrieben haben, wie sie heute als Standard gefordert werden. Viele Studien-Anträge werden heute von Ethik-Kommissionen auf der Grundlage von empirischen Standards diskutiert und bewertet, die der tatsächlichen Problemlage - wie Sie zu Recht bemerkt haben - nicht gerecht werden. Ich glaube aber doch, daß wir konzeptionell auf dem richtigen Weg sind, wenn wir Substanzen mit der Wirkung auf die Thrombozytenfunktion und solchen mit Wirkung auf andere Elemente des hämostatischen Systems als funktionelle Einheit ansehen.

Darius: Eine Anmerkung zum Diskussionsbeitrag von Prof. Breddin. Ich denke, daß in der Kardiologie das Fortschreiten der technischen Entwicklungen derzeit so schnell erfolgt, daß man von einem Kardiologen nicht erwarten kann, nur der reinen Wissenschaft wegen einem Patienten einen technischen Fortschritt vorzuenthalten. Dies gilt in der interventionellen Kardiologie für Stent-Material und operatives Vorgehen aber auch für die Entwicklung neuer Pharmaka zur Nachbehandlung. Es gab daher in den letzten Jahren immer zwei Entwicklungen gleichzeitig: Verbesserung der Stent-Implantationen, Diagnostik der einwandfreien Stentpositionierung mittels intravasalem Ultraschall sowie der pharmakologischen Nachbehandlung. Wir haben in Mainz relativ früh mit Stent-Implantationen begonnen und hatten initial bei alleiniger Antikoagulantientherapie bis zu 20% akute Frühverschlüsse mit einer nicht unerheblichen Morbidität und Letalität. In dieser Situation ist uns jedes Mittel recht, diese Frühverschlüsse zu verhindern. Hierzu gehört eben auch die rational gut begründbare kombinierte Anwendung von GPIIb/IIIa-Antagonisten + Acetylsalicylsäure bevor man es riskiert, auf die alte Substanz, d.h. Acetylsalicylsäure, ganz zu verzichten. Dies kann man allenfalls in einem zweiten Schritt tun.

Kirchmeier: Bei der klinischen Bewertung von GPIIb/IIIa-Antagonisten wird zwar in der Regel auf die Hemmung des Fibrinogenfaktors hingewiesen aber sehr viel weniger auf die Inhibition des von Willebrand-Faktors. Es gibt auf den Plättchen ca. 55,000 GP IIb/IIIa-Rezeptoren aber nur 25,000 GPIb-, d.h. Kollagen-Rezeptoren. Schon Barry Coller hat in seinen Untersuchungen zu 7E3 auf die Bedeutung der Besetzung von GPIb für die Hemmung der Thrombozytenadhäsion hingewiesen. Dies ist in späteren Jahren ziemlich in Vergessenheit geraten, scheint sich aber jetzt mit der Einführung neuer Präparate wieder zu ändern. Ich denke schon, daß die von Ihnen erwähnten GPIIb/IIIa-Antagonisten nicht nur am Fibrinogen-Rezeptor wirken, sondern auch am GPIb und daß die daraus resultierende Adhäsionshemmung für den therapeutischen Erfolg wichtig ist.

Tschöpe: Ich hoffe deutlich gemacht zu haben, daß für den therapeutischen Effekt dieser Substanzen eine kombinierte Wirkung auf mehrere und unterschiedliche Zell-

funktionen nötig und wünschenswert ist. Ich bin in meinem Vortrag auf die Adhäsion nicht näher eingegangen, stimme Ihnen aber völlig zu, daß die Adhesionshemmung einen großen therapeutischen Stellenwert hat, insbesondere bei den uns vor allen Dingen interessierenden Diabetikern.
Interessant sind in diesem Zusammenhang auch Befunde mit verwandten Pharmaka, z.B. dem Integrelin - die Substanz war wirksam zur Verhinderung akuter Verschlüsse aber nicht mehr bei Spätverschlüssen nach einem Monat (Tcheng et al, Script 21/20: 22 u.25, 4/96). Ähnliches gilt für Tirofiban, eine mögliche Erklärung hierfür ist, daß das Wirkungsspektrum schmaler ist als bei dem Antikörper 7E3, d.h. abciximab.

Kirchmeier: Zum Integrelin möchte ich aber noch ergänzen, daß es in der von Ihnen angesprochenen Integrelin-Studie eine sehr viel geringere Rezeptorblockade erzielt wurde, als mit abciximab. Dies kann auch durchaus ein Dosisproblem gewesen sein und weniger ein Problem der Spezifität der Substanzen.

Tschöpe: Allerdings muß man zum Therapieerfolg kritisch bemerken, daß keine der hier angesprochenen Substanzen bei Untersuchungen 6 Monate nach PTCA einen signifikanten Effekt auf die morphologische Restenoserate hatten.

Haarmann: Was verstehen Sie unter einem „aktivierten Thrombozyten"?

Tschöpe: In der Vergangenheit hat man den Begriff der Thrombozytenhyperreaktivität gleichgesetzt mit einer Zunahme der Aggregabilität. Bei einer Aggregationsmessung mißt man das Ansprechen einer Thrombozytenpopulation auf einen bestimmten Reiz. Dagegen meint der Begriff Aktivierung heute die Expression von Markermolekülen, z.B. Rezeptoren für adhäsive Proteine an der Thrombozytenoberfläche. Hierbei erlaubt die Messung dieser Aktivierungsmarker eine singuläre Zuordnung eines jeden Thrombozyten entsprechend seines Aktivierungsstatus. Zwischen einer so definierten Aktivierung und der Aggregation gibt es mehr oder weniger definierte Zwischenstadien, dabei können aktivierte Zellen im Kreislauf zirkulieren, ohne daß bereits eine Aggregatbildung eingetreten ist.

Schrör: In diesem Zusammenhang noch eine terminologische Ergänzung. Thrombozytenfunktionen lassen sich unterschiedlich klassifizieren. Typischerweise unterscheidet man Adhäsion, Sekretion und Aggregation. Letztgenannter Begriff ist eigentlich ausschließlich der Plättchen-/Plättchen-Interaktion, d.h. die von Ihnen beschriebene Aggregatbildung über Fibrinogenbrücken, vorbehalten. Danach sind die einzigen direkten Inhibitoren der Thrombozytenaggregation die GPIIb/IIIa-Antagonisten aber nicht z.B. Acetylsalicylsäure, die diese Reaktionen ausschließlich mittelbar hemmt.
Ein weiterer Punkt, den ich ansprechen möchte, ist das Problem der Modelle. Sie haben auf Ihrer Originaldarstellung eben eine sehr schöne „second wave" Aggregation gezeigt. Ich weiß nicht, unter welchen Bedingungen diese Messungen gemacht worden sind, möchte aber darauf hinweisen, daß typischerweise eine solche „second wave" Aggregation als in vitro Artefakt und Ausdruck eines Calcium-Mangelzustandes der Thrombozyten angesehen wird. Dies schränkt natürlich die Brauchbarkeit solcher Teste nicht unbedingt ein, mit der Interpre-

tation, d.h. der Übertragung auf normocalcämische Zustände in vivo, sollte man aber vorsichtig sein.

Tschöpe: Ich sehe keinen notwendigen Widerspruch zwischen meinen Ausführungen und Ihrem Kommentar. Sicher ist es richtig, daß jede in vitro Untersuchung von Thrombozyten ein arbiträres System darstellt. Für die immunologische Messung der basalen Aktivierungsmarker spielt eine mögliche artefizielle Beeinflussung des Calciumstoffwechsels der Thrombozyten durch präparative Manipulationen nur eine nachgeordnete Rolle, da die Zellen unmittelbar nach Abnahme im Ist-Zustand fixiert werden. Ich meine allerdings, daß die Bedeutung solcher Untersuchungen von Aggregation und Aktivierung in der synergistischen Aussage beider Modelle liegt. Trotzdem denke ich, daß man zur Beschreibung des funktionellen Zustandes der Thrombozyten von Begriffen wie „Aktivierung" oder „Aggregation" wegkommen sollte und stattdessen lieber z.B. von der Expression von Markermolekülen und ähnlichem reden sollte. Ich möchte aber noch einmal daran erinnern, daß ich es für einen extrem aufregenden Befund halte, wenn nach Therapie mit Acetylsalicylsäure die basale P Selektin-Sekretion der Thrombozyten um 50% reduziert ist. Das ist nur vorstellbar, wenn man postuliert, daß die thrombozytäre Thromboxansynthese in wesentlicher Weise in diesen Aktivierungsweg involviert ist. In der Konsequenz heißt es auch, daß man die Wirkung von Acetylsalicylsäure nur dann richtig bewerten kann, wenn man diese Thrombozytenveränderungen auch im Zusammenhang mit anderen Blutzellen, z.B. den Leukozyten, sieht und die klassische Vorstellung einer Thrombozyten-/Gefäßwand-Wechselwirkung entsprechend erweitert.

Haarmann: Wenn man Thrombozyten von Acetylsalicylsäure-behandelten Patienten im Citratplasma in vitro untersucht, stellt man fest, daß sie trotzdem noch erhebliche Mengen an Thromboxan freisetzen können. Wäre es unter diesem Aspekt nicht überlegenswert, im Interesse einer vollständigen Ausschaltung dieses Signalweges, Acetylsalicylsäure mit Thromboxanrezeptorenblockern zu kombinieren, um damit auch die klinische Wirksamkeit der Substanz zu erhöhen.

Tschöpe: Ich beantworte diese Frage mit einem klaren Ja, möchte aber gleichzeitig darauf hinweisen, daß ich in meinem Vortrag, der sich ja mit klinischen Aspekten der Acetylsalicylsäuretherapie beschäftigt hat, darauf nicht näher eingegangen bin, weil entsprechende klinische Studien zu dieser Fragestellung fehlen. Allerdings ist auch zu bedenken, daß beide Substanzklassen nur an einem Aktivierungsmechanismus der Thrombozyten angreifen und die vielen anderen nicht betroffen werden, so daß jederzeit die Möglichkeit besteht, daß über diese eine vollständige Plättchenaktivierung und -aggregation erfolgt.

Acetylsalicylsäure im
kardiovaskulären System
K. Schrör und H. K. Breddin (Hrsg.)
© 1996 Birkhäuser Verlag Basel/Switzerland

Acetylsalicylsäure im Vergleich zu anderen Thrombozytenfunktionshemmern - Nebenwirkungen und Interaktionen mit anderen Pharmaka

E. Glusa

Klinikum der Friedrich-Schiller-Universität Jena, Zentrum für Vaskuläre Biologie und Medizin, Nordhäuser Str. 78, D-99089 Erfurt, Germany

Zusammenfassung. Ziel der therapeutischen Anwendung von Acetylsalicylsäure als Plättchenfunktionshemmstoff ist die Verhinderung von thrombotischen Gefäßverschlüssen bei Patienten mit einem erhöhten kardiovaskulären Risiko, nach arteriellen gefäßchirurgischen und interventionellen Eingriffen sowie Vorbeugung von transitorischen ischämischen Attacken (TIA) und Hirninfarkten. Bei wiederholter und langfristiger Anwendung von Acetylsalicylsäure treten als Nebenwirkungen vorrangig gastrointestinale Beschwerden und eine erhöhte Blutungsneigung, die sich hauptsächlich als gastrointestinale Mikroblutung äußert, auf. Ticlopidin führt zu Durchfällen und allergischen Hautreaktionen. Eine ernsthafte Nebenwirkung ist die Neutrophilie, in <1% der Fälle schwer: Sie erfordert eine regelmäßige Kontrolle der Leukozytenzahl, vor allem, in den ersten Therapiewochen und ggfls. Absetzen des Medikamentes. Nach Gabe von abciximab (c7E3 Fab), einem Antikörper gegenüber GPIIb/IIIa Rezeptoren der Plättchen, wurde in Abhängigkeit von der Dosis eine höhere Blutungstendenz nach Thrombolyse oder Angioplastie nachgewiesen. Bei gleichzeitiger Anwendung von Acetylsalicylsäure und Antikoagulantien (Cumarine, Hirudin, Heparin) ist ein erhöhtes Blutungsrisiko zu beachten. Bei vaskulären Stentimplantationen wird klinisch die Kombination von Acetylsalicylsäure und Ticlopidin geprüft. Nach bisher vorliegenden Ergebnissen waren die Blutungskomplikationen signifikant niedriger im Vergleich zur Therapie mit Cumarinen.

Summary. The therapeutic use of acetylsalicylic acid as an inhibitor of platelet function is focussed upon the prevention of thrombotic vessel occlusions in patients at increased vascular risk of arterial thrombosis. This includes patients after arterial vessel surgery and other interventions, prevention of transient ischemic attacks (TIA) and ischemic cerebral infarction as well as myocardial infarction. Dominant side effects of repeated or long-term use of acetylsalicylic acid are gastrointestinal intolerance and an increase bleeding tendency, mainly microbleedings in the gastrointestinal mucosa. Frequent side effects of ticlopidine are diarrhoea and allergic skin reactions. The most serious adverse effect is neutropenia, in <1% of cases severe: Regular controls of white blood cell counts are essential, particularly during the first weeks of treatment and to stop further treatment if necessary. Abciximab (C7E3 Fab), an antibody against the platelet IIb/IIIa receptor, causes a marked, dose-depedent increase in bleeding time which was seen in trials using this compound after thrombolysis or PTCA. The simultaneous use of acetylsalicylic acid and anticoagulants (coumarins, hirudin, heparin) might result in an increased bleeding tendency. The combined use of acetylsalicylic acid and ticlopidine is currently under investigation in stent-implantation. So far, there appear to be less bleeding complications as compared to coumarins.

Einleitung

Zahlreiche klinische Studien haben in den letzten Jahren die erfolgreiche Anwendung von Acetylsalicylsäure als Plättchenfunktionshemmstoff zur Prophylaxe und Behandlung thromboembolischer Komplikationen belegt (1, 2, 3, 4, 5). Die therapeutische Anwendung von Acetylsalicylsäure umfaßt eine breite Palette von Erkrankungen: koronare Herzkrankheit (instabile Angina pectoris, Myokardinfarkt, Sekundärprophylaxe des Myokardinfarktes), zerebrovaskuläre Erkrankungen (TIA, Sekundärprophylaxe des ischämischen Hirninfarktes), Revaskularisierung von Koronargefäßen (koronare Bypassoperation und Angioplastie) und darüber hinaus Vorhofflimmern, Herzklappenprothesen, Plazentainsuffizienz und Präeklampsie sowie die periphere arterielle Verschlußkrankheit (PAVK).

Im Gegensatz zur Acetylsalicylsäure, die auch als Analgetikum, Antipyretikum und Antiphlogistikum eingesetzt wird, wurde Ticlopidin ausschließlich als Plättchenhemmstoff entwickelt. Es unterscheidet sich in seinem Wirkungsmechanismus wesentlich von dem der Acetylsalicylsäure, stimmt aber hinsichtlich der irreversiblen Hemmung der Plättchenfunktionen mit ihr überein (6, 7). Bei pathologischen Prozessen, bei denen ADP entscheidendes plättchenstimulierendes Agens ist, z.B. bei Scher-Streß-induzierter Plättchenaktivierung, bei Gefäßstenosen oder lokalen Endothelschäden, ist Ticlopidin als geeignetes Therapeutikum anzusehen, wie auch kontrollierte klinische Studien bei kardio- und zerebrovaskulären Erkrankungen belegen (8, 9, 10, 11, 12). Zur Prophylaxe des Schlaganfalls bei Patienten mit TIA (d.h. transitorische ischämische Attacken) und reversiblen ischämischen neurologischen Ausfällen erwies sich Ticlopidin (500 mg pro Tag) der Acetylsalicylsäure (1300 mg pro Tag) überlegen. Auch die Sekundärprophylaxe bei Patienten mit Schlaganfällen ergab unter der Behandlung mit Ticlopidin eine signifikante Verminderung des Schlaganfallrezidivs. Für die genannten zerebrovaskulären Erkrankungen ist Ticlopidin derzeit zugelassen. Auch bei peripheren arteriellen Verschlußkrankheiten erwies sich die Behandlung mit Ticlopidin als erfolgreich (10). Aufgrund der Nebenwirkungen von Ticlopidin wird gefordert, daß bei allen Indikationen, die für Ticlopidin zutreffen, vorher ein therapeutischer Versuch mit Acetylsalicylsäure gemacht worden ist. Bei Nichtansprechen der Therapie mit Acetylsalicylsäure oder bei Unverträglichkeit von Acetylsalicylsäure (z.B. Analgetika-Asthma) sollte Ticlopidin verwendet werden. Die Ticlopidin-

Acetylsalicylsäure – Nebenwirkungen

analoge Verbindung Clopidogrel ist stärker wirksam und kann parenteral appliziert werden (7). Diese Substanz befindet sich gegenwärtig noch in klinischer Erprobung.

Die Therapie mit c7E3 Fab (abciximab, ReoPro®) umfaßt Patienten mit hohem kardiovaskulären Risiko, bei denen eine sichere Hemmung der Plättchenaggregation bei der Thrombolyse oder Angioplastie angestrebt wird (13, 14, 15, 16, 17). Erst wenn ausreichend klinische Studien vorliegen, wird eine differenzierte Indikation festgelegt werden können.

Nebenwirkungen

Acetylsalicylsäure

Da die Anwendung von Acetylsalicylsäure, insbesondere zur Prophylaxe thrombotischer Gefäßverschlüsse, eine Langzeittherapie erfordert, sind Verträglichkeit und Nebenwirkungen der Substanz wichtige Faktoren für eine gute Compliance und therapeutische Effektivität. Die für die analgetische oder antiphlogistische Therapie üblichen Dosen sind weitaus höher als die zur Thromboseprophylaxe eingesetzten, so daß bei letzteren auch die unerwünschten Wirkungen reduziert sind. Bei den Nebenwirkungen von Acetylsalicylsäure stehen die Unverträglichkeit von Seiten des Magen-Darmtraktes (Übelkeit, Erbrechen, Durchfälle, Dyspepsie, Gastritis) bis hin zu Blutungen und Ulzera der Magenschleimhaut im Vordergrund (1, 18, 19, 20, 21). Die gastrointestinalen Beschwerden sind dosisabhängig und können zum Abbruch der Therapie führen. Bei den klinischen Untersuchungen hat sich gezeigt, daß auch bei den sogenannten niedrigen Acetylsalicylsäure-Dosen (50-75 mg pro Tag) derartige Beschwerden nicht ausbleiben. Die gastrointestinalen Nebenwirkungen treten am stärksten in der ersten Woche der Therapie auf, wobei sich endoskopisch im Magen Schleimhautläsionen und Mikroblutungen nachweisen lassen. Danach kann bei weiterer Therapie eine Adaptation mit geringeren Beschwerden eintreten. Bei länger dauernder Anwendung werden dann Magenulzera, Anämien und gastrointestinale Blutungen beobachtet. Eine Zusammenfassung von neun kontrollierten klinischen Doppelblindstudien (1984-1991), in die jeweils 14,000 Patienten in der Acetylsalicylsäure- und in der Placebo-Gruppe eingeschlossen wurden, ergab bei 3.3% der Patienten der Acetylsalicylsäure-Gruppe und bei 2.2% der Patienten in der Placebo-Gruppe Blutungen aus dem Gastrointestinaltrakt (22). In diesen Untersuchungen lag die Acetylsalicylsäure-Dosis zwischen

755 mg/d und 325 g/d. Diese Resultate führen zu der Aussage, daß auch bei Patienten mit niedrigen Acetylsalicylsäure-Dosen gastrointestinale Blutungen 1.5-mal häufiger auftreten als bei einer entsprechenden Kontrollgruppe. Die schleimhautschädigenden Wirkungen der Acetylsalicylsäure beruhen einerseits auf einem direkten toxischen Effekt der Acetylsalicylsäure infolge Akkumulation in den Epithelzellen der Magenschleimhaut, andererseits auf einer Hemmung der mukosalen Prostaglandinsynthese, wodurch die Synthese von protektivem Magenschleim und Bikarbonat vermindert wird. Die genannten gastrointestinalen Schleimhautläsionen treten auch als Nebenwirkung bei anderen nichtsteroidalen Antiphlogistika auf, deren Wirkungsmechanismus auf einer Hemmung der Cyclooxygenase beruht. In Untersuchungen mit gesunden Probanden konnte gezeigt werden, daß Omeprazol (20 mg/d) oder Ranitidin (150 mg/d) einen protektiven Effekt gegenüber den durch Acetylsalicylsäure (300 mg/d) induzierten Magenschleimhautläsionen besitzen (23, 24).

Bei höheren Dosierungen von Acetylsalicylsäure kommt es auch zu einer Verlängerung der Blutungszeit und zu einer langanhaltenden Blutungsneigung. Bei koronaren Bypassoperationen sollte erst nach dem chirurgischen Eingriff die Therapie mit Acetylsalicylsäure begonnen werden, um Blutverluste und Blutungskomplikationen zu vermeiden (25). Insgesamt gesehen ist jedoch der therapeutische Effekt, d.h. die Verminderung des Thromboserisikos höher einzuschätzen als die geringfügige Zunahme des Blutungsrisikos.

Bei längerdauernder Anwendung von Acetylsalicylsäure können auch Kopfschmerzen, Schwindel, Ohrensausen, Benommenheit, Sehstörungen und Schläfrigkeit auftreten. Darüber hinaus sind Überempfindlichkeitsreaktionen (Bronchospasmus, Hautreaktionen) bekannt. Das sog. „Analgetika-Asthma" ist darauf zurückzuführen, daß durch Hemmung der Cyclooxygenase aus Arachidonsäure über den Lipoxygenaseweg bronchokonstriktorische Leukotriene entstehen (19). Vereinzelt treten unter der Therapie mit Acetylsalicylsäure auch Leber- und Nierenfunktionsstörungen, Verminderung des Blutzuckers und eine Thrombozytopenie auf.

Die gastrointestinale Verträglichkeit der oral zugeführten Acetylsalicylsäure läßt sich durch besondere galenische Zubereitungen verbessern. Magensaftresistente Acetylsalicylsäure-Tabletten rufen deutlich geringere gastrointestinale Nebenwirkungen hervor.

Ticlopidin

Das Nebenwirkungsprofil von Ticlopidin unterscheidet sich von dem der Acetylsalicylsäure (Tab. 1). Ticlopidin ist eine Alternative zu Acetylsalicylsäure bei Patienten mit peptischen Magenulzerationen oder Blutungen. Ticlopidin weist häufig Nebenwirkungen auf, die aber reversibel sind. In den ersten drei Monaten während der Ticlopidintherapie sind vermehrt gastrointestinale Störungen, wie Diarrhoe, Erbrechen und Übelkeit zu beobachten (6). Da Ticlopidin die Plättchenaggregation hemmt und die Blutungszeit verlängert, können in weniger als 10% der Fälle Petechien, Purpura und Epistaxis auftreten, deren Verlauf im allgemeinen nicht so schwerwiegend ist, daß ein Abbruch der Therapie erforderlich ist. Bei den mit Ticlopidin behandelten Patienten wurden mit einer Häufigkeit von 0.8-1% schwere Leukozytopenien, im allgemeinen während der ersten drei Behandlungsmonate, nachgewiesen. Nach Absetzen von Ticlopidin kehrt die Leukozytenzahl innerhalb von wenigen Tagen wieder zu Normwerten zurück. Thrombozytopenien traten vergleichsweise seltener auf. Aus diesem Grund ist eine regelmäßige Kontrolle des Differentialblutbildes in 14-tägigem Abstand erforderlich. Auch Exantheme sowie Leberfunktionsstörungen und Hepatitis wurden in den großen klinischen Studien mit Ticlopidin gefunden.

Tabelle 1. Häufigkeit gravierender Nebenwirkungen in den Studien CATS/TASS (8, 11)

	Ticlopidin 2 x 250 mg n=2048	Acetylsalicylsäure 2 x 650 mg n=1527	Placebo n=536
Hepatitis	2	0	0
Leukozytopenien	17 (1*)	0	0
/Magenblutungen	9	21 (2*)	1
Schwere Nebenwirkungen (%)	1.37	1.38	0.37
*Todesfälle			

GPIIb/IIIa Rezeptorantagonisten

Die Aggregation der Plättchen wird über GPIIb/IIIa Rezeptoren vermittelt, die bei der Plättchenaktivierung an der Oberflächenmembran verfügbar werden und die Bindung von adhäsiven Proteinen (z.B. Fibrinogen, Fibronectin, Vitronectin) ermöglichen. Antagonisten des

GPIIb/IIIa Rezeptors (Antikörper, Peptide, nichtpeptiderge kleinmolekulare Substanzen), die sich als effektive Hemmstoffe der Plättchenaggregation erwiesen, sind in der klinischen Erprobung (14, 16, 26, 27, 28). Für die klinische Anwendung wurde das Fab-Fragment des chimären Antikörpers 7E3 (abciximab; ReoPro®) zugelassen, das eine dosisabhängige Hemmung der Plättchenaggregation bewirkt. Sowohl bei abciximab als auch bei den Peptiden und den synthetischen Substanzen ohne Peptidstruktur wurden eine Verlängerung der Blutungszeit und verstärkte Blutungen beobachtet, die von der Dosis und damit von der Anzahl der blockierten Rezeptoren abhängig waren (14, 16, 17, 27). Da die Patienten bei der Therapie mit abciximab auch gleichzeitig Heparin und Acetylsalicylsäure erhalten hatten, trifft die Einschätzung der hämorrhagischen Nebenwirkungen nicht allein auf abciximab zu. Nach einmaliger Gabe von abciximab entwickelten 6.5% der Patienten nach 2-4 Wochen humane antichimäre Antikörper, Überempfindlichkeitsreaktionen traten aber nicht auf. Eine Thrombozytopenie war häufiger in der abciximab-Gruppe als in der Placebogruppe. Als weitere Nebenwirkungen wurden Hypertonie, Übelkeit, Erbrechen, Bradykardie und Fieber beobachtet.

Interaktionen mit anderen Pharmaka

Acetylsalicylsäure

Bei Patienten mit ischämischen Herzkrankheiten oder anderen vaskulären Erkrankungen ist anzunehmen, daß sie weitere Medikamente verordnet bekommen. Dies kann dazu führen, daß durch die gleichzeitige Anwendung von anderen Medikamenten die Wirkung der Acetylsalicylsäure gesteigert oder vermindert wird. Im umgekehrten Falle kann die Acetylsalicylsäure auch die Pharmakodynamik oder Pharmakokinetik dieser Pharmaka beeinflussen. Zu den Substanzen, die z.B. bei unkontrollierter Einnahme die hämorrhagische Wirkung der Acetylsalicylsäure verstärken, gehören die nichtsteroidalen Antiphlogistika, die bekanntlich auch die Cyclooxygenase hemmen, jedoch reversibel. Interaktionen von Acetylsalicylsäure mit anderen Arzneimitteln sind weniger bei den niedrigen Acetylsalicylsäure-Dosen, sondern im allgemeinen bei höheren Dosen beobachtet worden.

Akuter und chronischer Alkoholgenuß hemmen die Plättchenaggregation und verlängern die Blutungszeit. Akute Alkoholzufuhr kann demzufolge die Wirkung von Acetylsalicylsäure auf die Plättchenfunktionen verstärken. Die Einnahme von Acetylsalicylsäure kann dabei schon Stunden vor der Alkoholzufuhr liegen. Andererseits wurde gefunden, daß bei gleichzeitiger Gabe von Acetylsalicylsäure (1 g) und Ethanol die maximale Acetylsalicylsäure-Konzentration im Plasma etwa 25% niedriger war als bei den Kontrollpersonen (29). Unter der Behandlung mit Glukokortikoiden und Acetylsalicylsäure werden die Schleimhaut-schädigenden Effekte auf den Magen verstärkt. Hohe Dosen von Acetylsalicylsäure erhöhen die Plasmakonzentration von Digoxin, Barbituraten und Lithium, auch die Blutzucker-senkende Wirkung oraler Antidiabetika vom Typ der Sulfonylharnstoffe wird verstärkt. Die erwünschten und unerwünschten Wirkungen von Methotrexat und Phenytoin sowie die Wirkung der Sulfonamide (einschließlich Cotrimoxazol) werden verstärkt. Bekannt ist weiterhin eine Hemmung der Wirkung von Aldosteronantagonisten (Spironolacton), von Schleifendiuretika (Furosemid), Uricosurica (Probenecid, Sulfinpyrazon) und Antihypertensiva, die zum größten Teil mit der Hemmung der Prostaglandinbildung in der Niere und in den Gefäßen im Zusammenhang steht (19). Eine Studie mit Enalapril hat gezeigt, daß bereits nach Gabe von 350 mg Acetylsalicylsäure nach vier Stunden die günstigen hämodynamischen Wirkungen des ACE-Hemmers fast vollständig aufgehoben wurden (30). Andererseits wurde unter Therapie mit Captopril bei Patienten mit chronischer Herzinsuffizienz keine gegenseitige Beeinflussung von Captopril und Acetylsalicylsäure nachgewiesen (31).

Ticlopidin

Ähnlich wie bei Acetylsalicylsäure, kann auch bei Therapie mit Ticlopidin durch Begleitmedikamente, wie z.B. nichtsteroidale Antiphlogistika, die Blutungsneigung verstärkt werden. Bei der Kombination von Prednisolon (30 mg pro Tag) und Ticlopidin war die Blutungszeit signifikant kürzer als unter Ticlopidinmonotherapie, die Hemmung der Plättchenaggregation wurde jedoch nicht beeinträchtigt (6). Eine Verkürzung der Blutungszeit kann auch durch Desmopressin (0.3 µg/kg i.v.) erreicht werden (6). Gabe von Antacida verminderte die Plasmakonzentration von Ticlopidin um 20-30%, dagegen wurde bei Langzeitbehandlung mit Cimetidin die Plasmakonzentration erhöht. Bei Probanden wurde bei Kombination von Ticlopidin und Theophyllin eine signifikante Verlängerung der Eliminationshalbwertszeit des Theophyllins gefunden (6). Klinisch relevante Interaktionen mit ß-Adrenozeptorenblockern, Kalziumantagonisten und Diuretika wurden bislang nicht beobachtet. Bei der Umstellung von Acetylsalicylsäurehaltigen

Präparaten auf Ticlopidin ist zu beachten, daß eine noch vorhandene Wirkung von Acetylsalicylsäure verstärkt werden kann.

Interaktionen mit Pharmaka, die das Gerinnungssystem oder die Plättchenfunktionen beeinflussen

Da Acetylsalicylsäure keine gerinnungshemmende Wirkung besitzt (32, 33) und nur die durch Thromboxan A_2-vermittelten Plättchenreaktionen hemmt, ist die therapeutische Wirksamkeit begrenzt, so daß eine Kombination mit Antikoagulantien oder anderen Plättchenhemmstoffen in Betracht zu ziehen ist (Tab. 2).

Tabelle 2. Interaktionen von Acetylsalicylsäure mit Pharmaka, die das Gerinnungssystem oder Plättchenfunktionen beeinflussen.

1. Indirekte Antikoagulantien	Cumarine (34 - 41)
2. Direkte Antikoagulantien	Hirudin (42)
	Argatroban (32)
	Heparin (33, 43)
	niedermolekulare Heparine (43, 44)
3. Plättchenfunktionshemmstoffe	Ticlopidin (45, 46, 47)
	Dipyridamol (48)
	Prostaglandine (PGI$_2$-Derivate) (49, 50)
	GP IIb/IIIa Rezeptorantagonisten (51)

Wegen des erhöhten Blutungsrisikos ist bei gleichzeitiger Gabe von Acetylsalicylsäure und Antikoagulantien bzw. Thrombolytika eine sorgfältige Überwachung der Patienten erforderlich.

Acetylsalicylsäure und orale Antikoagulantien

Um eine Verbesserung der antithrombotischen Therapie zu erreichen, wurde versucht, orale Antikoagulantien und Acetylsalicylsäure zu kombinieren. Man ging von der Überlegung aus, daß die Kombination eines Inhibitors der Plättchenfunktionen mit einem Hemmstoff der Blutgerinnung effektiver sein könnte als die alleinige Gabe eines Arzneimittels. Die kombinierte Anwendung von Acetylsalicylsäure und Cumarinen, insbesondere bei Patienten mit Herzklappenprothesen oder Vorhofflimmern aber auch bei Patienten mit instabiler Angina pectoris zur Verhinderung der Restenose nach Angioplastie oder koronarem Bypass, wird derzeit wieder in klinischen Studien untersucht (41). Dabei zeigte sich, daß das Auftreten von kleineren oder größeren Blutungen einerseits von der Acetylsalicylsäure-Dosis und zum anderen von der Herabsetzung des Prothrombinspiegels (INR-Werte) durch Cumarine abhängig war (Tab. 3, Tab. 4). Bei einer relativ geringen Antikoagulation, d.h. bei INR-Werten zwischen 1.5-2.5 und einer Dosis um 100 mg Acetylsalicylsäure, wurden keine dramatischen Blutungsereignisse beobachtet (34, 41). Nach kritischer Auswertung der Literatur zur Kombination von oralen Antikoagulantien und Acetylsalicylsäure kommen Hafner et al. (52) zu der Aussage, daß weitere kontrollierte Studien erforderlich sind, um das Nutzen-Risiko-Verhältnis der Kombination eindeutig für die entsprechenden Indikationen zu belegen.

Tabelle 3. Häufigkeit von Blutungen bei Patienten unter der Behandlung mit Cumarinen allein und in Kombination mit Acetylsalicylsäure (modifiziert nach Lit. 34).

	Warfarin INR 2.5-4.0	Warfarin INR 2.2-2.8 + Acetylsalicylsäure 150 mg/d
Patienten ohne Blutungen	1921 (94.8%)	1070 (93.3%)
Kleinere Blutungen	28 (1.4%)	33 (2.9%) ($p<0.003$)
Größere Blutungen	64 (3.2%)	32 (2.8%)
Tödliche Blutungen	13 (0.6%)	5 (0.4%)
Blutungsereignisse insgesamt	105 (5.2%)	70 (6.1%)

Acetylsalicylsäure und direkte Thrombininhibitoren

Untersuchungen an gesunden Probanden haben ergeben, daß die Kombination von Acetylsalicylsäure (2 x 162.5 mg, 26 und 2 Stunden vor Beginn der Infusion) und Argatroban, einem direkten niedermolekularen synthetischen Thrombininhibitor (28), zu keiner Beeinflussung der durch Argatroban ausgelösten Hemmung der Blutgerinnung (aPTT, Thrombinzeit, Prothrombinzeit) führt (32). Die unter Acetylsalicylsäure eingetretene Verlängerung der Blutungszeit war bei gleichzeitiger Infusion von Argatroban (1 µg/kg x min) nicht signifikant erhöht (Abb. 1). Auch die durch Acetylsalicylsäure hervorgerufene Abnahme der Thromboxansynthese, gemessen an der 2,3-Dinor-TXB_2-Ausscheidung im Urin, wurde durch Argatroban nicht signifikant beeinflußt.

Tabelle 4. Antithrombotische Therapie bei Patienten mit Herzklappenprothesen (modifiziert nach Lit. 41). Kombination von Cumarinen und Acetylsalicylsäure.

	Gruppe A	Gruppe B
Cumarine	INR 2.0-2.99	INR 3.0-4.5
Plättchenfunktionshemmer	Acetylsalicylsäure 660mg/d Dipyridamol 150 mg/d	Acetylsalicylsäure 660mg/d Dipyridamol 150 mg/d
Anzahl der Patienten	51	48
Beobachtungszeit (Monate/Patient)	12.3	10.1
Embolien	1	2
Blutungsereignisse (insgesamt)	3	12 (p<0.02)

Bei der Kombination von Acetylsalicylsäure mit Hirudin, dem stärksten selektiven Thrombininhibitor, resultierte ein relativ hohes Blutungsrisiko, wie bei Untersuchungen an gesunden Probanden gezeigt wurde (42). In dieser Studie wurde PEG (Polyethylenglycol)-Hirudin verwendet, das im Vergleich zum Hirudin langsamer aus der Blutbahn eliminiert wird. Acetylsalicylsäure allein (325 mg/d für 3 Tage) verlängerte die Blutungszeit von durchschnittlich 5.8 auf 18.2 min. Nach Bolusgabe von 0.2 mg/kg und anschließender Infusion von 0.02 mg/kg x Std. betrugen die Plasmaspiegel von Hirudin im Durchschnitt 1.8 µg/ml 4 und 8 Std. nach Beginn der Infusion. Die Blutungszeit wurde 6 Std. nach Infusionsbeginn gemessen, sie war bei der Hirudininfusion von 5.2 min auf 6.2 min gestiegen. Wenn die Probanden vorher Acetylsalicylsäure erhalten hatten, verlängerte sich die Blutungszeit von 5.4 min auf 33.7 min. Demzufolge ist bei hohen Hirudindosen die gleichzeitige Anwendung von Acetylsalicylsäure sorgfältig abzuwägen und eventuell erst nach der Hirudingabe die Therapie mit Acetylsalicylsäure zu beginnen.

Acetylsalicylsäure – Nebenwirkungen

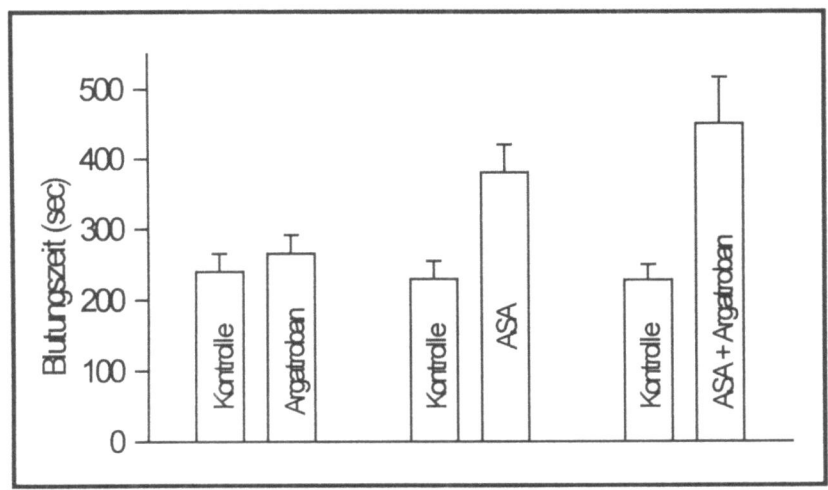

Abbildung 1. Einfluß von Acetylsalicylsäure und Argatroban auf die Blutungszeit. Acetylsalicylsäure (2 x 162.5 mg oral) wurde 26 und 2 Stunden vor Infusion von Argatroban (1 µg/kg x min) appliziert. Die Blutungszeit wurde 210 min nach Beginn der Argatrobaninfusion gemessen. (Mittelwerte ± SEM, n=6). (modifiziert nach Lit. 32)

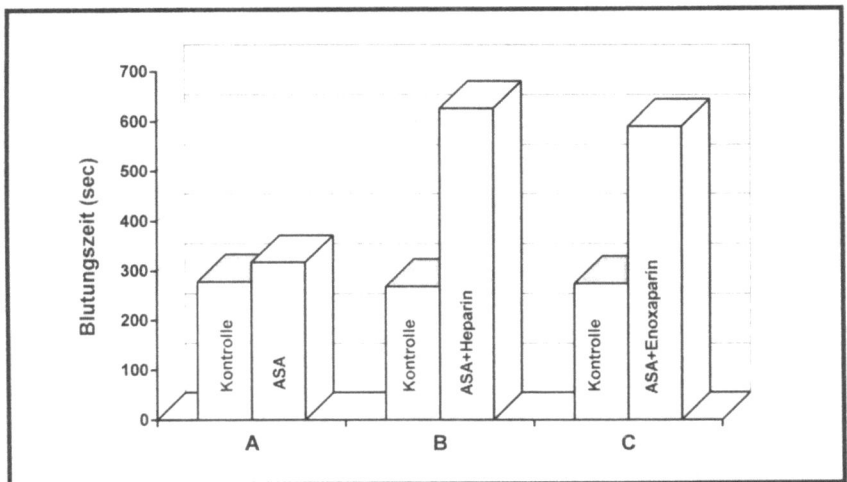

Abbildung 2. Messung der Blutungszeit vor Applikation (Kontrolle) von Acetylsalicylsäure (1.5 g) und eine Stunde danach. Gruppe A erhielt nur Acetylsalicylsäure (ASA), Gruppe B und Gruppe C erhielten 10 min vor Applikation von Acetylsalicylsäure zusätzlich Heparin oder Enoxaparin, jeweils 75 Anti-FXa-E/kg i.v. (modifiziert nach Lit. 43)

In einer Studie von Bang et al. (43) wurde die Kombination von Heparin und Enoxparin mit Acetylsalicylsäure (1.5 g) bei gesunden Probanden geprüft. Diese Untersuchungen ergaben, daß unter Kombination von Acetylsalicylsäure und Heparin oder Enoxoparin eine Stunde nach Aufnahme von Acetylsalicylsäure die Blutungszeit signifikant verlängert war (Abb. 2).

Die Verlängerung der Blutungszeit war aber nicht so stark ausgeprägt wie unter der Hirudininfusion, wobei aufgrund der verschiedenen Applikationsarten und methodischer Unterschiede bei der Messung der Blutungszeit ein Vergleich verschiedener Studien nur bedingt möglich ist. Bei den endoskopischen Untersuchungen zeigten sich nach Gabe von Acetylsalicylsäure Schleimhautläsionen bzw. Mikroblutungen im Magen-Darmtrakt, die nach Applikation von Heparin oder Enoxaparin nicht zugenommen hatten.

Acetylsalicylsäure und andere Plättchenfunktionshemmer

Die Kombination von Acetylsalicylsäure mit Plättchenhemmstoffen, die über einen anderen Wirkungsmechanismus ihre plättchenfunktionshemmende Wirkung entfalten, könnte auch zu einem synergistischen Hemmeffekt führen. Auf diese Weise wären eine Herabsetzung der Dosis der Einzelkomponenten und eine Verminderung der substanzspezifischen Nebenwirkungen möglich. In vitro liegen zahlreiche Untersuchungen über die Kombination verschiedener Plättchenhemmstoffe vor, die in einigen Fällen einen überadditiven Effekt erbrachten (48, 49). Die kollageninduzierte Plättchenaggregation wird durch Acetylsalicylsäure und Iloprost überadditiv gehemmt.

In der letzten Zeit ist die Kombination von Acetylsalicylsäure und Ticlopidin in den Mittelpunkt des Interesses gerückt. Bei Patienten wurden verschiedene Plättchenfunktionen und die Blutungszeit nach 7-tägiger Behandlung mit Acetylsalicylsäure (50 mg/d) oder Ticlopidin (2 x 250 mg/d) bestimmt (47). Es zeigten sich die erwarteten Resultate der verstärkten Hemmung der kollageninduzierten Aggregation durch Acetylsalicylsäure und die der ADP-induzierten Aggregation durch Ticlopidin. Die Blutungszeiten waren gering verlängert. Wurden den Patienten unmittelbar nach der Ticlopinbehandlung 500 mg Acetylsalicylsäure i.v. appliziert, so wurde die Blutungszeit (nach 1 Std. gemessen) auf das Doppelte der unbehandelten Kontrolle verlängert (Abb. 3).

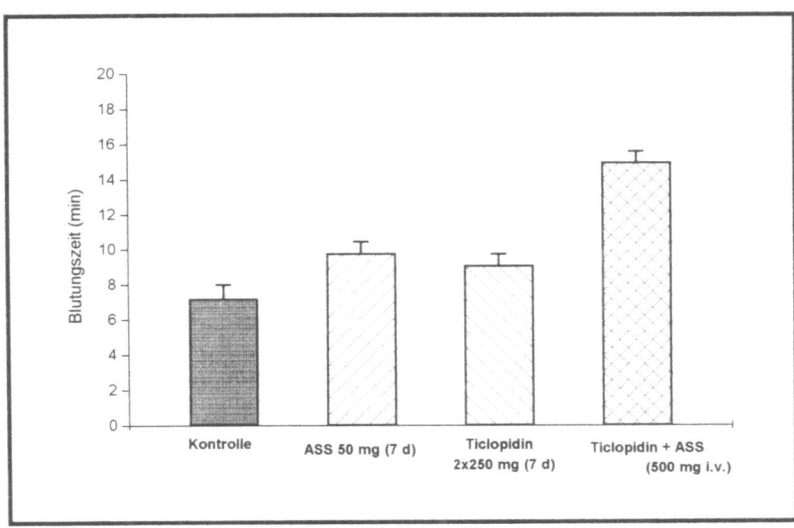

Abbildung 3. Veränderung der Blutungszeit nach Behandlung mit Acetylsalicylsäure (ASA) oder Ticlopidin bzw. unmittelbar nach der Ticlopidinbehandlung wurden 500 mg Acetylsalicylsäure i.v. injiziert und nach 1 Std. die Blutungszeit gemessen (modifiziert nach Lit. 47).

Bei Patienten mit vaskulären Stent-Implantationen hatte die Antikoagulation mit Cumarinen ein erhöhtes Blutungsrisiko ergeben, so daß andere therapeutische Maßnahmen erforderlich waren, um thromboembolische Komplikationen zu verhindern. Erste klinische Studien liegen mit der Kombination von Acetylsalicylsäure und Ticlopidin vor, die einen guten therapeutischen Erfolg zeigten mit vergleichsweise weniger Blutungsrisiko als unter der alleinigen Therapie mit Cumarinen (45, 46). Inwieweit diese Kombination auch für andere Indikationen anzuwenden ist, muß noch geklärt werden.

Bei der Behandlung von Patienten mit Thrombolyse und PTCA mit dem Antikörper c7E3 Fab (abciximab) wurden als Bolus eine Dosis von 0.5 mg und anschließend eine 12-stündige Infusion von 10 µg/min verabreicht (13). Unter der Therapie mit abciximab, bei der zusätzlich zur Gabe des Thrombolytikums auch Heparin und Acetylsalicylsäure eingesetzt wurden, trat ein 2-fach höheres Risiko an größeren Blutungen (Hämoglobinabfall >5 g, Transfusion erforderlich) auf im Vergleich zu den Patienten ohne abciximab (13). Es fand sich jedoch kein signifikanter Anstieg von zerebrovaskulären Blutungen (Tab. 5). Eine Analyse der EPIC-Studie ergab im Nachhinein, daß sich die Anzahl der Blutungen bei einer gewichtsadaptierten Heparindosierung senken ließ. In verschiedenen klinischen Untersuchungen hatte sich weiterhin gezeigt, daß die Bestimmung der Blutungszeit an der Haut keine exakte Voraussage für das Ausmaß einer möglichen Blutung erlaubt (53). Bei der Therapie mit abciximab ist auch zu beachten, daß die Plättchenfunktionen erst 24 bis 48 Std. nach Absetzen der Infusion wiederhergestellt werden.

Tabelle 5. Anzahl der Patienten (%) mit kleineren und größeren Blutungen nach Behandlung mit abciximab (EPIC-Studie [13]).

	Placebo (n=696)	Bolus (0.25 mg/kg) (n=695)	Bolus (0.25 mg/kg) + Infusion (10 µg/min; 12 h) (n=708)
Größere Blutungen	46 (6.6%)	77 (11.1%)	99 (14.0%)
Kleinere Blutungen	68 (9.8%)	107 (15.4%)	120 (16.9%)
Blutungen die eine Transfusion erforderten	52 (7.5%)	97 (14.0%)	119 (16.8%)

Fradafiban ist ein nichtpeptiderger niedermolekularer, oral verfügbarer GPIIb/IIIa-Rezeptorantagonist, der bei Patienten mit PTCA über 24 Std. in einer Dosis von 20, 40 oder 60 mg pro Stunde infundiert wurde (17). Bei diesen Dosen waren mehr als 70% der Fibrinogenrezeptoren der Plättchen besetzt. Im Vergleich zur Placebo-Gruppe war die Blutungszeit während der Fradafibraninfusion von 7 min auf 20 verlängert; die Plättchenaggregation ex vivo war dosisabhängig gehemmt.

Schlußfolgerungen

Die Nebenwirkungen und Interaktionen von Acetylsalicylsäure mit anderen Plättchenhemmstoffen sind bei der Prophylaxe und Therapie thrombotischer Gefäßverschlüsse zu beachten und in die Nutzen-Risiko-Abwägung einzubeziehen. Der therapeutische Nutzen bei der Behandlung von thromboembolischen kardiovaskulären Erkrankungen mit Acetylsalicylsäure und anderen Plättchenhemmstoffen wurde in zahlreichen klinischen Studien bestätigt. Insgesamt gesehen ist aber der therapeutische Effekt, d.h. die Verminderung des arteriellen Thromboserisikos, vor allem bei schweren akuten Plättchenaktivierungssyndromen, höher einzuschätzen als das Risiko der Nebenwirkungen.

Literatur

1. Patrono C. Aspirin as an antiplatelet drug. N Engl J Med 1994; 330:1287-1294.

2. Goodnight SH. Antiplatelet therapy with aspirin: From clinical trials to practice. Thromb Haemost 1995; 74:401-405.

3. Theroux P. Antiplatelet and antithrombotic therapy in unstable angina. Am J Cardiol 1991; 68:92B-98B.

4. Fuster V, Dyken ML, Vokonas PS, Hennekens C. Aspirin as a therapeutic agent in cardiovascular disease. Circulation 1993; 87:659-675.

5. Verstraete M. Risk factors, interventions and therapeutic agents in the prevention of atherosclerosis-related ischaemic diseases. Drugs 1991; 42 (suppl.5):22-38.

6. McTavish D, Faulds D, Goa KL. Ticlopidine. An updated review of its pharmacology and therapeutic use in platelet-dependent disorders. Drugs 1990; 40:238-259.

7. Schrör K. The basic pharmacology of ticlopidine and clopidogrel. Platelets 1993; 4:252-261.

8. Gent M, Easton JD, Hachinski VC, Panak E, Sicurella J, Blakely JA, Ellis DJ, Harbison JW, Roberts RS, Turopie AGG. The Canadian American Ticlopidine Study (CATS) in thromboembolic stroke. Lancet 1989; 3:1215-1220.

9. Bellavance A. Efficacy of ticlopidine and aspirin for prevention of reversible cerebrovascular ischemic events. Stroke 1993; 24:1452-1457.

10. Janon L, Bergqvist D, Boberg J, Boberg M, Eriksson I, Lindgärde F, Persson G. Prevention of myocardial infarction and stroke in patients with intermittent claudication; effects of ticlopidine. Results from STIMS, the Swedish Ticlopidine Multicentre Study. J Int Med 1990; 227:301-308.

11. Hass WK, Easton JD, Adams HP, Pryse-Phillips W, Molony BA, Anderson S, Kamm B. A randomized trial comparing ticlopidine hydrochloride with aspirin for the prevention of stroke in high-risk patients. N Engl J Med 1989; 321:501-507.

12. Feinberg WM, Albers GW, Barnett HJM, Biller J, Caplan LR, Carter LP, Hart RG, Hobson RW, Kronmal RA, Moore WS, Robertson JT, Adams HP, Mayberg M. Guide-

lines for the management of transient ischemic attacks. Circulation 1994; 89:2950-2965.

13. The EPIC Investigators. Use of a monoclonal antibody directed against the platelet glycoprotein IIb/IIIa receptor in high-risk coronary angioplasty. N Engl J Med 1994; 330:956-961.

14. Topol EJ. Novel antithrombotic approaches to coronary artery disease. Am J Cardiol 1995; 75:27B-33B.

15. Kleiman NS, Ohman EM, Califf RM, George BS, Kereiakes D, Aguirre FV, Weisman H, Schaible T, Topol EJ. Profound inhibition of platelet aggregation with monoclonal antibody 7E3 Fab after thrombolytic therapy. Results of the thrombolysis and angioplasty in myocardial infarction (TAMI) 8 pilot study. J Am Coll Cardiol 1993; 22:381-389.

16. Frishman WH, Burns B, Atac B, Alturk N, Altajar B, Lerrick K. Novel antiplatelet therapies for treatment of patients with ischemic heart disease: inhibitors of the platelet glycoprotein IIb/IIIa integrin receptor. Am Heart J 1995; 130:877-892.

17. Krause M, Rutsch W, Franke O, Langemann C, Dreysse S, Riess H. Fradafiban, a non-peptide GPIIb/IIIa antagonist during elective coronary angioplasty: safety and antiplatelet effects. Ann Hematol 1996; 72 (suppl. I):A53.

18. Hirsh J, Dalen JE, Fuster V, Harker LB, Salzman EW. Aspirin and other platelet active drugs; the relationships between dose, effectiveness and side effects. Chest 1992; 102 (suppl):327S-336S.

19. Schrör K. Acetylsalicylsäure. Stuttgart, New York: Thieme, 1992.

20. Weil J, Colin-Jones D, Langman M, Lawson D, Logan R, Murphy M, Rawlins M, Vessey M, Wainwright P. Prophylactic aspirin and risk of peptic ulcer bleeding. Br Med J 1995; 310:827-830.

21. Slattery J, Warlow CP, Shorrock CJ, Langman MJ. Risks of gastrointestinal bleeding during secondary prevention of vascular events with aspirin-analysis of gastrointestinal bleeding during the UK-TIA trial. Gut 1995; 37:509-511.

22. Stalnikowicz-Darvasi R. Gastrointestinal bleeding during low-dose aspirin administration for prevention of arterial occlusive events. A critical analysis. J Clin Gastroenterol 1995; 21:13-16.

23. Simon B, Elsner H, Müller P. Schutzwirkung von Omeprazol gegenüber niedrig dosierter Acetylsalicylsäure. Endoskopisch kontrollierte Doppelblindstudie an gesunden Probanden. Arzneim-Forsch/Drug Res 1995; 45:701-703.

24. Müller P, Arce L, Jackisch P, Simon B. Zirkadiane Aspekte einer Schädigung durch Acetylsalicylsäure und Schutzwirkung durch Ranitidin am oberen Gastrointestinaltrakt. Arzneim-Forsch/Drug Res 1994; 44:962-965.

25. Ferraris VA, Ferraris SP. Preoperative aspirin ingestion increases operative blood loss after coronary artery bypass grafting. Updated in 1995. Ann Thorac Surg 1995; 59:1036-1037.

26. Schrör K. Antiplatelet drugs. A comparative review. Drugs 1995; 50:7-28.

27. Cook NS, Kottirsch G, Zerwes H-G. Platelet glycoprotein IIb/IIIa antagonists. Drugs Future 1994; 19:135-159.

28. Verstraete M, Zoldhelyi P. Novel antithrombotic drugs in development. Drugs 1995; 49:856-884.

29. Melander O, Liden A, Melander A. Pharmacokinetic interactions of alcohol and acetylsalicylic acid. Eur J Clin Pharmacol 1995; 48:151-153.

30. Hall D, Zeitler H, Rudolph W. Counteraction of the vasodilator effects of enalapril by aspirin in severe heart failure. J Am Coll Cardiol 1992; 20:1549-1555.

31. van Wijngaarden J, Smit AJ, de Graeff PA, van Gilst WH, van der Broek SA, van Veldhuisen DJ, Lie KI, Wesseling H. Effects of acetylsalicylic acid on peripheral hemodynamics in patients with chronic heart failure treated with angiotensin-converting enzyme inhibitors. J Cardiovasc Pharmacol 1994; 23:240-245.

32. Clarke RJ, Mayo G, FitzGerald GA, Fitzgerald DJ. Combined administration of aspirin and a specific thrombin inhibitor in man. Circulation 1991; 83:1510-1518.

33. Loew D, Vinazzer H. Influence of simultaneous administration of low-dose heparin and acetylsalicylic acid on blood coagulation and platelet functions. Haemostasis 1974; 3:319-328.

34. Hurlen M, Erikssen J, Smith P, Arnesen H, Rollag A. Comparison of bleeding complications of warfarin and warfarin plus acetylsalicylic acid: a study in 3166 outpatients. J Int Med 1994; 236:299-304.

35. Dale J, Myhre E, Storstein O, Stormorken H, Efskind L. Prevention of arterial thromboembolism with acetylsalicylic acid: a controlled clinical study in patients with aortic ball valves. Am Heart J 1977; 94:101-111.

36. Chesebro JH, Fuster V, Elveback LR, MsGoon DC, Pluth JR, Puga FJ, Wallace RB, Danielson GK, Orszulak TA, Piehler JM, Schaff HV. Trial of combined warfarin plus dipyridamole or aspirin therapy in prosthetic heart valve replacement: Danger of aspirin compared with dipyridamole. Am J Cardiol 1983; 51:1537-1541.

37. Turpie AGG, Gent M, Laupacis A, Latour Y, Gunstensen J, Basile F, Klimek M, Hirsh J. A comparison of aspirin with placebo in patients treated with warfarin after heart-valve replacement. N Engl J Med 1993; 329:524-529.

38. Meade TW, Roderick PJ, Brennan PJ, Wilkes HC, Kelleher CC. Extra-cranial bleeding and other symptoms due to low dose aspirin and low intensity oral anticoagulation. Thromb Haemost 1992; 68:1-6.

39. Cohen M, Adams PC, Parry G, Xiong J, Chamberlain D, Wieczorek I, Fox KAA, Chesebro JH, Strain J, Keller C, Kelly A, Lancester G, Ali J, Kronmal R, Fuster V. Combination antithrombotic therapy in unstable rest angina and non-Q-wave infarction in nonprior aspirin users. Primary end points analysis from the ATACS trial. Circulation 1994; 89:81-88.

40. Meade TW, Miller GJ. Combined use of aspirin and warfarin in primary prevention of ischemic heart disease in men at high risk. Am J Cardiol 1995; 75:23B-26B.

41. Altman R, Rouvier J, Gurfinkel E. Oral anticoagulant treatment with and without aspirin. Thromb Haemost 1995; 74:506-510.

42. Breddin HK, Radziwon P, Eschenfelder V, Müller-Peltzer H, Esslinger HU. PEG-Hirudin and acetylsalicylic acid show a strong interaction on bleeding time. Ann Hematol 1996; 72 (suppl.I):A53.

43. Bang CJ, Riedel B, Talstad I, Berstad A. Interaction between heparin and acetylsalicylic acid on gastric mucosal and skin bleeding in humans. Scand J Gastroenterol 1992; 27:489-494.

44. Melandri G, Semprini F, Cervi V, Candiotti N, Palazzini E, Branzi A, Magnani B. Benefit of adding low molecular weight heparin to the conventional treatment of stable angina pectoris. Circulation 1993; 88:2517-2523.

45. Goods CM, Al-Shaibi KF, Yadav SS, Liu MW, Negus BH, Iyer SS, Dean LS, Jain SP, Baxley WA, Parks JM, Sutor RJ, Roubin GS. Utilization of the coronary balloon-expandable coil stent without anticoagulation or intravascular ultrasound. Circulation 1996; 93:1803-1808.

46. Hall P, Nakamura S, Maiello L, Itoh A, Blengino S, Martini G, Ferraro M, Colombo A. A randomized comparison of combined ticlopidine and aspirin therapy versus aspirin therapy alone after successful intravascular ultrasound-guided stent implantation. Circulation 1996; 93:215-222.

47. De Caterina R, Sicari R, Bernini W, Lazzerini G, Buti Strata G, Giannessi D. Benefit/risk profile of combined antiplatelet therapy with ticlopidine and aspirin. Thromb Haemost 1991; 65:504-510.

48. Glusa E, Hoffmann A. Kombinationswirkung von Plättchenhemmstoffen. Folia Haematol (Lpz.) 1979; 106:861-864.

49. Negrescu EV, Grünberg B, Kratzer MAA, Lorenz R, Siess W. Interaction of antiplatelet drugs in vitro: aspirin, iloprost, and the nitric oxide donors SIN-1 and sodium nitroprusside. Cardiovasc Drugs Ther 1995; 9:619-629.

50. Witt W, Loge O, Müller B, Verhallen PFJ, Baldus B. Combinations of aspirin and the oral PGI_2-mimetic cicaprost show synergistic antithrombotic efficacy and reduced gastrointestinal bleeding. Thromb Haemost 1991; 65:783.

51. Freed MI, Boike S, Zariffa N, Jorkasky DK. Effects of acetylsalicylic acid on inhibition of ex vivo platelet aggregation and secretion by SKF 107260, a novel GPIIb/IIIa receptor antagonist. Thromb Haemost 1994; 72:622-626.

52. Hafner J, De Moerloose P, Bounameaux H. Oral anticoagulation alone or in combination with aspirin: Risk and benefits. VASA 1996; 25:1-12.

53. Bernardi MM, Califf RM, Kleiman N, Ellis SG, Topol EJ. Lack of usefulness of prolonged bleeding times in predicting hemorrhagic events in patients receiving the 7E3 glycoprotein IIb/IIIa platelet antibody. Am J Cardiol 1993; 72:1121-1125.

Diskussion

Bauersachs: Ich möchte noch etwas zu dem von Ihnen erwähnten Neutropenien unter Ticlopidin sagen. Auch wenn sie nach Ihren Ausführungen vergleichsweise selten auftreten und reversibel sind, scheint es doch auch irreversible Verläufe zu geben, die auch tödlich enden können. Jeder, der das einmal erlebt hat, wird das sicher im Gedächtnis behalten. Ich denke also doch, daß man diese Nebenwirkung, obwohl sie selten ist, sehr ernst nehmen muß.

Einhäupl: Können Sie dies etwas näher ausführen? Es gibt Berichte, auch über Todesfälle aber gibt es irgendwelche neueren Daten über solche Ereignisse außerhalb von Studien?

Bauersachs: Es gab vor 2 Monaten einen Todesfall in München.

Einhäupl: Ist das publiziert worden.

Bauersachs: Nein, ich denke, es ist gemeldet worden.

Wenzel: In der Praxis werden solche Medikamente ja weniger in Studien, sondern im allgemein hausärztlichen Gebrauch eingesetzt. In diesem Zusammenhang liegen aus der Praxis auch durchaus Meldungen über Hirnblutungen bei Aggregationshemmern vor. Hierbei werden diese Substanzen außerhalb von Studien auch bei Hochrisikopatienten mit Hypertonie kombiniert (z.B. Heparin und Aggregationshemmer oder orale Antikoagulantien und Aggregationshemmer) verwendet. Solche Patienten würden üblicherweise in kontrollierten Studien (Hypertonie, höheres Alter, Atherosklerose!) unter Ausschlußkriterien fallen.
Noch eine Anmerkung, Frau Glusa, zu den von Ihnen angegebenen neuen Indikationen. In diesem Zusammenhang möchte ich ergänzen, daß als neue Indikationen für Thrombozytenfunktionshemmer, d.h. Acetylsalicylsäure und Ticlopidin, auch die Subarachnoidalblutung gilt. Es gibt derzeit drei Studien aus Japan bzw. den U.S.A., die diese Medikamente mit Erfolg bei dieser Erkrankung eingesetzt haben. Es erscheint zunächst paradox, scheint aber zweckmäßig zu sein, um die nach der Blutung häufig auftretenden Spasmen zu unterdrücken. Nach diesen positiven Befunden sollte man auch diese interessante neue Indikation im Auge behalten.

Schrör: Todesfälle, ob innerhalb oder außerhalb einer Studie, sind ohne Frage ein ganz besonders schwerwiegendes Ereignis. Auch Acetylsalicylsäure ist nicht frei davon, wie z.B. die holländische TIA-Studie gezeigt hat, in der eine ganz erhebliche Inzidenz von schweren bzw. tödlichen Magenblutungen eingetreten ist, bemerkenswerterweise auch bei der 30 mg Dosierung von Acetylsalicylsäure. Allerdings gab es in der TIA-Studie keinen Placeboarm, so daß über Acetylsalicylsäure als „Verursacher" dieser Blutungen keine unmittelbaren Aussagen möglich sind. In der bisher nur in Abstraktform veröffentlichten ESPS-II-Studie scheinen ebenfalls schwerwiegende und tödliche Blutungen unter 50 mg Acetylsalicylsäure, hier im Vergleich zu Placebo, eingetreten zu sein. In jedem Fall hat man es daher bei Thrombozytenfunktionshemmern mit wirksamen Medikamenten zu tun und dabei sind unerwünschte Nebenwirkungen, leider auch tödliche, nie auszuschließen.

Tschöpe: Noch ein Kommentar zu Ihrer Anmerkung, Herr Wenzel, über die Arzneimittelnebenwirkungen mit Aggregationshemmern. Für mich stellt sich in diesem Zusammenhang die Frage, ob auch der Arzt in jedem Fall weiß, was er tut, wenn er einen Thrombozytenfunktionshemmer einsetzt, insbesondere ob er den Patienten auch hinsichtlich seiner Grundkrankheit, z.B. einer Hypertonie, ausreichend behandelt hat. Ich habe mit Erschrecken immer wieder festgestellt, wie wenig kritisch eine solche Therapie erfolgen kann, so daß der Patient zwar ausreichend dosiert Plättchenfunktionshemmer erhält aber hinsichtlich seiner Hypertonie sozusagen völlig insuffizient aus dem Überdruckventil pfeift. Es mag schon sein, daß er auch antihypertensiv behandelt wird, allerdings läßt die Blutdruckkontrolle - im Gegensatz zur Blutzuckerkontrolle beim Diabetes - oft zu wünschen übrig.

Wenzel: Ich möchte noch einmal betonen, daß wir bei der Bewertung von Arzneimittel-Nebenwirkungen auch ein mögliches Problem des Arztes bei der praktischen Umsetzung in Betracht ziehen müssen. Es ist natürlich für einen niedergelassenen Arzt schwierig, die Standardtherapie-Empfehlung eines Krankenhauses umzusetzen, falls die „Fachinformation" des Medikamentes, die mehr als 3 Jahre alt ist, davor warnt. Er bekommt z.B. nach Entlassung aus dem Krankenhaus vom Kardiologen ein modernes Therapiekonzept für die Weiterbehandlung, wobei der Hausarzt nach Lesen der Arzneimittelinformation dann feststellt, daß alles das verboten ist, was er machen soll. Das macht die Situation für den Praktiker nicht gerade einfach.
Ich möchte aber auch noch eine Anmerkung zur Neutropenie unter Ticlopidin machen. Die Todesfälle, über die berichtet wurde, wären möglicherweise vermeidbar gewesen, wenn man hier bei der Behandlung der Patienten nach der Arzneimittelinformation gehandelt hätte und z.B. regelmäßig Leukozyten kontrolliert hätte, die erhaltenen Zahlen auch beachtet und daraus die richtigen Schlußfolgerungen gezogen hätte. Ich kann das, was Sie, Herr Tschöpe, gesagt haben, nur voll unterstreichen - wir dürfen uns bei der Bewertung, auch von schwerwiegenden Arzneimittelnebenwirkungen, nicht ausschließlich auf das Medikament als solches beschränken.

Darius: Jeder behandelnde Arzt versucht natürlich, möglichst nebenwirkungsarm zu behandeln. Wenn aber z.B. eine Arzneimittelkombination von Thrombozytenaggregationshemmern zu einer, sagen wir 80%igen Zunahme der Blutungsinzidenz als Sekundärparameter führt, muß man trotzdem insgesamt von einem therapeutischen Fortschritt sprechen, wenn gleichzeitig die Letalität als Primärparameter um 50% gesenkt wird. Hierbei ist auch zu berücksichtigen, daß die Blutungen in den meisten Fällen geringfügig sind. Ich denke daher, daß man die Nebenwirkungsinzidenz auch und gerade von Thrombozytenfunktionshemmern stets am therapeutischen Gesamtergebnis messen soll, das mit diesen Substanzen erreichbar ist.

Glusa: Ich kann mich dieser Auffassung nur voll anschließen und habe im übrigen auch bereits in meinem Vortrag mich in gleichem Sinne geäußert. Dies gilt z.B. auch für die von mir erwähnte 1.5-fache Zunahme von Blutungen unter Acetylsalicylsäure.

Acetylsalicylsäure im
kardiovaskulären System
K. Schrör und H. K. Breddin (Hrsg.)
© 1996 Birkhäuser Verlag Basel/Switzerland

Acetylsalicylsäure in der Prävention und Therapie der koronaren Herzerkrankung

H. Darius

II. Medizinische Klinik und Poliklinik, Johannes Gutenberg-Universität, Langenbeckstr. 1, D-55101 Mainz, Germany

Zusammenfassung. Die prophylaktische und therapeutische Anwendung von Acetylsalicylsäure im kardiovaskulären System ist am besten bei der koronaren Herzkrankheit dokumentiert. Für die praktische Anwendung ist dabei das Nutzen-/Risiko-Verhältnis entscheidend, d.h. die (statistische) Verhinderung eines Myokardinfarktes bzw. Reinfarktes im Verhältnis zur (statistischen) Generierung von unerwünschten Nebenwirkungen, insbesondere lebensbedrohender Blutungen. Für die Primärprophylaxe bei Gefäßgesunden ist dieses Verhältnis ungünstig, so daß beim Fehlen weiterer signifikanter Risikofaktoren keine allgemeine „Gefäßprophylaxe" mit Acetylsalicylsäure empfohlen werden kann. Dagegen ist der Nutzen von Acetylsalicylsäure für die Sekundärprophylaxe gut belegt. Analoges gilt für die therapeutische Anwendung von Acetylsalicylsäure bei manifester koronarer Herzkrankheit, d.h. instabiler und stabiler Angina pectoris, sowie zur Reinfarktprophylaxe nach akutem Myokardinfarkt. Acetylsalicylsäure senkt auch signifikant das Risiko akuter thrombotischer Gefäßverschlüsse nach PTCA und aortokoronarer Bypasschirurgie. Ob Acetylsalicylsäure, eventuell in höherer Dosierung, zusätzliche Wirkungen auf die Restenosierung nach PTCA bzw. Stentimplantation zeigt, bedarf weiterer kontrollierter Studien.

Summary. The prophylactic and therapeutic use of acetylsalicylic acid in the cardiovascular system is well documented for coronary heart disease. The decisive criterion for its application is the benefit/risk ratio, i.e. the (statistical) prevention of myocardial infarction or reinfarction, respectively, as opposed to the (statistical) generation of unwanted side effects, mainly severe, life-threatening bleedings. This ratio is poor in primary prevention in healthy individuals in the absence of additional established risk factors and does not justify a general „vascular protection" with this compound. However, the protective benefits of acetylsalicylic acid are well documented in secondary prevention in patients at increased cardiovascular risk. The same is true for the therapeutic application of the compound in advanced stages of coronary heart disease, including unstable and stable angina and prevention of reinfarction after acute myocardial infarction. Acetylsalicylic acid does produce a significant reduction in acute thrombotic events subsequent to PTCA and aortocoronary bypass surgery. Further studies are necessary to establish whether acetylsalicylic acid, possibly at higher doses, will also affect the incidence of restenosis after PTCA and stent-implantation, respectively.

Einleitung

Seit den Beobachtungen von Craven im Jahre 1950 (1), daß Patienten die aufgrund rheumatischer Beschwerden hohe Dosen von Acetylsalicylsäure einnahmen, deutlich weniger kardiale Ereignisse im Sinne von Myokardinfarkten hatten, hat sich die Acetylsalicylsäure als eines der wirksamsten Pharmaka zur Therapie der koronaren Herzkrankheit (KHK) bewährt. Dabei wirkt Acetylsalicylsäure, im Gegensatz zu den klassischen Antianginosa, den Nitrovasodilatatoren, ß-Blockern und Calciumantagonisten, nicht durch eine Senkung des myokardialen Sauerstoffverbrauches antiischämisch, sondern die Wirkung der Substanz liegt in der Prognoseverbesserung. Dies konnte zuerst 1983 in der klassischen Veterans Administration Studie von Lewis et al (2) für Patienten mit instabiler Angina gezeigt werden und wurde 1988 ebenso überzeugend in der ISIS-2 Studie für Patienten mit akutem Myokardinfarkt (3) nachgewiesen. Diese Befunde konnten in der Zwischenzeit in einer Reihe weiterer Untersuchungen bei diesen und anderen Indikationen im Bereich der koronaren Herzkrankheit bestätigt werden (4).

Aufgrund der hervorragenden Wirksamkeit der Acetylsalicylsäure wurde auch das zugrundeliegende theoretische Konzept bestätigt, daß nämlich Thrombozyten bei der Bildung der arteriellen Thromben im Koronargefäßsystem eine entscheidende Rolle spielen. Diese zentrale Bedeutung der Thrombozyten für die Thrombogenese war aufgrund autoptischer Untersuchungen mit Nachweis Plättchen-reicher Thromben in Herzkranzgefäßen akut verstorbener Patienten postuliert worden (5). Daher formulierte man die Hypothese, daß die Hemmung der Thrombozytenaktivierung durch Inhibition der Thromboxanbildung zu einer Reduktion der Thrombenbildung führen würde und so die Inzidenz thrombotisch bedingter Koronarereignisse vermindern könnte.

Der molekulare Wirkungsmechanismus der Acetylsalicylsäure liegt in der irreversiblen Acetylierung einer Seringruppe des Cyclooxygenasemoleküls, wodurch die Bindung des Substrates, der Arachidonsäure, sterisch verhindert wird (6). Dadurch kommt es zur wirksamen und irreversiblen Hemmung der Thromboxan A_2-Bildung der Thrombozyten, wodurch der potenteste positive feed-back Mechanismus für die Thrombozytenaktivierung entfällt. Aufgrund der fehlenden Proteinsynthese der kernlosen Thrombozyten kann keine neue, enzymatisch aktive Cyclooxygenase synthetisiert werden, so daß das Plättchen für den verbleibenden Teil seiner Überlebenszeit gehemmt bleibt.

Neben der Hemmung der thrombozytären Cyclooxygenase wird auch das Enzym der Endothelzellen gehemmt, welches wesentlich für die Synthese des vasodilatierenden und Plättchen-inhibitorisch wirksamen Prostacyclins (PGI_2) verantwortlich ist. Da die Endothelzellen jedoch über eine intakte Proteinsynthesekapazität verfügen, kann die gehemmte Cyclooxygenase durch Protein de-novo Synthese relativ rasch innerhalb weniger Stunden substituiert werden, so daß die Fähigkeit zur PGI_2 Synthese bald wiederhergestellt werden kann. Durch Einnahme niedriger Dosierungen von Acetylsalicylsäure kann diese relative Spezifität für Thrombozyten durch Acetylierung der Plättchen in der portalen Zirkulation, ohne daß systemisch wirksame Spiegel von Acetylsalicylsäure im großen Kreislauf erreicht werden, noch verstärkt werden (7).

Die wesentlichen Befunde zur Wirksamkeit der Acetylsalicylsäure bei den verschiedenen klinischen Erscheinungsformen der koronaren Herzkrankheit sollen im folgenden dargestellt werden.

Prophylaktischer Einsatz von Acetylsalicylsäure

Primärprophylaxe

Die Daten zur Primärprophylaxe eines kardialen Ereignisses, wie instabile Angina, akuter Myokardinfarkt oder plötzlicher Herztod, sind widersprüchlich und nur in wenigen Studien untersucht. So wurden beinahe simultan eine offene Studie an britischen Ärzten und eine doppel-blinde Untersuchung an amerikanischen Ärzten durchgeführt. Bei der britischen Studie (8) wurden im Zeitraum von 1978-1984 insgesamt 5139 männliche Ärzte im Alter von 50-78 Jahren eingeschlossen, die keinerlei Symptome einer kardiovaskulären Erkrankung zeigten. Etwa 2/3 der Ärzte wurde aufgefordert, täglich 300-500 mg Acetylsalicylsäure einzunehmen, die Kontrollgruppe sollte Acetylsalicylsäure meiden. Während in der Kontrollgruppe ca. 10% der Beobachteten eine regelmäßige Acetylsalicylsäure-Einnahme im Laufe der Beobachtungsperiode begann, setzten ca. 45% der Ärzte in der Therapiegruppe das Präparat ab. Die Gruppenauswertung ergab keine signifikanten Unterschiede bezüglich der Häufigkeit letaler und nichtletaler Infarkte, allerdings war die Gesamtletalität in der Therapiegruppe ca. 10% niedriger als in der Kontrollgruppe, wobei diese Differenz statistisch nicht signifikant war (8).

Zu einem entgegengesetzten Ergebnis kam die US-amerikanische Physicians' Health Study (9), eine doppelblinde, Placebo-kontrollierte Untersuchung die von 1982 bis 1985 an 22,071 männlichen Ärzten durchgeführt wurde. Es handelte sich um gesunde Personen im Alter von 40-84 Jahren, von denen die Hälfte Acetylsalicylsäure (ASS 325) jeden zweiten Tag und die andere Hälfte Placebo einnahmen. Vor Ablauf der vorgesehenen Beobachtungsdauer von 8 Jahren wurde die Studie nach 5 Jahren aufgrund einer hochsignifikanten Senkung der Herzinfarktinzidenz um 47% ($p<0.0001$) vorzeitig abgebrochen. Während sich in der Placebogruppe 239 Myokardinfarkte ereignet hatten (davon 26 letal), kam es in der Acetylsalicylsäure-Gruppe nur zu 139 Infarkten (davon 10 letal) (9). Enttäuschend war allerdings, daß die Gesamtinzidenz an kardiovaskulären Todesfällen in beiden Gruppen nicht verschieden war.

Der protektive Effekt von Acetylsalicylsäure ist anscheinend nicht nur bei Männern nachweisbar. Obwohl die Daten der Placebo-kontrollierten US Nurses Health Study bei ca. 40,000 gesunden US-amerikanischen Krankenschwestern noch ausstehen (Einnahme von 100 mg Acetylsalicylsäure jeden 2.Tag), gibt es epidemiologische Hinweise von 87,687 US Krankenschwestern die angaben, über einen Zeitraum von 6 Jahren regelmäßig 1-6 Tabletten Acetylsalicylsäure pro Woche eingenommen zu haben. Im Vergleich zur Normalbevölkerung zeigten diese Frauen ein um 27% geringeres Herzinfarktrisiko und 16% niedrigeres Risiko für kardiovaskuläre Ereignisse (10). Dabei hatten ältere Frauen (>50 Jahre), sowie Raucherinnen und Frauen mit Lipidstoffwechselstörungen den relativ größten Nutzen von einer Therapie.

Die Antiplatelet Trialists' Collaboration (4) empfiehlt anhand der vorhandenen Daten keine generelle Acetylsalicylsäure-Prophylaxe bei gefäßgesunden Personen oberhalb eines bestimmten Alters. Eine US Preventive Services Task Force (11) hat 1989 die Empfehlung herausgegeben, die Acetylsalicylsäure-Therapie von gefäßgesunden Männern aus primärprophylaktischen Gründen für die Fälle zu reservieren, bei denen signifikante Risikofaktoren für einen Myokardinfarkt und keine Kontraindikationen gegen Acetylsalicylsäure vorliegen.

Sekundärprophylaxe

Bei der Sekundärprophylaxe wird versucht, nach einem initialen vaskulären Ereignis, wie einem Myokardinfarkt oder einem apoplektischen Insult, ein zweites vaskuläres Ereignis durch eine medikamentöse Dauertherapie zu verhindern. Beim Myokardinfarkt wird die Prognose der Patienten jedoch nicht nur durch das Auftreten von Reinfarkten, sondern auch durch andere Faktoren wie ventrikuläre Tachykardien oder eine Herzinsuffizienz bestimmt, so daß der mögliche Effekt einer Thrombozyten-inhibitorischen Therapie nur begrenzt sein kann. Zusätzlich muß bedacht werden, daß das Risiko für einen Reinfarkt nach einem initialen Ereignis mit der Latenzzeit abnimmt und mit 20-33% im ersten Monat am höchsten ist, um bereits im 2.-6. Monat auf ca. 12% abzunehmen. Diese Tatsachen erschweren die Möglichkeiten einen statistisch signifikanten Effekt einer Medikation nachzuweisen.

Bereits 1974 wurde als erste größere Untersuchung die Cardiff-I Studie zur Wirkung von Acetylsalicylsäure auf die Inzidenz von Reinfarkten von Elwood et al (12) publiziert. In den Jahren 1973 bis 1986 wurden dann noch mehrere umfangreiche Untersuchungen zur Reinfarktprophylaxe mit Acetylsalicylsäure durchgeführt und publiziert, wobei deren gemeinsames Merkmal war, daß die allgemein beobachtete Reduktion der Inzidenz von Reinfarkten in keiner einzigen Studie statistisch signifikant war. Dabei lagen die verwendeten Dosierungen von Acetylsalicylsäure zwischen 300 und 1500 mg/Tag, ohne daß die beobachteten Tendenzen zur reduzierten Reinfarktinzidenz eine Dosisabhängigkeit aufwiesen.

Da die Analyse der Einzelstudien keine signifikanten Ergebnisse zeigte, aber die Trends in allen Studien gleichsinnig waren, wandten Peto und Mitarbeiter (13) 1980 erstmals ein neues statistisches Verfahren an, um mehrere Studien gleichzeitig auszuwerten. Diese Metaanalysen erlauben die gemeinsame Auswertung verschiedener Studien, falls einige Kriterien hinsichtlich Homogenität der Gruppen und der Behandlungsverfahren erfüllt sind. Die bisher umfangreichste derartige Metaanalyse ist die der Antiplatelet Trialists' Collaboration (4), bei der Daten aus 174 Studien einflossen und insgesamt 70,000 Hochrisikopatienten (atherosklerotische Gefäßerkrankung) mit 30,000 gesunden Kontrollpersonen verglichen wurden. Die in den allermeisten Studien angewandte medikamentöse Therapie bestand in der Gabe von Acetylsalicylsäure in Dosierungen zwischen 75 und 325 mg/Tag. Die Analyse ergab keinerlei Hinweise auf eine Dosisabhängigkeit der beobachteten protektiven Effekte. In insgesamt 8 kontrollierten und randomisierten Untersuchungen wurden insgesamt 17,355 Herzinfarktpatienten eingeschlossen, von denen jeder zweite über eine Dauer von 12-41 Monaten nach dem initialen Infarkt Acetylsalicylsäure in Dosen von 300-1,500 mg/Tag erhielt. Die Inzidenz von vaskulären Ereignissen betrug dabei 17.1% in der Kontrollgruppe aber nur 13.6% in der Acetylsalicylsäure-Gruppe (4). Dies entspricht einer relativen Senkung des Risikos um 20.5% (p<0.00001) oder anders ausgedrückt können innerhalb einer mittleren Nachbeobachtungdauer von 27 Monaten 36 Rezidivereignisse bei 1.000 Patienten verhindert werden.

Die relative Wirksamkeit von Acetylsalicylsäure zur Sekundärprävention vaskulärer Ereignisse entspricht damit der Effektivität einer oralen Antikoagulationstherapie, für die zum Beispiel in der WARIS-Studie (14) bei 1214 Postinfarktpatienten eine Reduktion der Reinfarkte um 34% und der Mortalität um 24% gezeigt werden konnte. Aufgrund der geringeren Nebenwirkungs- und Komplikationsraten sowie der aufwendigen Therapiekontrolle bei oraler Antikoagulation ist daher die Behandlung mit Acetylsalicylsäure die Therapie der ersten Wahl bei Postinfarktpatienten, falls nicht zusätzliche Faktoren wie ausgedehnte wandadhärente oder flottierende Ventrikelthromben, Vorhofflimmern oder Klappenvitien eine eindeutige Indikation zur Therapie mit oralen Antikoagulantien darstellen.

Therapie der manifesten koronaren Herzkrankheit

Instabile Angina pectoris

Die instabile Angina pectoris wird klinisch gemeinsam mit dem akuten Myokardinfarkt betrachtet und gemeinsam als akutes Koronarsyndrom zusammengefaßt. Die instabile Angina ist die Einweisungsdiagnose bei jedem 4. kardiologischen Patienten und führt in 10-20% aller Fälle zu einem akuten Myokardinfarkt oder zum plötzlichen Herztod. Ursächlich liegt in der Regel eine rupturierte atherosklerotische Plaque zugrunde, an der sich Thrombozytenaggregate ansammeln, die den koronaren Blutfluß intermittierend reduzieren. Dabei spielt das Thromboxan A_2 sowohl als Vasokonstriktor, als auch als einer der wirksamsten proaggregatorischen Mediatoren eine entscheidende Rolle. Aus diesem Grunde erschien die Hemmung der thrombozytären Thromboxansynthese durch Gabe von Acetylsalicylsäure als geeignete Therapiemaßnahme um die Thrombozytenaggregation und die Sekretion vasoaktiver Mediatoren herabzusetzen.

Seit der Untersuchung von Lewis et al im Jahre 1983 (2) gilt die instabile Angina pectoris als eine der klassischen Indikationen für Acetylsalicylsäure bei der koronaren Herzkrankheit. In dieser Arbeit wurden 1266 Patienten mit instabiler Angina entweder mit 324 mg/Tag Acetylsalicylsäure oder mit Placebo behandelt und über 3 Monate beobachtet. In der Acetylsalicylsäure-Gruppe zeigte sich eine hochsignifikante Reduktion der Rate an nicht-tödlichen Herzinfarkten (von 6.9 auf 3.4%) und der Gesamtmortalität (von 3.3 auf 1.6%), daß heißt um jeweils 51%.

Die Inzidenz des kumulativen Studienendpunktes, nämlich der kardiovaskulären Ereignisse, nahm signifikant von 10.1 auf 5.0%, also ebenfalls um circa die Hälfte ab. Seitdem wurden noch weitere randomisierte und Placebo-kontrollierte Studien zur Wirksamkeit von Acetylsalicylsäure bei der instabilen Angina durchgeführt (15, 16, 17), die Acetylsalicylsäure-Dosierungen zwischen 75 und 1300 mg/Tag verwendeten und jeweils ungefähr eine Halbierung der Ereignisraten unter Acetylsalicylsäure im Vergleich zu Placebo zeigten (Tabelle 1). Beachtenswert bei diesen Ergebnissen ist, ebenso wie bei der Sekundärprophylaxe nach Infarkt, die fehlende Dosisabhängigkeit der protektiven Effekte über ein sehr weites Dosierungsintervall.

Tabelle 1. Wirksamkeit der Acetylsalicylsäure (ASA) bei instabiler Angina pectoris
Prospektive, Placebo-kontrollierte Studien

Studie	ASA-Dosis [mg / d]	Behandlungsdauer [Monate]	Patientenzahl ASA	Placebo	Reduktion der Ereignisse	Letalität
Lewis et al 1983	324	3	625	641	51%	51%
Cairns et al. 1985	1300	20	416	139	51%	71%
Theroux et al 1988	650	6 Tage	243	236	72%	-----*
RISC-Studie 1990	75	14	399	397	50%	n.s.

n.s. = nicht signifikant; *: keine Todesfälle aufgetreten

Stabile Angina pectoris

Seit den positiven Befunden mit Acetylsalicylsäure bei der instabilen Angina wurde die Substanz von vielen Ärzten im Analogieschluß auch bei stabiler Angina pectoris eingesetzt, obwohl die wissenschaftliche Begründung fehlte. Erst nach Veröffentlichung einer Subgruppenanalyse der Physicians' Health Study durch Manson et al. (18) war bekannt, daß die Infarktinzidenz bei Patienten, die bei Studieneinschluß bereits an Angina pectoris litten, um 87% reduziert war.

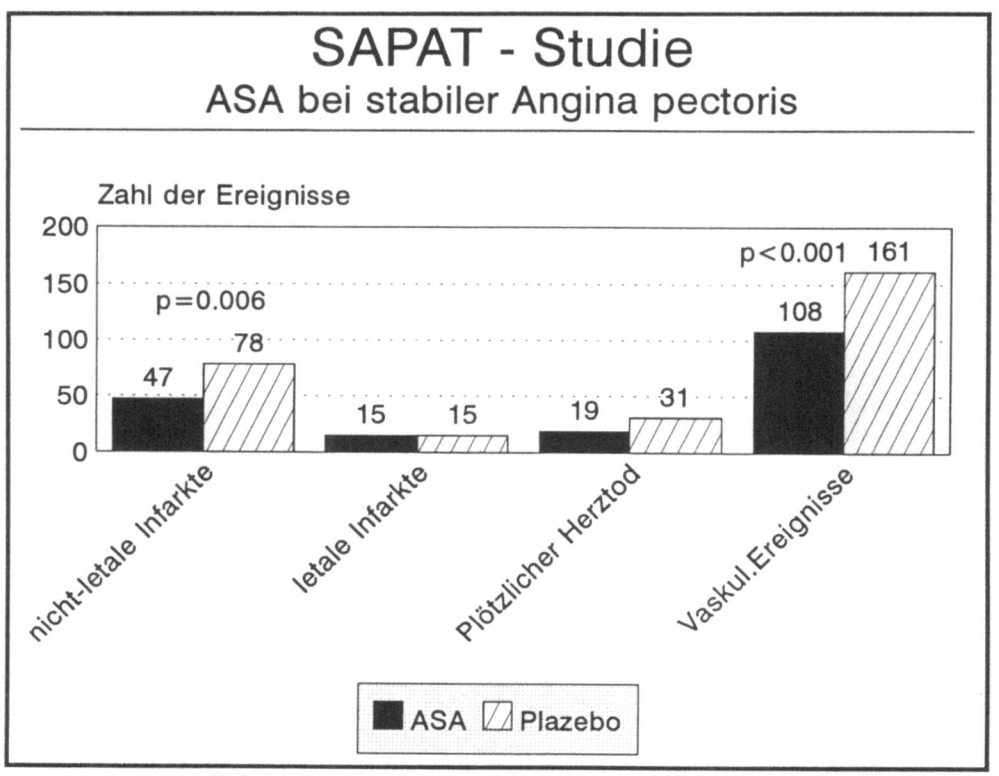

Abbildung 1. Wirksamkeit einer Therapie mit 75 mg/d Acetylsalicylsäure und Sotalol (ASA, n=1009) im Vergleich zu Placebo plus Sotalol (Placebo; n=1026) über eine mittlere Therapiedauer von 50 Monaten bei Patienten mit stabiler Angina pectoris.

Im Jahr 1992 wurde von Juul-Möller et al. (19) eine Studie veröffentlicht, in der die Wirksamkeit von Acetylsalicylsäure bei stabiler Angina untersucht wurde. Die SAPAT-Studie (Swedish Angina Pectoris Aspirin Trial) konnte prospektiv über eine mittlere Beobachtungsdauer von ca. 4 Jahren zeigen, daß Therapie mit 75 mg Acetylsalicylsäure täglich bei Patienten mit stabiler Angina pectoris zur Reduktion der nicht-tödlichen Infarkte um 39% und aller primären Zielereignisse (Myokardinfarkte + plötzlicher Herztod) um 34% führte (Abb. 1). In einer Metaanalyse von 7 Studien mit Thrombozytenaggregationshemmern bei stabiler Angina errechnete die Antiplatelet Trialists' Collaboration eine signifikante Abnahme alle vaskulären Ereignisse um 33% (4), so daß die Wirksamkeit von Acetylsalicylsäure auch bei stabiler Angina pectoris bewiesen ist.

Akuter Myokardinfarkt

Aufgrund tierexperimenteller Befunde ergaben sich Hinweise auf die wirksame Verhinderung von Reokklusionen initial erfolgreich reperfundierter Infarktgefäße, also keine Infarkttherapie im engeren Sinne, sondern eine sehr frühe Reinfarktprophylaxe. Die erste klinische Studie, die überzeugende Hinweise auf einen vergleichbaren klinischen Effekt zeigte, war die ISIS-2 Studie (3). Bei dieser Untersuchung war Acetylsalicylsäure als Thrombozytenaggregationshemmer ebenso effektiv wie eine thrombolytische Therapie mit Streptokinase und senkte bei Patienten mit dringendem Verdacht auf einen Myokardinfarkt die Letalität innerhalb der ersten 35 Tage nach dem Infarkt (Abb. 1). Die protektiven Effekte von Acetylsalicylsäure und Streptokinase ergänzten sich additiv, so daß die Letalität in dieser Gruppe bei 8.0% nach 35 Tagen lag, im Vergleich zu 13.2% bei der Placebogruppe. Da die ISIS-2 Studie mehr als 17,000 Patienten randomisieren konnte, waren diese Ergebnisse auch statistisch signifikant und seither gilt Acetylsalicylsäure als eine der Standardtherapien bei akutem Myokardinfarkt. Dieser protektive Effekt ließ sich auch bei weiteren Nachuntersuchungen nach insgesamt 15 Monaten und nach 4 Jahren nachweisen (20).

Zur Erreichung dieser Wirkung sind auch niedrige Acetylsalicylsäure-Dosen von 100 mg/d wirksam, wie Husted et al. (21) und Verheugt et al (22) in kleineren Studien zeigen konnten. Der klinische Wirkungsmechanismus von Acetylsalicylsäure scheint tatsächlich in einer Verhinderung früher Reokklusionen von initial erfolgreich reperfundierten Infarktgefässen zu liegen, unabhängig ob die Reperfusion spontan oder aufgrund einer thrombolytischen Therapie erfolgt ist (23). Der additive Effekt mit einer gleichzeitig durchgeführten thrombolytischen Therapie ist dabei unabhängig vom jeweils verwendeten Thrombolytikum und kann ebenso bei Verwendung von rt-PA beobachtet werden. Bei rt-PA und Prourokinase gibt es allerdings die Besonderheit, daß die maximale thrombolytische Effektivität dieser relativ Fibrin-spezifischen Thrombolytika nur bei gleichzeitiger Gabe therapeutischer Dosen von direkten Antikoagulantien wie Heparin erreicht wird (24).

Eine zusätzliche Effektivitätssteigerung der frühen Reinfarktprophylaxe mittels direkter oder indirekter Antikoagulantien wurde ebenfalls in klinischen Studien untersucht. Die gleichzeitige Therapie von Infarktpatienten mit Acetylsalicylsäure, einem Thrombolytikum und Heparin-Calcium (2 x 25.000 E/d) resultierte in der ISIS-3 Studie in einer höheren Rate an Blutungskomplikationen, ohne daß die Letalität gesenkt werden konnte (25). Die Verhinderung früher Reinfarkte erfolgreich reperfundierter und angiographisch offener Infarktgefäße wurde in der

APRICOT Studie untersucht (26). Dabei war Acetylsalicylsäure (300 mg/d) tendenziell wirksamer als Coumadin oder Placebo bei der Verhinderung von erneuten Gefäßverschlüssen innerhalb von 3 Monaten (25% gegen 30 bzw 32%). Dementsprechend war die Rate klinisch manifester Reinfarkte mit 3% in der Acetylsalicylsäure - Gruppe deutlich geringer als in der Cuomadingruppe (7%) oder nach Placebo (12%).

Die Daten der einzelnen Studien und auch die Ergebnisse der Metaanalyse der Antiplatelet Trialists' Collaboration zeigen beinahe übereinstimmend, daß die Acetylsalicylsäure-Behandlung von Patienten mit akutem Myokardinfarkt zu einer signifikanten Reduktion vaskulärer Sekundärereignisse führt und daß circa 38 vaskuläre Ereignisse pro 1000 Patienten durch einer vierwöchige Therapie verhindert werden können (4). Die Anzahl vaskulär bedingter Todesfälle wurde von 11.7 auf 9.3% reduziert, eine Marge, die einer Prävention von 24 Todesfällen auf 1000 Patienten entspricht.

Aus diesen Daten leiten die Autoren der Antiplatelet Trialists' Collaboration die eindeutige Empfehlung ab, daß bei jedem Patienten mit Verdacht auf akuten Myokardinfarkt Acetylsalicylsäure gegeben werden sollte, unabhängig vom weiteren therapeutischen Prozedere, ob also eine konservative Therapie, eine Thrombolyse oder eine Katheterrekanalisation durchgeführt werden soll. Zur Erzielung eines raschen Wirkungseintritts ist dabei die Gabe eines Bolus von 300 mg oral oder i.v. (27) und die Fortführung der Therapie mit Dosierungen von 100 oder 160 mg/d empfehlenswert.

Acetylsalicylsäure nach koronarer Revaskularisation

Patienten mit Angina pectoris-Symptomatik deren Beschwerden progredient sind, sich zur instabilen Angina wandeln oder die einen Myokardinfarkt entwickeln, werden in der Regel koronarangiographisch untersucht. Dies erfolgt zur Abklärung der Indikationsstellung für Koronar-revaskularisierende Maßnahmen wie die perkutane Ballonangioplastie (PTCA) oder die aortokoronare Bypasschirurgie (ACB).

Perkutane transluminale Koronarangioplastie (PTCA)

Die PTCA hat sich seit ihrer Einführung vor mittlerweile 20 Jahren als risikoarmes Verfahren zur Dilatation von Koronarstenosen erwiesen. Durch technische Verbesserungen der Kathetermaterialien inklusive der Implantation von Koronarstents und zunehmende Erfahrungen der Operateure werden mittlerweile primäre Erfolgsraten bei elektiven Patienten von über 95% erreicht. Neben dem Auftreten akuter, Katheter-bedingter Thrombosen im behandelten Koronargefäß stellen die Restenosen innerhalb der ersten 6 Monate nach initial erfolgreicher PTCA das Hauptproblem der Methode dar.

Der Einfluß einer Acetylsalicylsäure-Behandlung auf die akuten thrombotischen Komplikationen bei PTCA wurde in 3 randomisierten, prospektiven und Placebo-kontrollierten Studien untersucht (28, 29, 30). Dabei konnte die Inzidenz akuter thrombotischer Verschlüsse und Infarkte durch Acetylsalicylsäure gegenüber Placebo um 71%, 77% und 45% gesenkt werden. In mehreren weiteren Studien wurde zusätzlich zur Acetylsalicylsäure auch Dipyridamol eingesetzt, für das keine weitere Senkung der Infarktinzidenz nachgewiesen werden konnte.

Im Gegensatz zur hervorragenden Wirksamkeit der Acetylsalicylsäure bei der Verhinderung von Akutkomplikationen sind die Daten für die Thrombozytenaggregationshemmer bei der Prävention der Restenoseentwicklung eher enttäuschend. In mehreren randomisierten, Placebo-kontrollierten Doppelblindstudien war für Acetylsalicylsäure mit oder ohne zusätzliche Gabe von Dipyridamol keine Reduktion der Restenoserate zu verzeichnen (28, 29, 30). In einer Metaanalyse von 4 plazebokontrollierten Doppelblindstudien ergab sich für die Thrombozytenaggregationshemmer eine nicht signifikante Senkung der Restenoserate um 11% (31).

Im Gegensatz zu diesen Ergebnissen konnte in einer eigenen Untersuchung bei 256 Patienten nach PTCA eine bessere Wirksamkeit höherer Acetylsalicylsäure-Dosen (500 mg/d) im Vergleich zu den niedrigen Dosierungen 100 oder 40 mg/d auf die Inzidenz von angiographisch festgestellten Restenosen nach 6 Monaten festgestellt werden (32). So zeigten sich in der 500 mg/d Acetylsalicylsäure Gruppe bei 29% eine angiographische Restenose im Gegensatz zu 53% und 43% bei 100 bzw. 40 mg/d ($p<0.05$). Trotz dieser eigenen positiven Ergebnisse bei einem mittelgroßen Patientenkollektiv und tendenziell gleichgerichteter Daten von Ranke et al (33), die eine bessere Wirksamkeit höherer Dosen bei Karotisstenosen ergaben, muß attestiert werden, daß die Mehrzahl der Studien keine signifikanten Effekte von Acetylsalicylsäure auf die Restenoserate zeigen konnten.

Trotz des nicht eindeutig nachgewiesenen Effektes von Acetylsalicylsäure auf die Restenoseentwicklung, ist die Gabe der Substanz nach einer PTCA indiziert. So konnte eine Metaanalyse eindeutig nachweisen, daß die Behandlung mit Thrombozytenaggregationshemmern die Rate an kompletten Okklusionen nach 6 Monaten um 50% reduzierte (4). In einer weiteren Metaanalyse konnte von diesen Autoren nachgewiesen werden, daß nach PTCA eine 6-monatige Therapie mit Acetylsalicylsäure das Risiko für vaskuläre Ereignisse wie Myokardinfarkt, Schlaganfall oder vaskulär bedingten Tod signifikant um beinahe 50% reduzierte.

Aufgrund dieser Ergebnisse kann man davon ausgehen, daß für die Akutthrombosen Acetylsalicylsäure-sensitive Mechanismen, das heißt eine Thromboxan-abhängige Thrombozytenaktivierung und Vasokonstriktion maßgebend ist. Im Gegensatz dazu, scheinen für die Entwicklung einer Restenose nach 6 Monaten hauptsächlich Acetylsalicylsäure-insensitive Mechanismen mit Neointimabildung durch Proliferation glatter Gefäßmuskelzellen und Synthese einer neuen extrazellulären Matrix entscheidend zu sein.

Aortokoronare Bypassoperation (ACB)

In der Koronarchirurgie ist die Nachbehandlung von Patienten mit Thrombozytenaggregationshemmern nach aortokoronarer Venenbypassoperation (ACVB) seit den Mayo-Klinik Studien von Chesebro und Fuster obligat (34). In dieser ersten randomisierten Untersuchung erhielten insgesamt 205 Patienten Placebo und 202 Patienten 3 x 325 mg/d Acetylsalicylsäure plus 3 x 75 mg/d Dipyridamol, beginnend 7 Stunden nach OP-Ende bis 6 Monate post OP. Die Patienten der Kontrollgruppe hatten nach 4 Wochen 10% der distalen Bypässe verschlossen, die Patienten der Verumgruppe nur 3% (p<0.001). Dieser therapeutische Effekt zeigte sich auch nach 6 Monaten, wobei 4% der distalen Anastomosen in der Verumgruppe, aber 15% in der Placebogruppe verschlossen waren (p<0.001). Auch bei einer weiteren Nachkontrolle nach 12 Monaten waren in der Verumgruppe nur 11%, aber in der Placebogruppe 25% aller distalen Bypassanastomosen verschlossen (Abb. 2). Die Blutungskomplikationen waren in beiden Gruppen nicht signifikant verschieden.

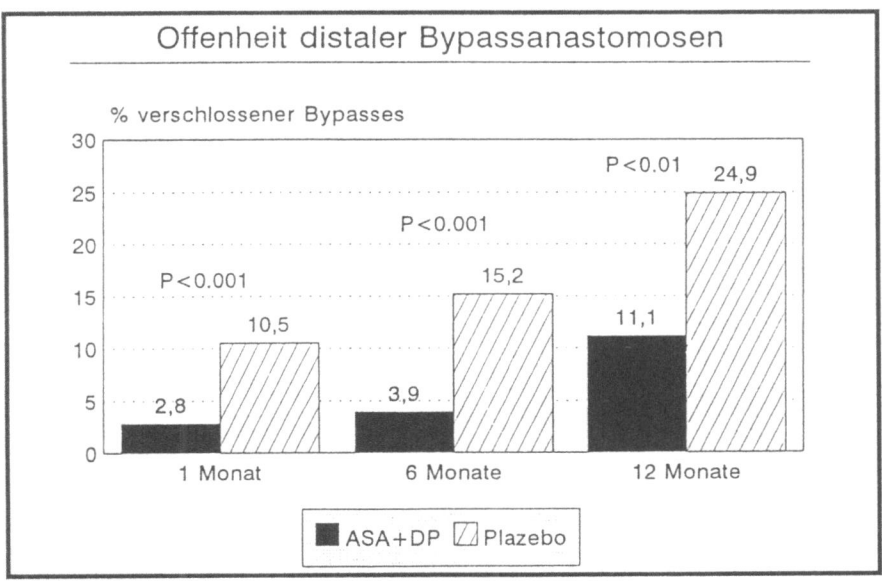

Abbildung 2. Offenheitsraten distaler Anastomosen aortokoronarer Venenbypässe unter postoperativer Therapie mit Acetylsalicylsäure (975 mg/d) plus Dipyridamol (225 mg/d) (ASA+DP; n=202) im Vergleich zu Placebo (n=202) (modifiziert nach Lit. 34).

In einer Untersuchung der Veterans Administration (35) konnte nachgewiesen werden, daß Acetylsalicylsäure 325 mg/d einmal täglich ebenso effektiv war wie Acetylsalicylsäure 3 x 325 mg/d oder wie 3 x täglich Acetylsalicylsäure 325 mg plus Dipyridamol 75 mg. In einer weiteren, 1991 veröffentlichten Untersuchung konnten Goldman et al (36) nachweisen, daß Therapiebeginn mit Acetylsalicylsäure innerhalb von 6 Stunden nach OP bezüglich der Bypassoffenheitsrate ebenso effektiv war wie präoperativer Therapiebeginn, aber mit signifikant weniger Transfusionen und Rethorakotomien wegen Nachblutungen einherging. Die Wirksamkeit niedrigerer Acetylsalicylsäure-Dosen konnte 1984 von Lorenz et al nachgewiesen werden (37). In dieser Studie erhielten 60 Patienten entweder Acetylsalicylsäure 100 mg/d oder Placebo, wobei die Verumpatienten nach 4 Monaten nur 10% Bypassokklusionen hatten, im Gegensatz zu 32% in der Placebogruppe.

In der bereits zitierten Antiplatelet Trialists' Collaboration (4) wurde auch die Wirksamkeit von Plättchenfunktionshemmern nach ACVB Operation beurteilt. Eine gemeinsame Analyse von 20 angiographischen Studien ergab, daß bei einer durchschnittlichen Prophylaxedauer von 7 Monaten das Bypassverschlußrisiko um 41% reduziert werden kann. Dabei ist entscheidend, daß die Therapie innerhalb von 24 Stunden nach Operation beginnt. Dosisabhängigkeiten des therapeutischen Effektes konnten bisher nicht nachgewiesen werden, so daß auch bei dieser Indikation niedrige, von gastroenterologischer Seite besser tolerierte Dosen (75 - 325 mg/d) zu bevorzugen sind. Die Wirksamkeit von Acetylsalicylsäure bei Arteria mammaria Bypässen konnte bisher nicht überzeugend nachgewiesen werden, wobei die Anzahl thrombotischer Verschlüsse dieser Bypässe sehr gering ist, so daß eine Untersuchung sehr viele Patienten einschließen müßte.

Schlußfolgerungen

Die protektive Wirksamkeit von Acetylsalicylsäure bei der koronaren Herzkrankheit ist eindeutig bewiesen für die Indikationen stabile Angina pectoris, instabile Angina pectoris, akuter Myokardinfarkt, Verhinderung von Akutthrombosen bei der PTCA und Nachbehandlung nach aortokoronaren Bypassoperationen. Aufgrund von Meta-Analysen kann auch die Wirksamkeit bei der Sekundärprophylaxe nach Myokardinfarkt als bewiesen angesehen werden. Die Primärprophylaxe kann aufgrund der ungünstigen Risiko-/Effekt-Korrelation nicht generell empfohlen werden, sondern sollte auf Patienten mit mehreren Risikofaktoren beschränkt bleiben. Die protektiven Wirkungen mit Prävention neuer ischämischer Ereignisse oder sogar Senkung der kardiovaskulären Letalität, sind in einem weiten Bereich unabhängig von der eingenommenen Dosis, so daß die Wirkung auch mit niedrigen Dosen im Bereich von 75-300 mg/Tag eintritt. Aufgrund der besseren gastrointestinalen Verträglichkeit sind niedrige Dosierungen mit moderner Galenik empfehlenswert.

Literatur

1. Craven LL. Acetylsalicylic acid, possible prevention of coronary thrombosis. Ann West Med Surg 1950; 4:95-96.

2. Lewis HD, Davis JW, Archibald DG et al. Protective effects of aspirin against acute myocardial infarction and death in men with unstable anigina. Results of a Veterans Administration cooperative Study. N Engl J Med 1983; 309:396-403.

3. ISIS-2 (Second International Study of Infarct Survival) Collaborative Study Group. Randomized trial of intravenous streptokinase, oral aspirin, both, or neither among 17.187 cases of suspected acute myocardial infarction: ISIS-2. Lancet 1988; II:349-360.

4. Antiplatelet Trialists' Collaboration. Collaborative overview of randomized trials of antiplatelet therapy - I. prevention of death, myocardial infarction, and stroke by prolonged antiplatelet therapy in various categories of patients. Br Med J 1994;308:81-106.

5. Davies MJ, Thomas AC. Plaque fissuring - the cause of acute myocardial infarction, sudden ischaemic death, and crescendo angina. Br Heart J 1985; 53:363-367.

6. Loll PJ, Picot D, Garavito RM. The structural basis of aspirin activity inferred from the crystal structure of inactivated prostaglandin H_2 synthase. Nature - Structural Biology 1995; 2:637-643.

7. Pedersen AK, FitzGerald GA. Dose-related kinetics of aspirin, Presystemic acetylation of platelet cyclooxygenase. N Engl J Med 1984; 311:1206-1211.

8. Peto R, Gray R, Collins R, Wheatley K, Hennekens C, Jamrozik K, Warlow C, Hafner B, Thompson E, Norton S, Gilliand J, Doll R. Randomized trial of prophylactic daily aspirin in British male doctors. Br Med J 1988; 296:313-316.

9. Steering Committee of the Physicians' Health Study Research Group. Final report on the aspirin component of the ongoing physicians' health study. N Engl J Med 1989; 321:129-135.

10. Manson JE, Stampfer MJ, Colditz GA, Willet WC, Rosner B, Speizer FE, Henneken CH. A prospective study of aspirin use and primary prevention of cardiovascular disease in women. J Am Med Assoc 1991; 266:521-527.

11. US Preventive Services Task Force. Guide to clinical preventive services. Baltimore: Williams & Williams, 1989.

12. Elwood PC, Cochrane AL, Burr ML, Sweetnam PM, Williams G, Welsby E, Hughes SJ, Renton R. A randomized controlled trial of acetylsalicylic acid in the secondary prevention of mortality from myocardial infarction. Br Med J 1974; 268:436-440.

13. Peto R. Aspirin after myocardial infarction. Lancet 1980; 1:1172-1173.

14. Smith P, Arnesen H, Holme I. The effect of warfarin on mortality and reinfarction after myocardial infarction. N Engl J Med 1990; 323:147-152.

15. Cairns JA, Gent M, Singer J, Finnie KJ, Frogatt GM, Holder DA, Jablonsky G, Kostok WJ, Melendez LJ, Myers MG, Sackett DL, Staley BJ, Tanser PH. Aspirin, sulfinpyrazone, or both in unstable angina. Results of a Canadian multicenter trial. N Engl J Med 1985; 313:1369-1375.

16. Théroux P, Quimet H, McCans J, Latour JG, Joly P, Levy G, Pelletier E, Juneau M, Stasiak J, de Guise P, Pelletier G, Rinzler D, Waters D. Aspirin heparin or both to treat acute unstable angina. N Engl J Med 1988; 319:1105-1111.

17. The RISC Group. Risk of myocardial infarction and death during treatment with low dose aspirin and intravenous heparin in men with unstable coronary artery disease. Lancet 1990; 336:827-830.

18. Manson JE, Grobbee DE, Stampfer MJ, Taylor JO, Goldhaber SZ, Gaziano JM, Ridker PM, Buring JE, Hennekens CH. Aspirin in the primary prevention of angina pectoris in a randomized trial of United States physicians. Am J Med 1990; 89:772-776.

19. Juul-Möller S, Edvardsson N, Jahnmatz B, Rosen A, Sorensen S, Omblus R (Swedish Angina Pectoris Aspirin Trial Group (SAPAT) group). Double-blind trial of aspirin in primary prevention of myocardial infarction in patients with stable chronic angina pectoris. Lancet 1992; 340:1421-1425.

20. Baignent C, Collins R (for the ISIS Collaborative Group, Oxford). ISIS-2: 4-year mortality follow-up of 17, 187 patients after fibrinolytic and antiplatelet therapy in suspected acute myocardial infarction. Circulation 1993; 88:I-291.

21. Husted SE, Kraemmer-Nielsen H, Krusell LR, Faergemann O. Acetysalicylic acid 100 mg and 1000 mg daily in acute myocardial infarctions supects: a placebo-controlled trial. J Int Med 1989; 226:303-310.

22. Verheugt FWA, van-der-Laarse A, Funke-Küpper AJ, Sterkman LGW, Galema TW, Roos JP. Effects of early intervention with low-dose aspirin (100 mg) on infarct size, reinfarction and mortality in anterior wall myocardial infarction. Am J Cardiol 1990; 66, 267-270.

23. Roux S, Christeller S, Lüdin E. Effects of aspirin on coronary reocclusion and recurrent ischemia after thrombolysis: a meta-analysis. J Am Coll Cardiol 1992; 19:671-677.

24. Hsia J, Hamilton WP, Kleiman N, Roberts R, Chaitman BR. A comparison between heparin and low-dose aspirin as adjunctive therapy with tissue plasminogen activator for acute myocardial infarction. N Engl J Med 1990; 323:1433-1437.

25. ISIS-3 (Third International Study of Infarct Survival) Collaborative Group. ISIS-3: a randomised comparision of streptokinase vs tissue plasminogen activator vs antistreplase and of aspirin plus heparins vs aspirin alone among 41 209 cases of suspected acute myocardial infarction. Lancet 1992; 339:753-770.

26. Veen G, Meyer A, Verheugt FWA, Werter CJPJ, de Swart H, Lie KI, van der Pol JMJ, Michels HR, van Eenige MJ. Culprit lesion morphology and stenosis severity in the prediction of reocclusion after coronary thrombolysis: angiographic results of the APRICOT study. J Am Coll Cardiol 1993; 22:1755-1762.

27. Buerke M, Pittroff W, Meyer J, Darius H. Aspirin therapy: optimized platelet inhibition with different loading and maintenance doses. Am Heart J 1995; 130:465-472.

28. White CW, Chaitman B, Lassar TA, Marcus ML, Chisholm RJ, Knudson M, Morton B, Roy L, Khaja F, Vandomael M, Reitmann M. Antiplatelet agents are effective in reducing the immediate complications of PTCA: results from the ticlopidine multicenter trial. Circulation 1987; 76 (suppl IV):400.

29. Schwartz L, Bourasse MG, Lespérance J, Aldridge HE, Kazim F, Salvatori VA, Henderson M, Bonan R, David PR. Aspirin and dipyridamole in the prevention of restenosis after percutaneous transluminal coronary angioplasty. N Engl J Med 1988; 318:1714-1719.

30. Chesebro JH, Webster MWI, Reeder GS, Mock MB, Grill DE, Bailey KR, Steichen S, Fuster V. Coronary angioplasty: antiplatelet therapy reduces acute complications but not restenosis. Circulation 1989; 80 (suppl):II-64.

31. Ohman EM, Califf RM, Lee KL, Fortin DF, Frid DJ. Restenosis after angioplasty: overview of clinical trials using aspirin and omega-3 fatty acids. J Am Coll Cardiol 1990; 15 (suppl):88A.

32. Darius H, Sellig S, Belz GG, Darius BN. Aspirin 500 mg/d is superior to 100 and 40 mg/d for prevention of restenosis following PTCA. Circulation 1994; 90:I-651.

33. Ranke C, Creutzig A, Alexander K. Dose-dependent effect of aspirin on carotid atherosclerosis. Circulation 1993; 87:1873-1879.

34. Chesebro JH, Fuster V, Elveback LR, Clements IP, Smith HC, Holmes Jr DR, Bardsley WT, Pluth JR, Wallace RB, Puga FJ, Orszulak TA, Piehler JM, Danielson GK, Schaff HV, Frye RL. Effect of dipyridamole and aspirin on late vein-graft patency after coronary bypass operations. N Engl J Med 1984; 310:209-214.

35. Goldman S, Copeland J, Moritz T, Henderson W, Zadina K, Ovitt T, Doherty J, Read R, Chesler E, Sako Y et al. Improvement in early saphenous vein graft patency after coronary artery bypass surgery with antiplatelet therapy: results of a Veterans Administration Cooperative Study. Circulation 1988; 77:1324-1332.

36. Goldman S, Copeland J, Moritz T et al. and the Department of Veterans Affairs Cooperative Study Group. Starting aspirin therapy after operation: effects on early patency. Circulation 1991; 84:520-526.

37. Lorenz LR, Weber M, Kotzur J, Theisen K, von Schacky C, Meister W, Reichardt B, Weber DC. Improved aortocoronary bypass patency by low-dose aspirin (100 mg/daily): effects on platelet aggregation and thromboxane formation. Lancet 1984; 1:1261-1264.

Diskussion

Schmutzler: Der akute Myokardinfarkt wird heute gewöhnlich lysiert und mit Heparin bzw. Hirudin behandelt. Muß Acetylsalicylsäure unbedingt vor Lysebeginn gegeben werden oder genügt es, diese Therapie erst nach der Lyse zu beginnen? Die Frage zielt dahin, daß bei Vorbeginn mit Acetylsalicylsäure und anschließender Lyse mit begleitender Heparin- oder Hirudinbehandlung, insbesondere die Hirudindosierung anfänglich zu Schwierigkeiten geführt hat mit dem Auftreten vermehrter cerebraler Blutungen.

Darius: Nach dem Ergebnis der ISIS-2 Studie gibt es keine Zeitabhängigkeit der Wirkung von Acetylsalicylsäure innerhalb der ersten 24 Stunden. Da der Wirkungsmechanismus jedoch auf der Verhinderung der frühen Reokklusion beruht, erscheint es sinnvoll, mit der Therapie so früh wie möglich, d.h. sofort nach Diagnosestellung zu beginnen.

Schrör: Bei einer quantitativen Betrachtung der Studienergebnisse fällt auf, daß der therapeutische Effekt von Acetylsalicylsäure fast immer eine Erfolgsrate von etwa 50% aufwies. Dies ist zwar numerisch bemerkenswert, läßt aber doch die Frage offen, was mit den 50% der Patienten geschieht, die keinen Therapieerfolg zeigten. Andererseits ergab z.B. die TASS-Studie einen etwa gleichbleibenden Effekt für Ticlopidin und Acetylsalicylsäure, obwohl beide Substanzen völlig unterschiedlich wirken. Dies würde eigentlich dafür sprechen, daß noch eine therapeutische Reserve vorhanden ist und vielleicht die Non-Responder in beiden Therapiegruppen nicht dieselben sind. Würde man auch unter diesem Aspekt Ticlopidin als Reservepräparat für die Infarktprophylaxe ansehen und was ist von einer kombinierten Therapie mit beiden Substanzen zu halten?

Darius: Ich stimme mit Ihnen überein und denke auch, daß eine therapeutische Reserve vorhanden ist, die durch Acetylsalicylsäure allein nicht ausgeschöpft wird. In diese Richtung würden ja auch die Befunde mit GPIIb/IIIa-Antagonisten gehen. Wir haben in eigenen Untersuchungen die Wirkungen von Acetylsalicylsäure und Ticlopidin auf die Thrombozytenadhäsivität (P-Selektin Expression) gemessen. Keine der beiden Substanzen zeigte allein einen Effekt (Publikation in Vorbereitung). Dagegen führte die kombinierte Anwendung beider zu einer Hemmung der P-Selektin-Freisetzung. Die klinische Bedeutung dieser Befunde bedarf allerdings der Prüfung in kontrollierten Studien.

Wenzel: Eine Frage zur Kombinination von Heparin mit Acetylsalicylsäure: Laborkontrollen bei Patienten unter Heparintherapie sprechen öfters für eine geringe Wirksamkeit der Substanz. Sind bei den von Ihnen gezeigten großen klinischen Studien die Heparindosierungen kontrolliert worden oder könnte man sich vorstellen, daß eine unzureichende Heparinisierung, auch bei kombinierter Anwendung mit Acetylsalicylsäure, ein Grund für Therapieversagen sein könnte? Würden Sie eine individuelle Heparindosierung empfehlen?

Darius: Ja, es gibt Hinweise darauf, daß der klinische Effekt vom angewandten Therapieschema beeinflußt wird. Ein technisches Problem ist dabei, daß die Gerinnungskontrollen innerhalb der ersten Stunden nach Infarkt nicht sehr aussagekräftig sind, da vorher im Regelfall eine Heparin-Bolusinjektion von 5,000-10,000 Einheiten i.v. erfolgte. Andererseits gibt es eindeutige Befunde für rtPA- und Pro-Urokinase-Lyse, daß eine gleichzeitige Heparintherapie für den therapeutischen Effekt der Lyse erforderlich ist. Ohne Heparin ist die patency-Rate um ca. 20-30% niedriger als mit Heparin. Vergleichbare Ergebnisse sind mir für Urokinase und Streptokinase nicht bekannt, da aber hierbei eine Reihe von antikoagulatorischen Fibrinspaltprodukten bei der Lyse entstehen, halte ich die klinische Praxis für gerechtfertigt, die Heparintherapie erst später, d.h. nach einigen Stunden, zu beginnen. Ich kenne auch keine Daten, die für eine verringerte Effektivität unter diesen Bedingungen sprechen.

Breddin: Unsere Daten zur kombinierten Anwendung von Hirudin und Acetylsalicylsäure sprechen für einen additiven Effekt beider Substanzen und ein entsprechend erhöhtes Blutungsrisiko. In den großen klinischen Studien wurde dann entsprechend die Hirudindosis reduziert. Ich denke, daß es besser wäre, die Acetylsalicylsäure später zu geben und erst den vollen Hirudineffekt auszunutzen und das erhöhte Blutungsrisiko bei kombinierter Anwendung so herabzusetzen. Bei der klinischen Erprobung eines neuen Antikoagulanz muß Acetylsalicylsäure nicht von Anfang an dabei sein.

Darius: Das kann man auch anders sehen. Es ist richtig, daß die negativen Ergebnisse, die mit Hirudin in den Studien GUSTO-IIa, TIMI IXa und HIT gefunden wurden, letztlich auf einer zu hohen Hirudindosierung beruhten und wegen der aufgetretenen Blutungen zunächst abgebrochen und später mit einer niedrigeren Hirudindosis neu begonnen wurden. Das wäre natürlich auch ein Anlaß gewesen, die Therapieschemata grundsätzlich neu zu überdenken. Ich hätte wahrscheinlich genauso entschieden, wie die verantwortlichen Leiter der Studien, d.h. ich hätte Acetylsalicylsäure belassen und auch zu einem sehr frühen Zeitpunkt gegeben, weil Thrombozyten einen wesentlichen Anteil an der Thrombusbildung haben und der Acetylsalicylsäureeffekt nicht ohne weiteres durch Hirudin ersetzt werden kann. Ich hätte darüber hinaus Acetylsalicylsäure auch deswegen beibehalten, weil es über einen anderen Mechanismus die Thrombozytenfunktion hemmt. Eine simple Halbierung der Hirudindosis, so wie sie in GUSTO-II vorgenommen wurde, halte ich für nicht sehr befriedigend. Hier hätte eine subtilere Dosisfindungsstudie durchgeführt werden müssen. Wahrscheinlich wäre auch eine sehr viel geringere Dosierung des Thrombolytikums ausreichend, um einen Thrombus in Gegenwart des potenten Thrombininhibitors Hirudin zu lysieren.

Breddin: Ich kann mich dieser einfachen Unterscheidung: Hirudin wirkt nur auf die Gerinnung und Acetylsalicylsäure wirkt nur auf die Plättchen, so nicht anschließen. Hirudin hat eine deutliche Plättchenwirkung, indem es die Thrombinwirkung auf die Thrombozyten aufhebt.

Darius: Thrombin ist aber nur einer der Mediatoren, die für die Koronarthrombose verantwortlich sind. Zumindest am Ort des thrombotischen Geschehens liegt eine rupturierte atherosklerotische Plaque vor, von der der thrombotische Verschluß ausgeht und dort kommt es zu einer massiven Thrombozytenaktivierung durch Scherstress und Thromboxanfreisetzung. Tierexperimentelle Befunde, z.B. mit dem Folts-Modell, haben wiederholt gezeigt, daß Acetylsalicylsäure und Thromboxansynthesehemmer diese Stenose- + Endothelschädigung-induzierte Thrombusbildung verhindern können.

Breddin: Aber Hirudin auch.

Darius: Ja, Hirudin auch. Beide Substanzen wirken synergistisch.

Einhäupl: Frage eines naiven Neurologen: Wie groß ist der Anteil der glattmuskulär/spastischen Komponente beim Herzinfarkt und der instabilen Angina pectoris im Vergleich zur thrombotischen Komponente? Ich denke als Extremfall z.B. an die Prinzmetal-Angina, bei der die thrombotische Komponente praktisch keine Rolle spielt. Wir kennen im cerebrovaskulären System diese vasospastische Komponente überhaupt nicht. Könnte dies eine Erklärung für die unterschiedlichen Therapieerfolge bei beiden Organen sein?

Darius: Eine vasospastische Komponente ist früher als sehr wichtig für den Herzinfarkt angesehen worden und war auch der Grund dafür, weshalb man sehr früh - schon vor Einführung der Thrombolyse - vasodilatierende Präparate, z.B. Calciumantagonisten, intrakoronar verabreicht hat. Alle Studien haben aber gezeigt, daß früh verabreichte Calciumantagonisten beim Herzinfarkt eher negativ auf die Überlebensrate der Patienten und auch die patency-Rate der Koronargefäße wirken. Dies würde dagegen sprechen, daß ein Vasospasmus am Ort des thrombotischen Geschehens entscheidend für die Durchblutungsreduktion ist. Andererseits gibt es aber auch Befunde, daß die Gefäßwand im Bereich der rupturierten Plaque deutlich empfindlicher auf Spasmogene anspricht. Eine mögliche Erklärung hat dafür die Arbeitsgruppe von Herrn Schrör bei der diesjährigen Frühjahrstagung der Deutschen Gesellschaft für Kardiologie in Mannheim vorgestellt: Eine Aufregulation der Thromboxanrezeptoren um das 5-6-fache unter dem Einfluß von Thrombin, so daß in der Konsequenz das Thromboxan A_2 aus den adhärierenden Thrombozyten im Thrombus wesentlich stärker spasmogen wirken könnte.

Schrör: Eine der interessantesten neuen Informationen für mich in diesem Vortrag war der Nachweis der Wirksamkeit von Acetylsalicylsäure als möglicher Inhibitor der Restenosierung in einer Dosierung von 500 mg. Ein möglicher Mechanismus dieser antithrombotischen „Hochdosis"-Therapie mit Acetylsalicylsäure könnten Zusatzwirkungen von Salicylaten sein, z.B. eine Hemmung des Transkriptionsfaktors NFkB. Halten Sie das für möglich oder gibt es andere Erklärungen für diesen wichtigen Befund? Welche Rolle spielt z.B. die Dosisabhängigkeit der Thrombinwirkung?

Darius: Eine signifikante Thrombinhemmung durch Acetylsalicylsäure ist zwar schon ab 500 mg zu beobachten aber ausgeprägt erst ab 1 g oder mehr. Es kann auch gut sein, daß man bei einer Dosis von 500 mg erst im unteren Bereich der Dosiswirkungskurve für die Hemmung der NFkB-Translokation in den Zellkern ist und daß mit höheren Dosen ein deutlich besserer Effekt erzielt wird. Es wäre daher vorstellbar, daß bei hohen Dosen von Acetylsalicylsäure, z.B. 1.5 g/Tag ein noch besserer Effekt auf die Restenoseverhinderung eintritt.

Acetylsalicylsäure im
kardiovaskulären System
K. Schrör und H. K. Breddin (Hrsg.)
© 1996 Birkhäuser Verlag Basel/Switzerland

Acetylsalicylsäure und periphere arterielle Verschlußkrankheit

H.K. Breddin

International Institute of Thrombosis and Vascular Disease, Ferdinand-Schrey-Weg 6, D-60598 Frankfurt/M., Germany

Zusammenfassung. Acetylsalicylsäure wurde bei arteriellen Gefäßerkrankungen in Dosierungen zwischen 50 mg/Tag und 1500 mg/Tag geprüft. Die Mehrzahl der älteren Untersuchungen erfolgte mit 1000-1500 mg/Tag. Acetylsalicylsäure war wirksam in der Verhütung sehr peripherer Gefäßverschlüsse bei Patienten mit Thrombozytose, zur Reverschlußprophylaxe nach gefäßchirurgischen Eingriffen und zur Reverschluß-prophylaxe bei Patienten nach erfolgreicher perkutaner transluminaler Angioplastie. Hier zeigten drei doppelblinde Studien, daß niedrige Acetylsalicylsäure-Dosen (50-300 mg/Tag) ebenso wirksam waren wie 900-1200 mg/Tag. Die Langzeitgabe von Acetylsalicylsäure bei Patienten mit arterieller Verschlußkrankheit verhütet wahrscheinlich neue thrombotische Gefäßverschlüsse.
Neue Studien im Vergleich mit oraler Antikoagulation, aber auch mit der Kombination niedrig dosierter Acetylsalicylsäure mit niedrig dosierten Vitamin-K-Antagonisten sind aussichtsreich. Ein niedermolekulares Heparin war in einer Studie wirksamer als Acetylsalicylsäure. In naher Zukunft werden neue Antithrombotika (Thrombinhemmer, Thromboxanrezeptorantagonisten, Hemmer der Plättchen-Membranglykoproteine IIb/IIIa und andere) im Vergleich mit Acetylsalicylsäure in diesen Indikationen geprüft werden.

Summary. Acetylsalicylic acid has been used in patients with peripheral arterial occlusive disease (PAOD) in doses ranging between 50 mg/day and 1500 mg/day. Most of the earlier studies were performed with 1000-1500 mg/day. Acetylsalicylic acid effectively prevented peripheral arterial occlusions in patients with thrombocytosis, it prevented early and late reocclusions after vascular surgery and reocclusions after successful peripheral percutaneous transluminal angioplasty. In this indication three double-blind studies have demonstrated that low doses of acetylsalicylic acid (50-300 mg/day) were as effective as 900-1200 mg/day. Long-term treatment of patients with POAD with acetylsalicylic acid probably prevents to some extent new thrombotic vascular occlusions.
New studies comparing acetylsalicylic acid with oral anticoagulants but also combinations of low-dose acetylsalicylic acid with low-dose Vitamin-K-antagonists are promising. A low-molecular-weight heparin was more effective than acetylsalicylic acid in one recent study. In the near future new antithrombotic drugs (thrombin-inhibitors, thromboxane-receptor-antagonists, platelet membrane glycoprotein IIb/IIIa-inhibitors and others) will be compared with acetylsalicylic acid in these indications.

Einleitung

Bounameaux und van Cauwenberge (1) berichteten 1954 über eine Hemmung der Plättchenhaftneigung durch Salicylate. 1964 beobachtete Gast eine Reduktion der Plättchenhaftneigung nach der oralen Einnahme von 3 g Acetylsalicylsäure pro Tag (2). Quick beschrieb 1966 eine Verlängerung der Blutungszeit bei Patienten mit von Willebrand-Syndrom, die 1 g Acetylsalicylsäure pro Tag eingenommen hatten. Er entwickelte aus dieser Beobachtung einen „Aspirintoleranztest" zur Erkennung milder hämorrhagischer Störungen (3).

1967 beobachteten wir, daß Acetylsalicylsäure die spontan gesteigerte Thrombozytenaggregation, gemessen mit dem Plättchenaggregationstest I, deutlich hemmte (4). Morris fand annähernd gleichzeitig eine Reduktion der Plättchenretention an Glasperlen in plättchenreichem Plasma nach Einnahme von Acetylsalicylsäure (5). Wenig später beschrieben Evans et al. (6), O'Brien (7), Zucker und Peterson (8) und Weiss et al. (9) die Hemmung der ADP- und Kollagen-induzierten Aggregation nach Einnahme von Acetylsalicylsäure.

Die ersten klinischen Studien mit Acetylsalicylsäure als möglicherweise thrombosehemmendem Thrombozytenfunktionshemmer begannen, bevor die Hemmwirkung von Acetylsalicylsäure auf die Thromboxansynthese in den Plättchen bekannt war.

Acetylsalicylsäure bei Patienten mit peripheren Gefäßerkrankungen

Erste klinische Berichte über positive Wirkungen von Acetylsalicylsäure bei Patienten mit peripheren Gefäßerkrankungen

Wir beobachteten 1968 und 1969 eine Hemmung der spontanen Thrombozytenaggregation und klinische Besserungen bei Patienten mit peripheren Gefäßerkrankungen unter einer Behandlung mit Acetylsalicylsäure (10, 11).

Bei einem Patienten mit Raynaud-Syndrom und Fingerkuppennekrosen erzielten Fitzgerald und Butterfield eine deutliche klinische Besserung mit 300 mg Acetylsalicylsäure/Tag (12). Sehr ähnliche Wirkungen beschrieben Vreeken und van Aken bei Patienten mit spontan gesteigerter Thrombozytenaggregation (13) sowie Biermer (14) und Preston (15) bei Patienten mit einer Thrombozytose.

Andrassy et al. beobachteten eine Verminderung thrombotischer Verschlüsse von Cimino-Fisteln bei hämodialysierten Patienten nach Gabe von 1500 mg/Tag Colfarit® (16). In einer nachfolgenden doppelblinden prospektiven Studie wurden thrombotische Fistelverschlüsse unter der Behandlung mit 0.5 g Acetylsalicylsäure/Tag auf 4% gegenüber 23% unter Placebo vermindert (17). Auch niedrige Acetylsalicylsäure-Dosen (160-250 mg/Tag) senkten die Verschlußrate arteriovenöser Hämodialyse-shunts signifikant (18).

Harker et al. untersuchten die Thrombozytenüberlebenszeit bei Patienten mit rezidivierenden Thrombosen in aortofemoralen Bypässen unter dem Einfluß von Dipyridamol (0.4 g/Tag), Acetylsalicylsäure (4 g/Tag) und unter der Kombination beider Medikamente. Eine verkürzte Plättchenüberlebenszeit wurde unter Dipyridamol und auch durch die Kombination mit Acetylsalicylsäure normalisiert, jedoch nicht durch Acetylsalicylsäure allein (19).

Hynes et al. (20) behandelten 150 Patienten vor und nach einer Katheterisierung der Arteria brachialis zur Koronarangiografie mit Acetylsalicylsäure in Dosen von 0.32 und 0.65 g/Tag. Sie fanden keine Reduktion der Inzidenz von Thrombosen oder der Häufigkeit reduzierter Pulse bei den behandelten Patienten im Vergleich mit einer Placebogruppe.

Klinische Studien bei Patienten mit gefäßchirurgischen Eingriffen

Acetylsalicylsäure und Dipyridamol verminderten die Plättchenhaftung an Polytetrafluorethylen-(PTFE)-Prothesen (21), an thrombendarteriektomierten Gefäßbereichen (22) und an arteriosklerotischen Läsionen (23).

Ehresmann et al. (24) berichteten über die Ergebnisse einer multizentrischen, doppelblinden, prospektiven Studie an 428 Patienten, die einer Gefäßoperation unterzogen wurden. Bei der Mehrzahl der Patienten bestand eine chronische arterielle Verschlußkrankheit der Beine im Stadium IIb nach Fontaine. Bei ungefähr 25% der Patienten lag ein Stadium III oder IV vor. Bei der Mehrzahl der Patienten führte der gefäßchirurgische Eingriff in beiden Behandlungsgruppen zu einer akuten Verbesserung. Die Patienten wurden ein Jahr lang postoperativ beobachtet. Bezüglich der vaskulären Reverschlüsse ergaben sich deutliche Unterschiede. Reverschlüsse traten 47 mal (22%) in der Placebogruppe und 24 mal (11.2%) in der Acetylsalicylsäure-Gruppe auf. Diese Studie machte es auch wahrscheinlich, daß besonders nach einer suboptimalen Rekonstruktion eine Acetylsalicylsäure-Medikation von Vorteil ist (s. Tabelle 1).

Tabelle 1. Klinische Studien zur Wirksamkeit von Acetylsalicylsäure nach gefäßchirurgischen Eingriffen

Autoren	Jahr	Medik.	Pat. Zahl	Dosis mg/Tag	Offenh. rate %	Endpunkt	Kontrollen	Zahl	Offenh. rate %	Dauer	P
Zekert et al.	1976	ASA	149	1500	88	Reverschl. n. Gefäßchir.	Plac.	150	81	14 T.	NS
Ehresmann et al.	1977	ASA	215	1500	53	Reverschl. n. Gefäßchir.	Plac.	213	47	1 J.	<0.03
Brunner et al.	1979	ASA + Dip.	61	1000 225	73	Reverschl.n. Bypass	Or. AK	30	66	3 Mon. - 2 J	NS
Bollinger et al.	1981	ASA + Dip.	81	1000 225	80	Reverschl. n. TEA	Or. AK	39	58	3 Mon. - 2 J.	<0.02
Broomè et al.	1982	ASA	83	1000	85	Reverschl. n. TEA	Plac.	64	65	2 J.	<0.001
Albert et al.	1982	ASA	37	1500	86	Reverschl. n. TEA	Or. AK	28	93	2 J.	NS
		ASA	11	1500	55	Reverschl. n. Bypass	Or. AK	10	90	2 J.	<0.05
Kohler et al.	1984	ASA+ Dip.	44	975 225	43	Reverschl.n. Gefäßchir.	Plac.	44	33	2 J.	NS
Raithel et al.	1986	ASA	59	1500	82	Reverschl.n. Bypass	Pentox.	59	67	1J.	<0.05
Clyne et al.	1987	ASA + Dip.	49	300 400	83	Reverschl.n. Ven. Bypass	Plac.	44	72	1J.	NS
		ASA + Dip.	29	300 400	85	Reverschl.n. Proth.-Bypass	Plac.	26	53	1J.	0.005
Edmonson et al.	1994	NMH	103	2500E	(a)	Reverschl.n. Bypass	ASA300 Dip.	103	(a)	1J.	<0.01

(a) Offenheitsrate in der NMH-Gruppe 20% höher als in der Acetylsalicylsäure - Dipyridamol-Gruppe
NMH: niedermolekulares Heparin; or. AK: orale Antikoagulantien; Dip.: Dipyridamol; Pentox.: Pentoxyfyllin
Reverschl n: neuer Reverschluß

Ähnliche Ergebnisse erzielten Zekert et al. bei 300 Patienten, die vor und nach einem gefäßchirurgischen Eingriff mit 1.5 g Acetylsalicylsäure pro Tag oder mit Placebo behandelt wurden. Auch in dieser Studie fand sich eine signifikante Verminderung der Häufigkeit von vaskulären Reverschlüssen. Diese Patienten wurden jedoch nur einige Wochen lang beobachtet (25).

Bollinger et al. untersuchten in einer prospektiven randomisierten Studie die Reverschlußrate nach Endarteriektomie im femoropoplitealen Segment. Sie fanden eine signifikante Reduktion der Reverschlüsse in der Gruppe, die Acetylsalicylsäure allein oder zusammen mit Dipyridamol erhielten. Patienten in der Kontrollgruppe wurden mit einem Vitamin-K-Antagonisten behandelt (26). Demgegenüber ergab sich in der gleichen Arbeitsgruppe bei Patienten mit Venen-Bypässen eine - allerdings nicht signifikante - Überlegenheit der oralen Antikoagulation gegenüber der Kombination Acetylsalicylsäure und Dipyridamol nach 2-jähriger Beobachtungszeit (27).

Broomè et al. (28) berichteten, daß bei Patienten mit arterieller Rekonstruktion die Thrombektomierate signifikant vermindert war, wenn die Patienten während der ersten sechs postoperativen Monate Acetylsalicylsäure und Dipyridamol erhielten. Es handelte sich jedoch hier nicht um eine prospektive randomisierte Studie.

In einer randomisierten doppelblinden Studie nach PTFE-Prothesen in der infrainguinalen Region beobachteten Green et al. (31) eine signifikant höhere Offenheitsrate bei Patienten mit Prothesen oberhalb des Knies, wenn sie mit Acetylsalicylsäure oder mit Acetylsalicylsäure und Dipyridamol behandelt wurden, im Vergleich zu mit Placebo behandelten Patienten.

Edmonson et al. zeigten 1994, daß eine dreimonatige Behandlung von Patienten nach Bypassoperationen mit einem niedermolekularen Heparin im Vergleich zur Behandlung mit Acetylsalicylsäure und Dipyridamol bei einer Nachbeobachtungszeit von einem Jahr Reverschlüsse signifikant verminderte. Dieser Effekt betraf besonders Patienten mit präoperativ sehr schlechter Ausflußbahn (34).

Die in der Tabelle 1 aufgeführten Studien zeigen, daß Acetylsalicylsäure in Dosierungen von 1.5 g/Tag Reverschlüsse bei Patienten mit gefäßchirurgischen Eingriffen und schlechten Ausflußbedingungen nach der Operation reduzierte und bis zu einem gewissen Grade auch neue Gefäßverschlüsse bei Patienten mit peripherer arterieller Verschlußkrankheit zu verhindern vermochte. Vieles spricht dafür, daß eine Acetylsalicylsäure-Prophylaxe so früh wie möglich erfolgen sollte. Wenn keine Kontraindikationen bestehen, sollte sie schon präoperativ begonnen werden.

Nicht gezeigt wurde, daß Acetylsalicylsäure die Mortalität durch Gefäßverschlüsse bei diesen Patienten reduziert. Es ergab sich auch kein Hinweis dafür, daß Acetylsalicylsäure die Progression der arteriosklerotischen Gefäßwandveränderungen verhinderte, wenn auch einige experimentelle Untersuchungen dafür sprechen, daß eine Behandlung mit Acetylsalicylsäure und mit anderen Thrombozytenfunktionshemmern die neointimale Hyperplasie reduziert (35-37).

In der amerikanischen „Physicians' Health Study" erhielten 22,071 männliche Ärzte im Alter von 40 bis 84 Jahren im Mittel 60 Monate lang jeden 2.Tag 325 mg Acetylsalicylsäure oder Placebo. Bei 20 Teilnehmern in der Acetylsalicylsäure-Gruppe und bei 36 in der Placebogruppe wurde ein gefäßchirurgischer Eingriff notwendig (p = 0.03). Die Autoren schlossen daraus, daß die kontinuierliche Einnahme von niedrig dosierter Acetylsalicylsäure die Notwendigkeit für periphere gefäßchirurgische Eingriffe vermindert (38).

Nur anhand sehr großer prospektiver, wahrscheinlich multizentrischer Studien würde sich diese Frage in Zukunft klären lassen.

Die Schlußfolgerungen, die sich aufgrund von Studien an venösen koronaren Bypass-Operationen ergeben, können nicht direkt auf die Bypass-Operationen an peripheren Arterien extrapoliert werden.

Fünf Studien ergaben eine statistisch signifikante Reduktion der frühen Venen-Bypass-Verschlüsse bei mit Acetylsalicylsäure behandelten Patienten (39). Die progressive Einengung von koronaren Vena saphena Bypässen infolge neointimaler Hyperplasie wurde aber durch eine Behandlung mit Acetylsalicylsäure und Dipyridamol nicht verhindert (40). Andere, gut geplante große, randomisierte prospektive Studien haben keinen Vorteil einer antithrombotischen Behandlung für die frühe Offenheitsrate venöser, aortokoronarer Venen-Bypässe ergeben. In den Studien ohne Vorteil begann die antithrombotische Behandlung erst 2-5 Tage nach der Operation. So mag auch hier der frühzeitige Behandlungsbeginn ein wichtiger Faktor für die Effektivität der Acetylsalicylsäure-Prophylaxe sein.

Die neointimale Hyperplasie führt in femoropoplitealen Venenbypässen, aber auch in Gefäßprothesen, zu Reverschlüssen (41), die wahrscheinlich durch Acetylsalicylsäure-Gabe nicht verhindert werden können.

Bisher gibt es keine endgültige Antwort auf die Frage nach der besten Acetylsalicylsäure-Dosis zur Reverschlußprophylaxe nach gefäßchirurgischen Eingriffen. Jedoch werden heute in der Regel 100-300 mg/Tag verabreicht. Es ist wahrscheinlich, daß die Acetylsalicylsäure-Behandlung so früh wie möglich nach einem Eingriff beginnen sollte.

Nach wie vor ist heute unklar, ob orale Antikoagulantien oder Acetylsalicylsäure zur postoperativen Reverschlußprophylaxe besser geeignet sind. Auch das Risiko-Nutzenverhältnis der oralen Antikoagulation im Vergleich mit Acetylsalicylsäure sollte in weiteren Studien untersucht werden. Besonders die Kombination einer niedrigen Acetylsalicylsäure-Dosis (etwa 100 mg/Tag) mit einer sehr niedrig dosierten oralen Antikoagulation (INR zwischen 1.3 und 1.6) erscheint hier recht erfolgversprechend. Der klinische Effekt könnte durch eine derartige Kombination ohne oder ohne wesentliche Zunahme der Nebenwirkungen gesteigert werden.

Verhütung von Reverschlüssen bei Patienten nach PTA

Acetylsalicylsäure hemmt Plättchenablagerungen an angioplastierten Gefäßbereichen während der ersten Tage nach peripherer transluminaler Angioplastie (PTA) (42). Goldman et al. beschrieben eine reduzierte Thrombozytenablagerung an femoropoplitealen venösen Gefäßprothesen unter Acetylsalicylsäure allein oder in Kombination mit Dipyridamol (43).

Nimmt man die primäre Erfolgsrate als 100%, so liegt die Offenheitsrate fünf Jahre nach einer PTA im femoropoplitealen Bereich bei etwa 60% (44-46). Krepel et al. (45) behandelten ihre Patienten entweder mit Phenprocoumon oder mit Acetylsalicylsäure (80 mg/Tag) und Dipyridamol (3 x 75 mg/Tag) ein Jahr lang nach dem Eingriff. Stokes et al. (46) verabreichten 81 mg Acetylsalicylsäure/Tag für 6 Monate bis zu einem Jahr. Gallino et al. (44) gaben ihren Patienten nach femoropoplitealer PTA einen Vitamin-K-Antagonisten über 12 Monate und Patienten nach iliakaler PTA Acetylsalicylsäure für 1 Jahr. Freimann et al. (47) berichteten über eine zweijährige Offenheitsrate von 75% nach PTA der Femoralarterien ohne jede Antikoagulation.

Die Ergebnisse der Langzeitprophylaxe mit Acetylsalicylsäure bei PAVK und auch die Ergebnisse der Acetylsalicylsäure-Prophylaxe bei Patienten mit Gefäßoperationen machten es wahrscheinlich, daß Acetylsalicylsäure die Offenheitsrate nach femoropopliteraler Angioplastie verbessert.

In einer kleinen Studie erhielten 45 Patienten vor einer Angioplastie entweder 300 mg oder 75 mg Acetylsalicylsäure. Die höhere Dosis bewirkte eine intensivere Hemmung der Thrombozytenfunktion als die niedrige Dosis (48) und wurde deshalb favorisiert.

In mehreren Studien wurde bei Patienten nach Angioplastie die Wirkung von Acetylsalicylsäure entweder mit Placebo oder mit Antikoagulantien verglichen (Tab. 2). 1973 wurde die erste kleine kontrollierte Studie über eine Prävention von frühen Reverschlüssen durch Acetylsalicylsäure oder Vitamin-K-Antagonisten publiziert, in der Patienten 10 Tage lang nach einer PTA beobachtet wurden (49). Die Patienten erhielten entweder 3 x 0.5 g Acetylsalicylsäure allein oder zusammen mit Phenprocoumon oder Phenprocoumon allein. Die Reverschlußrate nach 10 Tagen betrug 16% in der Acetylsalicylsäure-Gruppe, 21% in der Acetylsalicylsäure plus Phenprocoumon-Gruppe und 30% in der Phenprocoumon-Gruppe.

Tabelle 2. Klinische Studien zur Wirksamkeit von Acetylsalicylsäure auf die Reverschlußrate nach erfolgreicher peripherer transluminaler Angioplastie (PTA)

Autoren	Jahr	Medik.	Dosis mg/Tag	Kontroll-Gruppe	Pat. Zahl	Reverschl.-rate %	Kontrollen Zahl	Reverschl.-rate %	Dauer	P
Zeitler et al.	1973	ASA	1500	Or. AK	87	4.6	19	21	10 Tage	<0.05
				ASA+ Or. AK	90	6.7			10 Tage	NS
Hess et al.	1978	ASA	990	ASA+ 225mg Dip.	50		50	16	14 Tage	NS
Staiger	1980	ASA	1500		33	21	39	36	6 Monate	?
		ASA Dip	1500 225		28	25				
Heiss et al.	1990	ASA+ Dip.	990 225	Placebo	47	38	47	60	6 Monate	<0.05
		ASA+ Dip.	300 225		47	53			6 Monate	NS
Ranke et al.	1992	ASA	990	ASA 50	175	15.1	112	16	1 Jahr	NS
Weichert et al.	1993	ASA	1000	ASA 300	111	18	112	16	1 Jahr	NS
Minar et al.	1995	ASA	1000	ASA 100	102	45	105	43	2 Jahre	NS

(Erklärung der Abkürzungen s. Tabelle 1)

In einer ähnlichen kleinen Studie (50) wurde eine höhere Offenheitsrate bei Patienten beobachtet, die 100 mg Acetylsalicylsäure plus 225 mg Dipyridamol erhielten, im Vergleich zu Patienten, die nur mit Acetylsalicylsäure behandelt wurden. Staiger et al. (51) fanden nach einjähriger Nachbeobachtung von 100 Patienten die höchste Offenheitsrate von 75% in der Gruppe, die Acetylsalicylsäure in einer Dosis von 1500 mg/Tag erhielt; fast so gut schnitt die Patientengruppe ab, die Acetylsalicylsäure zusammen mit Dipyridamol erhielt.

Heiss et al. beobachteten in einer doppelblinden Studie nach erfolgreicher Angioplastie eine signifikante Retardierung der Progression arteriosklerotischer Läsionen bei einer Wiederholungsangiographie nach 6 Monaten bei Patienten, die 990 mg Acetylsalicylsäure/Tag plus 225 mg Dipyridamol/Tag im Vergleich zu Placebo erhalten hatten. Ein Niedrigdosis-Regime (300 mg Acetylsalicylsäure plus 225 mg Dipyridamol/Tag) war weniger wirksam (52).

In drei vor kurzem publizierten Studien wurden verschiedene Dosen von Acetylsalicylsäure bei Patienten nach Angioplastie verglichen. Ranke et al. (53) fanden in einer doppelblinden Studie keinen Unterschied in der Reverschlußrate zwischen täglichen Dosen von 50 mg oder 900 mg bei 359 Patienten nach erfolgreicher Angioplastie. In dieser Studie waren in der 50 mg Acetylsalicylsäure-Gruppe gastrointestinale Nebenwirkungen (peptische Ulzera und erosive Gastritis), die eine Transfusion erforderten, signifikant seltener als in der 900 mg Gruppe (1.1% gegenüber 5.1%, p= 0.03).

In unserer Frankfurter Gruppe haben wir in einer ebenfalls randomisierten doppelblinden Studie Patienten nach erfolgreicher Angioplastie der Beinarterien entweder mit 2 x 150 mg Acetylsalicylsäure/Tag (n=112) oder mit 2 x 500 mg Acetylsalicylsäure/Tag (n=111) behandelt. Die Reverschlußraten nach einem Jahr waren in beiden Gruppen fast gleich hoch. Gastrointestinale Nebenwirkungen, die zum Studienabbruch führten, waren mit 21 in der Hochdosis-Gruppe und 16 in der Vergleichsgruppe geringfügig häufiger als in der Gruppe, die 300 mg Acetylsalicylsäure/Tag erhielt (54).

Minar et al. berichteten über sehr ähnliche Erfahrungen aus einer ebenfalls doppelblinden prospektiven Studie an erfolgreich angioplastierten Patienten. 207 Patienten wurden eingeschlossen. Sie erhielten entweder 1000 oder 100 mg Acetylsalicylsäure/Tag. Nach 2 Jahren traten im Bereich des rekanalisierten Segments bei 36 Patienten in der Hochdosis-Gruppe und bei 36 Patienten in der Niedrigdosis-Acetylsalicylsäure-Gruppe angiographisch belegte Reverschlüsse im Bereich der rekanalisierten Segmente auf. Die kumulative Offenheitsrate betrug in der Hochdosis-Gruppe 62.5% und in der Niedrigdosis-Gruppe 62.6%. Vier Patienten in der Niedrigdosis-Gruppe und 20 Patienten in der Hochdosis-Gruppe hatten die Behandlung wegen gastrointestinaler Symptome abgebrochen (55).

Die Studien an angioplastierten Patienten zeigen, daß bei dieser Indikation eine Acetylsalicylsäure-Dosis von 50-300 mg/Tag einer Dosis von etwa 1 g/Tag gleichwertig ist. Jedoch ist die Wirkung von Acetylsalicylsäure zur Reverschlußprophylaxe nach PTA immer noch nicht wirklich gesichert. Hier sind weitere Untersuchungen mit Vitamin-K-Antagonisten, unter Umständen ebenfalls in der Kombination mit niedrig dosierter Acetylsalicylsäure erfolgversprechend. Auch die Behandlung mit niedermolekularen Heparinen könnte zu einer weiteren Reduktion der Reverschlußraten aber auch zur Verhütung neuer Gefäßverschlüsse in anderen nicht PTA-behandelten Gefäßabschnitten führen.

Studien mit Acetylsalicylsäure bei Patienten mit arterieller Verschlußkrankheit zur Verhütung neuer Gefäßverschlüsse

Linke beschrieb in einer offenen Studie bei Patienten mit diabetischer Angiopathie, daß Acetylsalicylsäure in Dosierungen von 1.5 g pro Tag die Häufigkeit von arteriellen Reverschlüssen von 20% im Jahr in der Placebogruppe auf 7% im Jahr in der Acetylsalicylsäure-Gruppe reduzierte. In dieser Studie wurden die Patienten 2 Jahre lang untersucht (56).

Hess und Keil-Kuri (1975) untersuchten 258 Patienten mit manifester peripherer arterieller Verschlußkrankheit, die entweder Acetylsalicylsäure (1.5 g pro Tag) oder Placebo erhielten. Eine dritte Patientengruppe erhielt ein Kumarinderivat. Neue Gefäßverschlüsse traten in der Acetylsalicylsäure-Gruppe seltener auf als in der Placebogruppe. Der Unterschied war auf dem 5% Niveau signifikant. Für einen statistischen Vergleich war die Zahl der mit einem Vitamin-K-Antagonisten behandelten Patienten jedoch zu klein (57).

In einer kontrollierten doppelblinden Studie untersuchten Schoop et al. 300 Männer mit peripherer arterieller Verschlußkrankheit, die einen Verschluß einer Femoralarterie hatten (58). Einhundert Patienten erhielten jeweils 3 x 330 mg Acetylsalicylsäure, 3 x 330 mg Acetylsalicylsäure plus 3 x 75 mg Dipyridamol oder Placebo. Nach einer Beobachtungsperiode von 4 Jahren mit einer angiographischen Kontrolle nach 2 Jahren in beiden Behandlungsgruppen traten neue Gefäßverschlüsse signifikant häufiger in der Placebogruppe auf (Tab. 3).

Tabelle 3. Klinische Studien zur Wirksamkeit von Acetylsalicylsäure bei Patienten mit peripherer arterieller Verschlußkrankheit

Autoren	Jahr	Medik.	Dosis mg/Tag	Kontr.-Gruppe	Endpunkt	Pat. Zahl	Offenh. rate %	Kontrollen Zahl	Offenh. rate %	Dauer	P
Linke	1975	ASA	1500	Placebo	Reverschl.	50	68	50	44	3 J.	NS
Hess et al.	1978	ASA	1500	Placebo	Reverschl.	134	94	124	86.3	2 J.	<0.05
Schoop et al.	1983	ASA ASA +Dip	990 990	Placebo	Reverschl.	100 100	80 63	100	40	2 J.	<0.05 <0.05
Hess et al.	1985	ASA ASA +Dip	990 990	Placebo	Score-System Angiograph.	67 63	(a) (a)	69	(a)	2 J.	<0.01

(Erklärung der Abkürzungen s. Tabelle 1)

Hess et al. beschrieben 1985 eine Studie, in der Patienten entweder 990 mg Acetylsalicylsäure/Tag oder 990 mg Acetylsalicylsäure/Tag plus Dipyridamol (3 x 75 mg) erhielten. In dieser Studie ergab sich bei Verwendung eines arteriographischen Scores ein signifikanter Vorteil zugunsten der mit der Kombination behandelten Patientengruppe (59).

Kombination von Gefäßtraining mit Plättchenfunktionshemmung?

Mannarino et al. (60) berichteten über eine kleine Studie bei Patienten im Stadium II nach Fontaine, die entweder ein aktives Gefäßtraining allein oder Acetylsalicylsäure (330 mg/Tag) und Dipyridamol oder das Gefäßtraining zusammen mit der Medikamentenkombination erhielten.

Die stärkste Verlängerung der Gehstrecke fand sich in der Gruppe, die Acetylsalicylsäure/Dipyridamol und Gefäßtraining erhielt. Der Wirkungsnachweis einer derartigen Kombinationsbehandlung kann aber nur mit relativ großen prospektiven Langzeit-Studien erbracht werden.

Arterielle Verschlußkrankheit und vaskuläre Risiken

Patienten mit peripherer arterieller Verschlußkrankheit haben sehr häufig auch eine Koronargefäßerkrankung. Es besteht eine inverse Beziehung zwischen dem Knöchel/Brachialarterien Index und einer klinisch manifesten Koronarerkrankung (61).

Bei einer peripheren Gefäßerkrankung ist das Risiko eines vorzeitigen Todes wesentlich gesteigert (62). Die Daten der „Antiplatelet Trialists' Collaboration" (63) zeigen sehr eindrucksvoll, daß die Gesamtmortalität bei Patienten mit AVK unter der Behandlung mit Acetylsalicylsäure deutlich gesenkt wird.

Wie wirkt Acetylsalicylsäure thrombosehemmend?

Der Mechanismus, durch den Acetylsalicylsäure als Antithrombotikum wirkt, ist immer noch nicht vollständig aufgeklärt. Vieles spricht für die wesentliche Bedeutung der Hemmung der Thromboxansynthese in den Thrombozyten. Seit vielen Jahren wird das sogenannte "Aspirin-Dilemma" diskutiert, das darin bestehen soll, daß die gleichzeitige Hemmung der Prostacyclinsynthese in der Gefäßwand, besonders bei höherer Dosierung, die positiven Wirkungen von Acetylsalicylsäure wieder aufhebt. Diese Vorstellung würde erwarten lassen, daß hohe Dosen von Acetylsalicylsäure (etwa im Bereich von 1000 mg/Tag) weniger wirksam sind als niedrige Dosierungen. Die zahlreichen klinischen Studien bei unterschiedlichen Indikationen haben hierfür aber keine Hinweise ergeben. Jedoch gehen niedrige Acetylsalicylsäure-Dosen mit weniger gastrointestinalen Nebenwirkungen einher und sind deshalb zu bevorzugen.

Die thrombinhemmende Wirkung hoher Acetylsalicylsäure-Dosen ist schon lange bekannt. Vor kurzem fanden wir, daß Acetylsalicylsäure auch in einer Dosierung von 300 mg/Tag die Thrombinbildung in empfindlichen Meßsystemen deutlich hemmt. Hier gibt es jedoch einige eindeutige Nonresponder. Inwieweit dieser Befund von Bedeutung für Acetylsalicylsäure-Wirkungen in der Klinik ist und ob er eine Erklärung für Interaktionen zwischen Acetylsalicylsäure und Thrombinhemmern ist, bedarf weiterer Untersuchungen.

Die Befunde, die mit der Kombination von Acetylsalicylsäure und Dipyridamol erzielt wurden, sind sehr widersprüchlich. Dipyridamol hemmt in der üblichen, meist verabreichten, Dosis von 3 x 75 mg pro Tag die Thrombozytenaggregation nur für einige Stunden. Möglicherweise ist die Wirkung von Dipyridamol durch galenische Maßnahmen, z.B. unter Verwendung von Retardformen, wesentlich zu steigern.

Schlußfolgerungen

Antikoagulantien und Plättchenfunktionshemmer werden häufig angewendet, um entweder lokale Gefäßverschlüsse an bereits betroffenen Gefäßbezirken zu verhindern oder auch neue periphere Thrombosen und Embolien zu verhüten. Im Bereich der peripheren arteriellen Verschlußkrankheit ist die klinische Wirksamkeit von Acetylsalicylsäure durch zahlreiche, wenn auch kleine Studien, belegt. Es ist jedoch nicht gesichert, ob Antikoagulantien oder Plättchenfunktionshemmer hier gleichwertig sind. Weitere Studien sind erforderlich und es erscheint auch möglich, mit einer Kombination niedrigdosierter oraler Antikoagulantien und Acetylsalicylsäure eine vielleicht optimale Verhütung thrombotischer Gefäßverschlüsse zu erreichen. Es gibt dagegen wenig Anhaltspunkte dafür, daß Acetylsalicylsäure allein in der Lage ist, auch den atherosklerotischen Gefäßprozeß selbst zu beeinflussen.

Literatur

1. Bounameaux Y, van Cauwenberge H. Action de la cortison, de l'ÀCTH et du salicylate de soude sur les thrombocytes et la coagulation sanguine. Sang 1954; 25:1077-1083.

2. Gast CF. Influence of aspirin on hemostasis. Rheum Dis 1964; 23:500-509.

3. Quick AJ. Salicylates and bleeding. The aspirin tolerance test. Amer J Med Sci 1966; 252:265-274.

4. Breddin HK. Wirkung von Pharmaka auf die Plättchenaggregation. In: Fibrinstabilisierender Faktor, Struktur des Blutgerinnsels, Krebs und Blutgerinnung. Deutsch E, Fischer M, Lechner K, Hrsg. Stuttgart: Schattauer, 1968: 90-95.

5. Morris CDW. Acetylsalicylic acid and platelet stickiness. Lancet 1967; I:279-281.

6. Evans G, Nishizawa EE, Packham MA, Mustard JF. The effect of acetylsalicylic acid (Aspirin) on platelet function. Blood 1967; 30:550.

7. O'Brien JR. Effects of salicylates on human platelets. Lancet 1968; I:779-783.

8. Zucker MB, Peterson J. Inhibition of adenosine diphosphate-induced secondary aggregation and other platelet functions by acetylsalicylic acid ingestion. Proc Soc Exp Biol (NY) 1968; 127:547-551.

9. Weiss HJ, Aledort LM, Kochwa S. The effect of salicylates on the hemostatic properties of platelets in man. J Clin Invest 1968; 47:2169-2180.

10. Breddin HK. Die Thrombozytenfunktion bei hämorrhagischen Diathesen, Thrombosen und Gefäßkrankheiten. Stuttgart, New York: Schattauer, 1968.

11. Scharrer I, Schepping M, Breddin HK. Thromboseprophylaxe mit Aspirin? Klin Wschr 1969; 47:1318-1324.

12. Fitzgerald DE, Butterfield WJH. A case of increased platelet anti-heparin factor in a patient with Raynaud's phenomena and gangrene treated by aspirin. Angiology 1969; 20:317-324.

13. Vreeken J, van Aken WG. Spontaneous aggregation of blood platelets as a cause of idiopathic thrombosis and recurrent painful toes and fingers. Lancet 1971; 2:1394-1397.

14. Biermer R, Boneu B, Guiraud B et al. Aspirin and recurrent painful toes and fingers in thrombocythemia. Lancet 1972; 1:432.

15. Preston FE, Emmanuel IG, Winfield DA et al. Essential thrombocythaemia and peripheral gangrene. Br Med J 1974; 3:548-552.

16. Andrassy K, Ritz E, Schoeffner W, Hahn G, Walter K. The influence of acetylsalicylic acid on platelet adhesiveness and thrombotic fistula complications in haemodialysed patients. Klin Wschr 1971; 49:166-167.

17. Andrassy K, H Malluche, H Bornfeld, M Comberg, E Ritz, H Jesdinsky, K Möhring. Prevention of p.o. clotting of av. Cimino fistulae with acetylsalicylic acid. Klin Wschr 1974; 52:348-349.

18. Harter HR, Burch JW, Majerus PW, Stanford N, Delmez JA, Anderson CB, Weerts CA. Prevention of thromboses in patients on haemodialysis by low dose aspirin. N Engl J Med 1979; 301:577-579.

19. Harker LA, Slichter SJ. Platelet and fibrinogen consumption in man. N Engl J Med 1972; 287:999-1005.

20. Hynes KM, Gan GT, Rutherford BD, Kazmier FJ, Frye RL. Effect of aspirin on brachial artery occlusion following brachial arteriotomy for coronary arteriography. Circulation 1973; 47:554-557.

21. Oblath RW, Buckley FO, Green RM, Schwartz SI, de Weese JA. Prevention of platelet aggregation and adherence to prosthetic vascular grafts by aspirin and dipyridamole. Surgery 1978; 84:37-44.

22. Ehringer H, Marose L, Schöfl R, Konecny U, Minar E, Kretschmer G, Piza F, Wagner O. Reduction of thrombotic layers on the new inner vessel wall following thrombendarteriectomy (TEA) of the carotid artery by means of ASA (1.0 g/day) treatment. In: What is new in Angiology - trends and controversies. Maurer PC, Becker H et al, editors. München, Bern, Wien: Zuckschwerdt, 1986: 298-300.

23. Sinzinger H, O'Grady J, Fitscha P. Platelet deposition on human atherosclerotic lesions is decreased by low dose aspirin in combination with dipyridamole. J Intern Med Res 1988; 16:39-43.

24. Ehresmann U, Alemany D, Loew D. Prophylaxe von Rezidivverschlüssen nach Revaskularisationseingriffen mit Acetylsalizylsäure. Med Welt 1977; 28:1157-1162.

25. Zekert F, Kohn P, Vormittag E. Eine randomisierte Studie über die postoperative Thromboseprophylaxe mit Acetylsalizylsäure. Med Welt 1976; 30:1372-1373.

26. Bollinger A, Schneider E, Pouliadis G, Brunner U. Thrombozytenfunktionshemmer und Antikoagulantien nach gefäßrekonstruktiven Eingriffen im femoro-poplitealen Bereich. Resultate einer prospektiven Studie In: Thrombose und Atherogenese, Risikofaktoren bei gefäßchirurgischen Eingriffen, Beckenthrombose, Breddin HK, Hrsg. Baden-Baden, Köln, New York: Witzstrock, 1981: 276-279.

27. Brunner U, Bollinger A, Schneider E, Witschi B. Endarteriektomie und autologer Venenbypass: Rezidivprophylaxe mit Aggregationshemmern und Antikoagulantien. In:

Der Rezidivverschluß nach Gefäßrekonstruktionen an der unteren Extremität. Wagener O, Kubina VK, Hrsg. Wien: Egermann, 1979: 99-107.

28. Broomè A, Davidsson T, Eklöf B, Hansson L. Effect of aggregation inhibitors on the rate of thrombectomy following arterial reconstructions with gore-tex prostheses: A retrospective study. VASA 1982; 11:210-212.

29. Albert JP, Regensburger D, Rudolf I et al. Rezidivprophylaxe operativ korrigierter Arterienverschlüsse der unteren Extremitäten. Med Welt 1982; 33:1829-1831.

30. Kohler TR, Kaufmann IL, Kacoyanis G et al. Effect of aspirin and dipyridamole on the patency of lower extremity bypass grafts. Surgery 1984; 96:462-466.

31. Green RM, Roedersheimer RL, de Weese JA. Effects of aspirin and dipyridamole on expanded polytetrafluorethylene graft patency. Surgery 1982; 92:1016-1026.

32. Raithel D, Kaprzak P, Noppeney T. Rezidivprophylaxe nach femoropoplitealer Rekonstruktion mit PTFE-Prothesen. Med Welt 1986; 37:644-650.

33. Clyne GAC, Archer TJ, Atuhaire LK et al. Randomized controlled trial of a short course of aspirin and dipyridamole (Persantin) for femoral grafts. Br J Surg 1987; 74:246-248.

34. Edmonson RA, Cohen AT, Das SK, Wagner MB, Kakkar VV. Low molecular weight heparin versus aspirin and dipyridamole after femoropopliteal bypass grafting. Lancet 1994, 344:914-918.

35. Minar E, Ehringer H, Ahmadfi R, Dudczak R, Leitha T, Koppensteiner R, Jung M, Stümpflen A. Platelet deposition at angioplasty sites and its relation to restenosis in human iliac and femoropopliteal arteries. Radiology 1989; 170:767-772.

36. McCann RL, Hagen PO, Fuchs JCA. Aspirin and dipyridamole decrease intimal hyperplasia in experimental vein grafts. Ann Surg 1980; 191:238-243.

37. Metke MP, Lie JT, Fuster V et al. Reduction of intimal thickening in canine coronary bypass vein grafts with dipyridamole and aspirin. Am J Cardiol 1979; 43:1144-1148.

38. Goldhaber SZ, Manson JE, Stampfer MJ, Lamotte F, Rosner B, Buring JE, Hennekens CH. Low dose aspirin and subsequent peripheral arterial surgery in the physicians' health study. Lancet 1992; 340:143-145.

39. Stein PD, Kantrowitz A. Antithrombotic therapy in mechanical and biological prosthetic heart valves and saphenous vein bypass grafts. Chest 1989; 95:107S-117S.

40. Szilagy DE, Elliott JP, Hageman JH et al. Biologic fate of autogenous vein implants as arterial substitutes: clinical, angiographic and histopathologic observations in femoropopliteal operations for atherosclerosis. Ann Surg 1973; 178:232-246.

41. Fuster V, Chesebro JH. Role of platelets and platelet inhibitors in aortocoronary vein graft disease. Circulation 1986; 73:227-232.

42. Cunningham DA, Kumar B, Siegel BA, Gilula LA, Totty WG, Welch MJ. Aspirin inhibition of platelet deposition at angioplasty sites: Demonstration by platelet scintigraphy. Radiology 1984; 151:487-490.

43. Goldman MD, Simpson D, Hawker RJ, Norcott HC, Mc Collum CN. Aspirin and dipyridamole reduce platelet deposition on prosthetic femoropopliteal grafts in man. Ann Surg 1983; 198:713-716.

44. Gallino A, Mahler F, Propst P, Nachbur B. Percutaneous transluminal angioplasty of the arteries of the lower limbs: a 5 year follow up. Circulation 1984; 70: 619-623.

45. Krepel VM, van Andel GJ, van Erp WFM, Breslau PJ. Percutaneous transluminal angioplasty of the femoropopliteal artery. Initial and longterm results. Radiology 1985; 156:325-328.

46. Stokes KR, Strunk HM, Campbell DR, Gibbons GW, Wheeler HG, Clouse ME. Five year results of iliac and femoropopliteal angioplasty in diabetic patients. Radiology 1990; 174:977-982.

47. Freimann DB, Spence R, Gatenby R, Gertner M, Roberts B, Berkowitz HD, Ring EJ, Oleaga JA. Transluminal angioplasty of the iliac and femoral arteries. Results without anticoagulation. Radiology 1981; 141:337-350.

48. Lonsdale RJ, Perkins AC, Heptinstall S. Aspirin in lower limb angioplasty. Thromb Haemost 1993; 19 (suppl 1):631.

49. Zeitler E, Reichold J, Schoop W, Loew D. Einfluß von Acetylsalizylsäure auf das Frühergebnis nach perkutaner Rekanalisation arterieller Obliterationen nach Dotter. Dtsch Med Wschr 1973; 98:1285-1288.

50. Hess H, Müller-Fassbender H, Ingrisch H, Mietaschk A. Verhütung von Wiederverschlüssen nach Rekanalisation obliterierter Arterien mit der Kathetermethode. Dtsch Med Wschr 1978; 103:1994-1997.

51. Staiger J, Mathias K, Friederich M, Heiss HW, Konrad S, Spillner G. Perkutane Katheterkanalisation (Dotter-Technik) bei peripherer arterieller Verschlußkrankheit. Herz/Kreisl 1980; 9:383-386.

52. Heiss HW, Just H, Middleton D, Deichsel G. Reocclusion prophylaxis with dipyridamole combined with acetylsalicylic acid following PTA. Angiology 1990; 41:263-269.

53. Ranke C, Creutzig A, Luska G, Wagner HH, Galenski M, Bode-Böger S, Frölich J, Avenarius HJ, Hecker H, Alexander K. Controlled trial of high versus low dose aspirin treatment after percutaneous transluminal angioplasty in patients with peripheral vascular disease. Clin Invest 1994; 72:673-680.

54. Weichert W, Meentz H, Abt K, Lieb H, Hach W, Krzywanek HJ, Breddin HK. Acetylsalicylic acid - reocclusion - prophylaxis after angioplasty (ARPA-Study). VASA 1994; 23:57-65.

55. Minar E, Ahmadi A, Koppensteiner R, Maca T, Stümpflen A, Ugurluoglu A, Ehringer H. Comparison of effects of high dose and low dose aspirin on restenosis after femoropopliteal percutaneous transluminal angioplasty. Circulation 1995; 91:2167-2173.

56. Linke H. Langzeitprophylaxe mit Acetylsalicylsäure (Colfarit) bei arteriellen Angiopathien, insbesondere bei der Angiopathia diabetica. In: Colfarit Symposium III. Marx R, Breddin HK, Hrsg. Köln: Bayer 1975: 88-103.

57. Hess H, Keil-Kuri E. Theoretische Grundlagen der Prophylaxe obliterierender Arteriopathien mit Aggregationshemmern und Ergebnisse einer Langzeitstudie mit Acetylsalicylsäure (Colfarit). In: Colfarit Symposium III. Marx R, Breddin HK, Hrsg. Köln: Bayer 1975: 80-87.

58. Schoop W. Prognose und Prophylaxe der peripheren arteriellen Verschlußkrankheit. In: Arterielle Verschlußkrankheit und tiefe Bein-Beckenvenenthrombose. Trübestein C, Hrsg.. Stuttgart: Thieme 1984: 172-176.

59. Hess H, Mietaschk A, Deichsel G. Drug induced inhibition of platelet function delays progression of peripheral occlusive arterial disease. Lancet 1985; 1:415-419.

60. Mannarino E, Pasqualini L, Innocente S, Stricciolo V, Rignanese A, Ciufetti G. Physical training and antiplatelet treatment in stage II peripheral arterial occlusive disease: Alone or combined? Angiology 1991; 42:513-521.

61. Newman AB, Siscovick DS, Manolio TA, Polak J, Fried LP, Borhan NO, Wolfson SK. Ankle-arm index as a marker of atherosclerosis in the cardiovascular health study. Circulation 1993; 88:837-845.

62. Ogren M, Jungquist G, Hedblad B, Isacssson SO, Lindell SE, Janzon L. Non-invasively detected carotid stenosis and ischemic heart disease in men with leg arteriosclerosis. Lancet 1993; 342:1138-1141.

63. Antiplatelet Trialists' Collaboration. Collaborative overview of randomized trials of antiplatelet therapy: I. Prevention of death, myocardial infarction and stroke by prolonged antiplatelet therapy in various categories of patients. BMJ 1994; 308:81-106.

Diskussion

Schrör: In Ihrem Vortrag wurden kurz die unterschiedlichen Dosierungen von Acetylsalicylsäure in verschiedenen Gefäßprovinzen angesprochen. Wenn in irgendeinem Gefäßgebiet die therapeutische Effizienz von Acetylsalicylsäure fraglich ist, dann sicherlich in der peripheren arteriellen und erst recht venösen Strombahn. Warum ist das so? Könnte vielleicht der Patient selbst eine Variable sein? Im Gegensatz zum Hirn, das durchblutet werden muß und dem Herz, das schlagen muß, muß ein Bein nicht laufen, so daß es hier bessere Möglichkeiten einer individuellen Abstufung der Belastung und damit der Anforderungen an die lokale Durchblutung gibt. Hier spielt auch sicher die ärztliche Beratung des Patienten eine Rolle. Was ist zum Zigarettenrauchen als Risikofaktor zu sagen. Ein erheblicher Anteil von Patienten mit AVK, mindestens die Hälfte, sind Raucher, ein weiterer, ebenfalls erheblicher Anteil, Ex-Raucher. Wenn man also z.B. in einer Gefäßklinik den Patienten dazu bringen könnte, das Zigarettenrauchen zu lassen, hätte dies sicher auch einen günstigen Effekt. Schließlich ist noch das Gehtraining zu erwähnen, das ja ebenfalls eine günstige Wirkung auf die Durchblutungsstörung hat. Könnte es sein, daß diese nicht-medikamentösen Maßnahmen allein die Situation des Patienten schon so sehr verbessern, daß, gemessen daran, der zusätzliche therapeutische Effekt einer Acetylsalicylsäure-Therapie gering ist und ein Unterschied zu Placebo nicht oder nur noch schwer nachzuweisen ist.

Breddin: Wir haben auch die Frage untersucht, wie oft es uns gelingt, Patienten mit AVK zum Aufgeben des Rauchens zu bewegen. Die Erfolgsquote war bei uns, ganz ähnlich wie bei anderen Untersuchern, sehr gering; sie betrug nach einem Jahr maximal 40%. Die Patienten erhielten in unseren Studien zur Medikamentenwirkung bei AVK kein systematisches Gefäßtraining. Bei den Studien zum Gefäßtraining ist der Standard-Endpunkt die Gehstrecke auf dem Laufband. Die Beobachtungszeit beträgt bis zu einem halben Jahr. Der Endpunkt bei den Studien mit Thrombosehemmern ist meist das Auftreten neuer Gefäßverschlüsse innerhalb von einem, besser 2 Jahren. Die kombinierte Behandlung hat viel für sich, hier würde man Gehstrecke und neue Gefäßverschlüsse erfassen.

Haarmann: Man kann doch sicher davon ausgehen, daß bei den schwer atherosklerotisch veränderten Beinverschlüssen von den Thrombozyten viel Thromboxan A_2 freigesetzt wird. Thromboxan A_2 ist ja auch ein Mediator des Vasospasmus. Ist eigentlich schon einmal gezeigt worden, daß Acetylsalicylsäure einen solchen Spasmus beeinflussen kann?

Breddin: Man hat nachgewiesen, daß solche Patienten unter einer Therapie mit Acetylsalicylsäure deutlich weniger Plättchen an der Läsionsstelle ablagern. Ich darf Sie in diesem Zusammenhang an die schönen Arbeiten zur Plättchenadhäsion von Herrn Sinzinger (Sinzinger et al, J Intern Med Res 16:39-43, 1988) erinnern. Es wurde aber nicht untersucht, ob die Hemmung dieser Plättchenadhäsion auch mit einer Vasodilatation einhergeht. Die Gefäße sind natürlich in diesem Bereich wenig dilatierbar, wobei auch zu berücksichtigen ist, daß die Patientenkollektive mit peripherer arterieller Verschlußkrankheit im Mittel etwa 10 Jahre älter sind als Patienten mit koronarer Herzerkrankung.

Glusa: Die Patienten-Compliance in Ihrer Studie betrug 70%. Wie haben Sie das überprüft?

Breddin: Durch Blutspiegelbestimmungen. Dabei ist aber zu berücksichtigen, daß die Daten etwas unsicher sind, wenn der Zeitpunkt von der Medikamenteneinnahme bis zur Blutspiegelbestimmung länger dauert. Ein negativer Befund muß daher nicht unbedingt einer fehlenden Compliance entsprechen. Uns interessierte aber auch, ob die Compliance-Rate bei beiden Behandlungsgruppen, d.h. Naftidrofuryl und Acetylsalicylsäure, vergleichbar war. Dies war der Fall.

Hohlfeld: Ich möchte Sie fragen, warum Sie Naftidrofuryl verwendet haben und ob hier vielleicht die Überlegung zugrunde lag, die plättchenhemmende Wirkung auszunutzen? Wir haben vor kurzem in tierexperimentellen Studien an cholesteringefütterten Kaninchen zeigen können, daß Naftidrofuryl nicht nur die Atheroskleroseentstehung hemmt, sondern darüber hinaus auch eine exzellente Plättchenfunktionshemmung ex vivo aufweist (Weber et al, J Cardiovasc Pharmacol 21:332-338, 1993). Gibt es in Ihrer Untersuchung Daten über eine solche Plättchenfunktions-hemmende Wirkung?

Breddin: Wir haben über viele Jahre ein Thrombosemodell an der Ratte in vivo verwendet, bei dem man direkt im Intravitalmikroskop die Thrombozytenanheftung, -aggregatbildung und den Gefäßverschluß sehen konnte. An diesem Modell wurden zahlreiche Thrombozytenfunktionshemmer systematisch untersucht. Dabei erwies sich Naftidrofuryl als außerordentlich wirksame Substanz, die insbesondere die Anheftung der Plättchen an der Verletzungsstelle hemmte. Dies war der Ausgangspunkt für die klinische Studie, über die ich Ihnen berichtet habe. Andererseits fanden wir aber auch, daß Naftidrofuryl die Plättchenfunktion ex vivo nicht beeinflußt.

Schrör: Ein Kommentar zur Antiplättchenwirkung von Naftidrofuryl. Die von Herrn Hohlfeld angesprochenen Befunde über eine potente Hemmung der Plättchenwirkung von Naftidrofuryl beziehen sich ausschließlich auf atherosklerotische Tiere. Bei gesunden Tieren haben wir nichts gesehen. Wenn ich mich recht erinnere, verwenden Sie an Ihrem Modell des Laser-induzierten Gefäßwandschadens das Mesenterium von gesunden Ratten. Es überrascht nicht, daß Sie bei der Untersuchung der Thrombozyten dieser Ratten ex vivo ebenfalls nichts sehen. Es wäre interessant zu wissen, was bei Ihren Patienten nach Naftidrofuryl mit der Thrombozytenfunktion ex vivo passiert. Ist das untersucht worden?

Breddin: Die Plättchenfunktion war in unseren Untersuchungen weder bei Gesunden noch bei Gefäßkranken gehemmt. Naftidrofuryl hatte auch keine Hemmwirkung auf die spontan gesteigerte Thrombozytenaggregation bei Gefäßkranken.

Periphere arterielle Verschlusskrankheit

Dietz: Wenn Sie eine neue Studie zu Acetylsalicylsäure machen würden, würden Sie diese gegen Placebo durchführen oder gegen Ticlopidin oder würden Sie noch weitere Untersuchungsgruppen einbeziehen?

Breddin: Ich würde sicher eine Kombinationsgruppe mit hineinnehmen und würde versuchen, meine Kollegen in der Ethik-Kommission von der Notwendigkeit einer solchen Studie mit Einbeziehung einer Placebo-Gruppe zu überzeugen. Aus Sicherheitsgründen könnte man den Placebo-Arm zu gegebener Zeit von einem separaten Kommittee bewerten lassen, um ihn gegebenenfalls abzubrechen, falls Schaden für den Patienten in der Placebo-Gruppe zu erwarten steht. Ich würde aber sicher eine Kombination verwenden. Ob dies noch Ticlopidin wäre oder schon Clopidogrel oder eine andere Substanz, wird dann zu entscheiden sein.

Darius: Gibt es Daten über die Akutkomplikationen bei Lyse unter PTA? Was erreichen Sie mit Ihrer Therapie bezüglich der Verhinderung früher Re-Verschlüsse?

Breddin: Wir haben die Patienten in diese Studie bewußt erst dann eingeschlossen, wenn das Gefäß nach 24 Stunden noch offen war, d.h. ein früher Re-Verschluß nicht eingetreten war.

Darius: Gibt es andere Daten darüber, ob frühe Re-Verschlüsse verhindert oder reduziert werden können?

Breddin: Dies ist m.W. in keiner der Medikamentenstudien nach PTA geprüft worden. Der Startpunkt liegt hier bei den Langzeit-Studien 24 oder sogar 48 Stunden nach der PTA, um Reverschlüsse durch technisch bedingte Komplikationen auszuschließen.

Wenzel: Eine Frage zu den von Ihnen gezeigten Daten zur Blutungszeit und dem überadditiven Effekt von Acetylsalicylsäure und Hirudin. Wie hoch war die Variabilität, gibt es dabei Responder und Non-Responder?

Breddin: Ja, es gibt Non-Responder und Responder. In dieser Untersuchung gab es 4 Non-Responder und 6 Responder. Diese Non-Responder haben nur mit einer minimalen Verlängerung der Blutungszeit reagiert.

Nowak: Wie hoch war denn der mittlere Hirudin-Plasmaspiegel bei Ihren Patienten, lag er im therapeutischen Bereich?

Breddin: Der Hirudin-Plasmaspiegel betrug 1.8 µg/ml, er zeigte bei allen Patienten nur wenig Variationen.

Nowak: Ich möchte aber noch einmal darauf hinweisen, daß bei Ihren Untersuchungen PEG-Hirudin verwendet wurde. Haben Sie keine Unterschiede, etwa im Vergleich zum normalen Hirudin gefunden?

Breddin: Wir haben die Thrombozytenfunktion mit beiden Hirudinen untersucht. Dabei ergaben sich keine Unterschiede. Hirudin und PEG-Hirudin haben natürlich eine

	ganz unterschiedliche Kinetik. Alle diese Untersuchungen erfolgten ex vivo an Blutproben von gesunden Probanden.
Schrör:	Eine Beeinflussung der Thrombinwirkung könnte ja auch gegebenenfalls durch Acetylsalicylsäurewirkungen auf die Thrombinbildung zu erklären sein. Ich erinnere mich an eine Arbeit der Gruppe von Hemker, die einen solchen Effekt kürzlich beschrieben hat (Kessels et al, Thromb Haemost 1994; 72:78-83). Wäre ein solcher Befund mit Ihren Ergebnissen kompatibel?
Breddin:	Ja, auch wir haben eine recht deutliche Hemmwirkung von Acetylsalicylsäure in einer Tagesdosis von 300 mg auf die Thrombinbildung in plättchenreichem Plasma beobachtet (die Proben wurden mit Pentasaccharid antikoaguliert). Die Untersuchungen der Hemkergruppe erfolgten an Vollblut.
Schrör:	M.W. wurden 500 mg Acetylsalicylsäure eingesetzt und das würde ich als oberen therapeutischen Bereich ansehen. Ich frage das deswegen, weil ich mir vorstellen könnte, daß Ihre Non-Responder vielleicht auch deswegen Non-Responder waren, weil sie weniger empfindlich auf Acetylsalicylsäure hinsichtlich einer Thrombinsynthesehemmung reagiert haben und höhere Dosen von Acetylsalicylsäure vielleicht auch bei diesen Patienten wirksam gewesen wären.
Breddin:	Das ist durchaus möglich. Wir wissen ja auch alle, daß der zeitliche Abstand zur Acetylsalicylsäuremedikation das Verhältnis Responder/Non-Responder erheblich beeinflußt. Dies ist auch eine Frage der Compliance. Wir haben einen vollständigen Non-Responder für die plättchenfunktionshemmende Wirkung von Acetylsalicylsäure gesucht, seitdem wir uns mit der Substanz beschäftigen aber bisher keinen gefunden. Ich denke, der totale Non-Responder ist fast immer ein Compliance-Problem, allerdings ist eine verminderte Reaktivität der Thrombozyten auf Acetylsalicylsäure vergleichsweise häufig.

Acetylsalicylsäure im
kardiovaskulären System
K. Schrör und H. K. Breddin (Hrsg.)
© 1996 Birkhäuser Verlag Basel/Switzerland

Acetylsalicylsäure in der Prävention zerebrovaskulärer Erkrankungen

K.M. Einhäupl und F. Masuhr

Universitätsklinik und Poliklinik für Neurologie, Medizinische Fakultät der Humboldt-Universität Berlin - Charité, Schumannstr. 20-21/S NP, D-10117 Berlin, Germany

Zusammenfassung. Im Bereich der Prävention zerebrovaskulärer Erkrankungen ist Acetylsalicylsäure die am häufigsten eingesetzte und klinisch am besten untersuchte Substanz. Während Primärpräventionsstudien keinen prophylaktischen Effekt einer Behandlung mit Acetylsalicylsäure bezüglich des Auftretens von Schlaganfällen zeigen konnten, ist die protektive Wirkung in der Sekundärprophylaxe nach TIA oder inkomplettem Schlaganfall bei Frauen und Männern gesichert. Umstritten ist jedoch die optimale Dosis, die einen ausreichenden Schutz bei möglichst niedriger Nebenwirkungsrate bietet. Da ausreichend große kontrollierte klinische Studien, die einen direkten Dosisvergleich durchführen, derzeit fehlen, empfehlen wir, 300 mg pro Tag in der Sekundärprävention nach TIA oder inkomplettem Schlaganfall einzusetzen. Kommt es zu Unverträglichkeiten, kann alternativ der Thrombozytenfunktionshemmer Ticlopidin in einer Dosis von 2 x 250 mg pro Tag eingesetzt werden. Bei Patienten mit nicht-rheumatischem Vorhofflimmern ist Acetylsalicylsäure einer Therapie mit Antikoagulantien deutlich unterlegen und kommt nur in Betracht, wenn Kontraindikationen gegen eine Antikoagulation vorliegen. Patienten mit einer asymptomatischen Karotisstenose profitieren von einer Behandlung mit Acetylsalicylsäure durch die Reduktion der hohen Rate an Myokardinfarkten, eine Senkung des Schlaganfallrisikos durch Acetylsalicylsäure ist in dieser Patientengruppe jedoch nicht gesichert.

Summary. Acetylsalicylic acid ist the most widely used and clinically tested substance in the prevention of stroke. Although acetylsalicylic acid showed no significant risk reduction of stroke in „primary prevention trials", there is a clear evidence of its protective effect in patients with a prior history of minor stroke or transient ischemic attacks. However, the optimal dose of acetylsalicylic acid for stroke prevention, carrying the lowest rate of side effects, is still not known. Since controlled clinical trials, which show a substantial advantage of either high or low doses of acetylsalicylic acid, are still lacking, we propose a dose of 300 mg daily for stroke-prone patients. If side effects occur during treatment with acetylsalicylic acid, the use of ticlopidine (2 x 250 mg daily) may serve as an alternative antiplatelet therapy. The efficacy of acetylsalicylic acid to prevent stroke in patients with atrial fibrillation was substantially smaller compared to warfarin and only patients with contraindications to oral anticoagulation should be considered for acetylsalicylic acid treatment. Patients with asymptomatic carotid artery disease should receive acetylsalicylic acid because it reduces the high rate of myocardial infarction seen in these patients. However, its beneficial effect to prevent stroke in patients with asymptomatic carotid artery disease remains unclear.

Einleitung

Es gibt keine Substanz, die ebenso lange in der klinischen Medizin benutzt wird, so häufig eingesetzt wird, und dennoch eine vergleichbare Kontroverse heraufzubeschwören in der Lage ist wie Acetylsalicylsäure. Die Diskussion um Indikationsgebiete, Dosis und Risiko von Acetylsalicylsäure scheint nach fast 100 Jahren ihrer Verwendung die Neurologie weltweit in Lager zu spalten. Dies verwundert um so mehr, als Acetylsalicylsäure schon in den 50er Jahren zur Behandlung zerebrovaskulärer Erkrankungen eingesetzt wurde und ist sicherlich nicht allein dadurch zu erklären, daß sich die Neurologie erst in den letzten 10 Jahren von einem kontemplativen Diagnostik-Fach in ein prosperierendes Therapie-Fach gewandelt hat. Das hohe Interesse an Acetylsalicylsäure findet seinen Ausdruck auch in den zahlreichen Publikationen, die jährlich zu molekularbiologischen, pharmakologischen und klinischen Fragestellungen zu dieser Substanz publiziert werden und rechtfertigt es, den zahlreichen Reviews der letzten Jahre einen weiteren hinzuzufügen (1-6). Die drängenden Fragen zur Anwendung von Acetylsalicylsäure in der Schlaganfallprävention sind in Tabelle 1 zusammengefaßt.

Tabelle 1. Drängende Fragen zur Acetylsalicylsäure-Anwendung in der Schlaganfallprävention

Indikation Primärprävention Risikopatienten ohne Indikatorereignis (nicht-rheumat. Vorhofflimmern, asymptomatische Karotisstenose) Sekundärprävention	
Subgruppenunterschiede Frauen Infarktsubtypen Gefäßterritorien	**Dosis** In-vitro-Thrombozytenfunktionshemmung Klinischer indirekter Dosisvergleich Klinischer Placebovergleich Klinischer direkter Dosisvergleich
Risiko-Profil Zerebrale Hämorrhagien Gastrointestinale Hämorrhagien	**Acetylsalicylsäure im Vergleich zu** Ticlopidin Dipyridamol Sulfinpyrazon Antikoagulantien

Obgleich derzeit auch der Nutzen einer Verwendung von Acetylsalicylsäure in der Behandlung des *akuten* ischämischen Hirninfarktes mit Interesse diskutiert und in klinischen Studien untersucht wird, beschränkt sich die folgende Darstellung auf den Einsatz von Acetylsalicylsäure in der *Prävention* des ischämischen Hirninfarktes.

Acetylsalicylsäure in der Primärprävention zerebrovaskulärer Erkrankungen

Unter Primärprävention ist der Einsatz einer präventiven Maßnahme ohne ein vorausgehendes Indikatorereignis (TIA, „minor stroke", Herzinfarkt, etc.) zu verstehen.

Acetylsalicylsäure bei Männern und Frauen ohne spezifisches Risiko

Einer inhärenten Logik von der Primärprävention zur Sekundärprävention folgend, soll zunächst die Frage beantwortet werden, warum es sich nicht durchgesetzt hat, Menschen mit zunehmendem Alter, in dem ihr Risiko an einer zerebrovaskulären Erkrankung Schaden zu nehmen stetig steigt, durch eine im allgemeinen gut verträgliche Substanz zu schützen. Die Antwort ergibt sich aus den Ergebnissen zweier Primärpräventionsstudien mit niedrigdosierter Acetylsalicylsäure (325-500 mg), die in den USA (7) und Großbritannien (8) durchgeführt wurden. Die kombinierte Analyse beider Studien (9), in die insgesamt etwa 27,000 Ärzte eingeschlossen waren, ergab nach einer durchschnittlichen Beobachtungszeit von 5 Jahren keine Verringerung des Schlaganfallrisikos oder der vaskulären Mortalität insgesamt. In der in den USA durchgeführten Untersuchung (7), die auch eine Kontroll-Gruppe mitführte, war die absolute Zahl der hämorrhagischen Zerebralinfarkte der Acetylsalicylsäure-Gruppe sogar höher als in der unbehandelten Gruppe, ohne Signifikanz zu erreichen, wobei besonders hämorrhagische Infarkte häufiger auftraten. Die amerikanische Studie zeigte jedoch eine signifikante Reduktion nicht-tödlicher Herzinfarkte. Zu einem ähnlichen Ergebnis kam auch eine prospektive amerikanische Studie (10), in die 87,000 Frauen eingeschlossen waren. Die Frauen nahmen entweder 1-6 Tabletten Acetylsalicylsäure à 325 mg pro Woche ein oder keine Acetylsalicylsäure. Es zeigte sich eine Reduktion des relativen Risikos für den ersten Herzinfarkt von 32%, das relative Risiko einen Schlaganfall zu erleiden wurde jedoch nicht reduziert.

Zusammengefaßt scheint Acetylsalicylsäure eine primärpräventive Wirkung für das Auftreten eines Myokardinfarktes zu haben, für den Schlaganfall konnte ein ähnlich günstiger Effekt jedoch nicht nachgewiesen werden. Acetylsalicylsäure kann daher nicht zur Primärprävention von Schlaganfällen empfohlen werden.

Acetylsalicylsäure bei nicht-rheumatischem Vorhofflimmern

Die Schlaganfallhäufigkeit bei Patienten mit nicht-rheumatischem Vorhofflimmern beträgt etwa 4-5% pro Jahr. Drei große randomisierte und placebokontrollierte Studien untersuchten die Wirksamkeit von Acetylsalicylsäure in der Schlaganfallprävention bei nicht-rheumatischem Vorhofflimmern. Die AFASAK-Studie (11), bei der eine Dosis von 75 mg Acetylsalicylsäure pro Tag geprüft wurde, fand keinen statistisch signifikanten prophylaktischen Effekt. Die Reduktion des relativen Schlaganfallrisikos betrug im Vergleich zu Placebo lediglich 18%. Zu einem ähnlichen Ergebnis kam auch die EAFT-Studie (12), bei der 300 mg Acetylsalicylsäure pro Tag gegen Placebo geprüft wurde. Die Risikoreduktion betrug hier 16% und war ebenfalls statistisch nicht signifikant. Allein die SPAF-Studie (13) (325 mg Acetylsalicylsäure/d vs. Placebo) konnte mit einer 42%igen Abnahme des Schlaganfallrisikos einen signifikanten ($p=0.02$) prophylaktischen Effekt zeigen. Kombiniert man die Ergebnisse aller drei Studien, beträgt die Risikoreduktion 21% und ist statistisch signifikant (14).

Die Wirksamkeit einer Antikoagulation zur Reduktion der Schlaganfallhäufigkeit bei Patienten mit nicht-rheumatischen Vorhofflimmern konnte durch 5 große prospektive Studien eindeutig bewiesen werden. Eine Meta-Analyse (15) ergab eine Risikoreduktion von 68% und war statistisch hoch signifikant. Der Vergleich von Acetylsalicylsäure zu einer Therapie mit Cumarinen wurde bisher in 3 großen Studien untersucht und ergab eine etwa 50%ige Überlegenheit der Behandlung mit Antikoagulantien (14). Da die Reduktion des relativen Risikos durch Acetylsalicylsäure im Vergleich zu einer Therapie mit Antikoagulantien deutlich geringer ausfällt, sollte Acetylsalicylsäure (325-500 mg/d) nur dann eingesetzt werden, wenn Kontraindikationen gegen eine Antikoagulation vorliegen. Dies trifft besonders für Patienten zu, die älter als 75 Jahre sind, da in dieser Altersgruppe ein erhöhtes Blutungsrisiko unter Antikoagulation besteht (16).

Acetylsalicylsäure bei asymptomatischen Karotisstenosen

Die primärpräventive Wirkung von Acetylsalicylsäure bei Patienten mit asymptomatischen Karotisstenosen ist nicht bewiesen. Eine jüngst publizierte Studie (17) an 372 Patienten mit einer Karotisstenose von über 50% ergab keine Risikoreduktion für das Auftreten eines ischämischen Hirninfarkts durch die tägliche Einnahme von 325 mg Acetylsalicylsäure im Vergleich zu Placebo über einen Beobachtungszeitraum von 2 Jahren. Die Unwirksamkeit von Acetylsalicylsäure bei Patienten mit asymptomatischen Karotisstenosen ist mit dieser Studie jedoch nicht endgültig bewiesen, da die fehlende Wirksamkeit auch der kleinen Patientenzahl oder der zu geringen Acetylsalicylsäure-Dosis zugeschrieben werden könnte (1). Sicherlich profitieren Patienten mit einer asymptomatischen Karotisstenose von einer Behandlung mit Acetylsalicylsäure, bei denen zusätzlich eine koronare Herzerkrankung vorliegt, da durch Acetylsalicylsäure die hohe kardiale Mortalitätsrate in dieser Patientengruppe gesenkt werden kann (18).

Acetylsalicylsäure in der Sekundärprävention zerebrovaskulärer Erkrankungen

Das typische Ereignis, das zur Indikationsstellung für sekundärpräventive Maßnahmen führt, ist eine TIA („transiente ischämische Attacke"), ein PRIND („prolongiertes reversibles ischämisches neurologisches Defizit") oder ein vollendeter Schlaganfall („completed stroke"). Motorische und sensible halbseitige Defizite, Aphasie, homonyme Hemianopsie, eine Amaurosis fugax und vielfältige Hirnstammsymptome mit einem plötzlichen Beginn, stellen die häufigsten klinischen Manifestationen dar.

Acetylsalicylsäure nach TIA und inkomplettem Schlaganfall („minor stroke")
Die Hauptindikation für Acetylsalicylsäure in der Prävention des Schlaganfalls liegt heute in der Sekundärprävention nach einer transitorisch ischämischen Attacke (TIA) und einem „inkompletten Schlaganfall" (minor stroke). Die Wirksamkeit von Acetylsalicylsäure in einer täglichen Dosis von 50-1300 mg in der Sekundärprävention nach einer TIA oder einem inkompletten Schlaganfall konnte in mehreren placebokontrollierten Studien gesichert werden. Für die Hoch-Dosis Studien (900-1300 mg/d) lag die relative Risikoreduktion dabei zwischen 25-42%, für die Niedrig-Dosis Studien (50-325 mg/d) zwischen 7-18% (1). Eine große Meta-Analyse aller kontrollierten Acetylsalicylsäure-Studien (9) fand dabei jedoch keinen signifikanten Unterschied bezüglich der Risikoreduktion zwischen niedrigen und mittleren (75-325 mg/d) auf der einen und hohen Acetylsalicylsäure-Dosen (>900 mg/d) auf der anderen Seite.

Acetylsalicylsäure nach komplettem Schlaganfall („major stroke")

In keiner Einzelstudie konnte jedoch bisher gezeigt werden (19), daß sich mit Acetylsalicylsäure ein weiterer Schlaganfall nach einem „kompletten Schlaganfall" (major stroke) verhindern läßt. Wenngleich es möglich ist, daß die Größe der Stichprobe in den meisten Studien nicht ausreichte, einen wahrscheinlichen Effekt zu zeigen, könnte es auch einen anderen Grund für dieses unerwartete Ergebnis geben. Eine TIA oder ein Schlaganfall mit einem geringen Defizit könnte mit einer Pathogenese verbunden sein, die durch Acetylsalicylsäure beeinflußt werden kann, wohingegen ein Schlaganfall mit ausgeprägtem neurologischen Defizit durch pathogenetische Prozesse entsteht, die zumindest teilweise nicht durch Acetylsalicylsäure beeinflußt werden. Kardial-embolische Infarkte, lakunäre Infarkte und hämodynamische Infarkte werden im Vergleich zu arterio-arteriellen Embolien und In-situ-Thrombosen nur selten durch TIAs angekündigt. Für die erstgenannte pathogenetische Gruppe, die für über 30% der Schlaganfälle verantwortlich ist, ist ein präventiver Effekt für Acetylsalicylsäure bisher entweder nicht gesichert, oder deutlich geringer als für arterio-arterielle Embolien und In-situ-Thrombosen. Betrachtet man eine Stichprobe von Schlaganfallpatienten, in die alle pathogenetischen Gruppen undifferenziert eingeschlossen sind, ist damit zu rechnen, daß der Anteil derer, die von Acetylsalicylsäure profitieren können, nur 60-70% beträgt, während er in einer Stichprobe mit TIA oder „minor stroke" Patienten 100% erreicht. Man ist heute jedoch allgemein der Meinung, daß auch für Patienten mit einem kompletten Schlaganfall eine Wirksamkeit von Acetylsalicylsäure unterstellt werden darf, wenn eine arterio-arterielle Embolie oder eine In-situ-Thrombose der zugrundeliegende Pathomechanismus ist.

Acetylsalicylsäure in Subgruppen

Die Wirksamkeit von Acetylsalicylsäure in verschiedenen Subgruppen muß ebenfalls erörtert werden. Dabei ist besonders die lange umstrittene Wirksamkeit von Acetylsalicylsäure in der Schlaganfallprävention bei Frauen, die unterschiedliche Effektivität bei den verschiedenen pathogenetischen Schlaganfallentitäten, und die mögliche unterschiedliche Wirksamkeit in verschiedenen Gefäßterritorien (Karotisstrombahn versus Vertebralisstrombahn) zu betrachten.

Acetylsalicylsäure bei Frauen

In einigen Studien zur Sekundärprävention konnte für Frauen entweder keine signifikante Reduktion des Schlaganfallrisikos durch Acetylsalicylsäure, oder eine deutlich geringere als bei Männern festgestellt werden (20-22). Dies führte dazu, daß die Wirksamkeit von Acetylsalicylsäure bei Frauen lange in Frage gestellt wurde. Eine Ursache für diese Ergebnisse könnte darin liegen, daß in allen Studien weitaus mehr Männer als Frauen eingeschlossen wurden. So betrug beispielsweise der Anteil an Frauen in der UK-TIA Studie (22) nur etwa 25%. Die Meta-Analyse der Antiplatelet Trialists' Collaboration (9) und eine geschlechtsgetrennte Datenanalyse von Jonas und Mitarbeitern (23) zeigten jedoch eine eindeutig signifikante Reduktion des Schlaganfallrisikos für Frauen. Durch die Ergebnisse der zweiten europäischen Schlaganfall-Präventions-Studie (ESPS-II) (24) konnte auch in einer Einzelstudie eine signifikante Senkung des Schlaganfallrisikos gezeigt werden.

Für die Empfehlung, Frauen gemäß der Studienlage grundsätzlich mit Ticlopidin zu behandeln, besteht nach unserer Auffassung derzeit keine Veranlassung, da die Ergebnisse der Meta-Analysen und der ESPS-II eine Wirkung von Acetylsalicylsäure bei Frauen belegen.

Acetylsalicylsäure bei kardialen Embolien, lakunären und hämodynamischen Infarkten

Eine differenzierte Analyse der pathogenetischen Faktoren einer TIA oder eines Schlaganfalls ist unbedingt erforderlich, bevor klinische Präventionsentscheidungen getroffen werden können, da die Effektivität präventiver Maßnahmen für verschiedene pathogenetische Entitäten höchst unterschiedlich ist. So ist es beispielsweise eher unwahrscheinlich, daß ein von einem hämodynamischen Infarkt bedrohter Patient von irgendeiner antithrombotischen Therapie profitieren könnte. So stellt bei hämodynamischen Infarkten derzeit die Karotisendarteriektomie die einzige gesicherte Maßnahme dar, einen weiteren Schlaganfall zu verhindern. Bei kardialen Embolien haben Thrombozytenfunktionshemmer einen erheblich geringeren protektiven Effekt als Antikoagulantien und sollten nur eingesetzt werden, wenn Kontraindikationen für eine Antikoagulation vorliegen. Bei lakunären Infarkten ist die Bedeutung der Thrombose neben der Hyalinose völlig ungeklärt, und es liegen keine kontrollierten Daten vor, die den protektiven Effekt einer Thrombozytenfunktionshemmung untersuchen. Lediglich bei den In-situ-Thrombosen und bei arterio-arteriellen Embolien ist die Thrombozytenfunktionshemmung als das Prinzip der ersten Wahl allgemein akzeptiert. Einschränkend muß jedoch hinzugefügt werden, daß bisher in keiner einzigen Studie zur Schlaganfallprävention mit Thrombozytenfunktionshemmern der zugrundeliegende pathogenetische Mechanismus ausreichend berücksichtigt wurde.

Acetylsalicylsäure in verschiedenen Gefäßterritorien

Die Wirksamkeit präventiver Maßnahmen in verschiedenen Organsystemen konnte ebensowenig homogen gezeigt werden, wie im Karotis- und Vertebralisterritorium der zerebralen Gefäßversorgung. Wenngleich es wahrscheinlich ist, daß die unterschiedliche Häufigkeit mit der in verschiedenen Gefäßterritorien ein Endpunkt in Studien erreicht wurde, einen Teil dieses Befundes erklärt, könnten durchaus auch biologisch unterschiedliche endotheliale Voraussetzungen bestehen. Einige klinische Befunde weisen zumindest in diese Richtung. So konnte durch 325 mg Acetylsalicylsäure in der amerikanischen Primärpräventionsstudie das Herzinfarktrisiko um 44% gesenkt werden, während das Schlaganfallrisiko (nicht signifikant) um 11% anstieg. Während für den Schlaganfall die arterielle Hypertonie als Hauptrisikofaktor außer Frage steht, spielt sie als Risikofaktor für den Herzinfarkt nur eine untergeordnete Rolle. Das Umgekehrte gilt für ein erhöhtes Cholesterin, das als Hauptrisikofaktor für den Herzinfarkt gilt, für das Schlaganfallrisiko jedoch kaum Bedeutung hat. Für eine periphere arterielle Verschlußkrankheit konnte durch Acetylsalicylsäure eine präventive Wirksamkeit bisher nicht gezeigt werden (25). Auch die Befunde einer vermuteten Wirksamkeit von Acetylsalicylsäure im vertebro-basilären Strombahngebiet bedürfen einer weiteren Klärung.

Dosisfrage

Die Frage nach der optimalen Acetylsalicylsäure-Dosis in der Sekundärprävention cerebrovaskulärer Erkrankungen ist bis heute ungeklärt. Die empfohlenen Tagesdosen unterscheiden sich zum Teil erheblich, und reichen von 30-1300 mg. Neben der protektiven Wirkung spielt bei der Dosisfrage auch die Rate der Nebenwirkungen eine wichtige Rolle, da hiervon maßgeblich die Compliance des Patienten abhängt. Neue Erkenntnisse über die biologische Wirkungsweise von Acetylsalicylsäure haben zur klinischen Prüfung von niedrigen Acetylsalicylsäure-Dosen geführt.

Acetylsalicylsäure wirkt über verschiedene biologische Mechanismen, die zur Hemmung der Thrombozytenfunktion führen. Der am besten untersuchte ist der cyclooxygenaseabhängige Mechanismus im Thrombozyten. Das Enzym Cyclooxygenase bewirkt die Umwandlung von Arachidonsäure zu Thromboxan A_2, einer wirkungsvollen prothrombotischen Substanz. Da der kernlose Thrombozyt nicht in der Lage ist, dieses Enzym neu zu synthetisieren, bedeutet dies, daß er für den Rest seiner biologischen Lebenszeit von 5-7 Tagen gehemmt ist. Ein Antidot für diese Acetylsalicylsäure-Wirkung existiert nicht. Acetylsalicylsäure hemmt aber nicht nur im Thrombozyten, sondern auch im Endothel die Cyclooxygenase. In diesen Zellen wird jedoch die Metabolisierung von Arachidonsäure zu Prostacyclin (PGI_2), einer ausgeprägt antithrombotischen Substanz, inhibiert. Acetylsalicylsäure entfaltet im biologischen System also eine antithrombotische und prothrombotische Wirkung, deren erste Komponente (die thrombozytäre) deutlich überwiegt. Betrachtet man die Pharmakokinetik der Prozesse in Thrombozyten und Endothelzellen, so stellt man fest, daß bei Tagesdosen um 60-80 mg bereits eine nahezu 100%ige Inhibition der thrombozytären Cyclooxygenase erfolgt ist, während die endotheliale Cyclooxygenase erst um etwa 10% inhibiert ist. Diese Betrachtung erklärt warum diskutiert wird, daß die biologische Wirksamkeit bei Dosen unterhalb von 100 mg pro Tag möglicherweise ausgeprägter ist als bei Dosen um 1000 mg pro Tag. In bezug auf das zyklooxygenaseabhängige System befinden wir uns bei einer Tagesdosis von 1000 mg in einem Bereich der zehnfachen „Übersättigung".

Diese Überlegung hat dazu geführt, daß klinisch Tagesdosen von 30 mg evaluiert wurden. Die niedrigste, gegen Placebo geprüfte, Acetylsalicylsäure-Dosis in der Sekundärprävention lag bei 50 mg/d und zeigte in ESPS-II (24) eine Risikoreduktion von 17.7%. Teilergebnisse dieser zweiten europäischen Schlaganfall-Präventions-Studie, die unter anderem der Frage der Effektivität einer niedrig dosierten Acetylsalicylsäure-Therapie nachging, sind bereits veröffentlicht worden. Insgesamt wurden 6602 Patienten mit TIA oder Schlaganfall entweder mit 50 mg Acetylsalicylsäure, 400 mg Dipyridamol (DP), einer Kombination von Acetylsalicylsäure (50 mg) und DP (400 mg) oder Placebo behandelt. Eine schwedische Studie (26) verglich die Wirksamkeit von 75 mg Acetylsalicylsäure gegen Placebo bei 1360 Patienten mit TIA oder Hirninfarkt. Eine signifikante Risikoreduktion von 18% wurde jedoch nur für die kombinierten Endpunkte Schlaganfall/Todesfolge, nicht jedoch für Schlaganfall allein gezeigt. Betrachtet man vor allem die Ergebnisse der ESPS-II so scheint es, daß eine, wenn auch geringe, Wirksamkeit von Acetylsalicylsäure-Dosen unter 75 mg/d besteht. Keine dieser Studien führte eine

Vergleichsgruppe mit einer höheren Acetylsalicylsäure-Dosis mit. Die Frage, um wieviel die niedrigere Dosis besser oder schlechter vor Schlaganfall schützt, als die heute unter Neurologen am häufigsten verwendete 300 mg-Dosis, oder sogar die früher üblichen und heute wieder zunehmend diskutierte hohe Dosis (>900 mg), kann aus diesen Studien somit nicht beantwortet werden.

Zwei Studien haben unterschiedliche Dosen miteinander verglichen. In einer holländischen Untersuchung (27) wurden 30 mg mit 283 mg, der „Standard-Dosis", verglichen und kein signifikanter Unterschied in der präventiven Wirksamkeit gefunden. Der „Standard" von 300 mg wurde 1987 durch die erste Niedrigdosis-Studie (UK-TIA) (22) begründet, die 300 mg mit 1200 mg und Placebo verglich. Auch in dieser Untersuchung fanden die Autoren keinen signifikanten Unterschied zwischen 300 und 1200 mg, wenngleich sich ein nicht signifikanter Trend von 8% zugunsten der höheren Dosis zeigte. Wenngleich diese wichtige Studie einen neuen Standard setzte, wurden zunehmend Zweifel an der Validität laut. Im Vordergrund dieser Zweifel stand die Sorge, daß aufgrund einer zu kleinen Stichprobe ein vorhandener Unterschied nicht erkannt wurde (Typ-II-Fehler). Gestützt wird diese Sorge durch den zunächst wenig beachteten Befund, daß weder die 300 mg-Gruppe, getestet gegen Placebo, noch die 1200 mg-Gruppe, getestet gegen Placebo, einen signifikanten Unterschied aufwies. Erst nachdem die beiden Acetylsalicylsäure-Gruppen zusammengefaßt und gegen Placebo getestet wurden, ergab sich ein signifikanter Vorteil für die Acetylsalicylsäure-Gruppe von 15.6%. Die äquivalente Wirksamkeit von 300 mg gegen 1200 mg wird also, vor allem in den USA, stark in Frage gestellt (28). Durch diesen Zweifel wird aber auch der Vergleich zwischen 30 mg und 283 mg in Frage gestellt.

Die durch pharmakologische Überlegungen begründete Hypothese, daß niedrige Dosen von Acetylsalicylsäure in einem biologischen System sogar besser oder gleichermaßen wirksam sind wie hohe Dosen, ist bisher durch klinische Daten nicht belegt worden. Es gibt jedoch vielfältige Hinweise, die es wahrscheinlich erscheinen lassen, daß das Gegenteil zutrifft und höhere Acetylsalicylsäure-Dosen bei der überwiegenden Zahl der Patienten einen effektiveren Schutz bieten. Dabei bleiben zunächst Risiko-Nutzen-Überlegungen unberücksichtigt. Einen Überblick der bisher publizierten kontrollierten Studien mit einer niedrigen Acetylsalicylsäure-Dosis gibt Tabelle 2.

Tabelle 2. Acetylsalicylsäure low-dose-Studien

Studie	Jahr	mg/d low-dose	mg/d high-dose	Kontrolle	Relative Risikoreduktion [2]
UK-TIA	1991	300	1200	Placebo	15% [1]
SALT	1991	75	---	Placebo	18%
ESPS-2	1996	50	Dipyridamol [3]	Placebo	17.7%
Dutch-TIA	1991	30	283	---	n.d.

[1] nur wenn 300 mg und 1200 mg-Gruppe gemeinsam bewertet
[2] 7-18% in low-dose vs. 25-42% in high-dose
[3] 15.8% Risikoreduktion im Dipyridamolarm

Zusammengefaßt gibt es Hinweise für eine Wirksamkeit von Acetylsalicylsäure-Dosen unter 1000 mg pro Tag in der Sekundärprävention von TIA oder „Minor Stroke". Zahlreiche indirekte Hinweise stützen jedoch die Vermutung, daß entgegen pharmakokinetischer Vermutungen niedrige und mittlere Acetylsalicylsäure-Dosen (<900 mg) mit einer höheren Quote von Therapieversagern assoziiert sind als hohe Dosen (bis 1500 mg) (29-34). Da es aber bisher keine validierte klinische oder biochemische Möglichkeit gibt, Patienten zu identifizieren, die Acetylsalicylsäure-Non-Responder sind oder erst bei hohen Acetylsalicylsäure-Dosen ausreichend geschützt sind, steht man vor dem Dilemma, entweder eine möglichst hohe Dosis zu verordnen, um damit möglichst viele Patienten wirkungsvoll zu behandeln, dabei aber andererseits eine hohe Nebenwirkungsrate in Kauf zu nehmen und so zu riskieren, daß zahlreiche Patienten die Substanz temporär oder endgültig absetzen. Dies führt zu der Empfehlung der Deutschen Konsensus-Konferenz, 300 mg als Standarddosis zu verordnen. Die Frage nach der optimalen Acetylsalicylsäure-Dosis kann jedoch endgültig nur durch eine kontrollierte Studie beantwortet werden, in der niedrige, mittlere und hohe Acetylsalicylsäure-Dosen direkt miteinander verglichen und gegen Placebo geprüft werden. Die dazu erforderliche Stichprobe muß jedoch deutlich größer sein, als sie in der UK-TIA-Studie (22) gewesen ist.

Acetylsalicylsäure im Vergleich zu anderen Thrombozytenaggregationshemmern und Antikoagulantien

Ticlopidin

Etwa 20-40% der Patienten, die mit einem Thrombozytenfunktionshemmer behandelt werden müssen, haben Kontraindikationen für eine Therapie mit Acetylsalicylsäure oder entwikkeln unter Acetylsalicylsäure Nebenwirkungen, die sie veranlassen, die Medikation temporär auszusetzen oder die Einnahme zu beenden. Alternativ zu Acetylsalicylsäure steht heute der Thrombozytenfunktionshemmer Ticlopidin zur Verfügung, der nicht über eine Hemmung der thrombozytären Cyclooxygenase wirkt, sondern wahrscheinlich die ADP-induzierte Aktivierung des Glykoproteinkomplexes GPIIb/IIIa verhindert, und so eine verminderte Fibrinogenbrückenbildung zwischen den Thrombozyten bewirkt. Ähnlich wie für Acetylsalicylsäure ist auch dieser Prozeß irreversibel und kann nur durch die Neubildung von Thrombozyten kompensiert werden. Ticlopidin ist in zwei großen randomisierten Doppelblindstudien nach komplettem Schlaganfall gegen Placebo (CATS) (35) bzw. nach TIA und „Minor Stroke" gegen 1300 mg Acetylsalicylsäure (TASS) (36) geprüft worden. Die Prüfung gegen Placebo in den 80er Jahren war von der FDA zugelassen worden, da bisher in keiner Studie mit dem Einschlußkriterium „kompletter Schlaganfall" eine signifikante Risikoreduktion für einen weiteren Schlaganfall festgestellt worden war.

Bei Betrachtung der für Ischämie-Prävention relevanten Endpunkte (Morbidität und Letalität an Schlaganfall oder Herzinfarkt) zeigte Ticlopidin in CATS gegenüber Placebo eine signifikante Risikoreduktion von 23.3% in der Intention-to-treat-Auswertung ($p=0.02$) und von 30.2% in der On-treatment-Auswertung ($p=0.006$). Im direkten Vergleich mit Acetylsalicylsäure zeigte sich in der TASS für Ticlopidin eine Überlegenheit in der Risikoreduktion für die o.g. Endpunkte von 12% (Intention-to-treat, $p=0.048$), bezüglich des Auftretens von Schlaganfällen allein von 21% ($p=0.024$) bei Auswertung der Ergebnisse nach drei Jahren. Bei Auswertung nach einem Jahr betrug diese Überlegenheit gegenüber Acetylsalicylsäure in der On-treatment-Gruppe sogar 48% ($p=0.0004$) für den Endpunkt Schlaganfall.

Bei beiden Substanzen ist mit relevanten Nebenwirkungen in der Häufigkeit um 20% zu rechnen. Während die häufigen und klinisch bedeutenden Unverträglichkeitsreaktionen bei Acetylsalicylsäure den oberen Gastrointestinaltrakt betreffen (Gastritis, Ulcus und Ulcusblutung), betreffen die häufigen Nebenwirkungen bei Ticlopidin den unteren Gastrointestinaltrakt

(Durchfälle) bzw. die Haut (allergische Reaktionen). Eine sehr seltene Nebenwirkung (<1%) von Ticlopidin stellt die Gefahr einer schweren Leukopenie dar, die jedoch nur innerhalb der ersten 2-3 Monate der Behandlung besteht, und daher anfangs 14-tägige Blutbildkontrollen erforderlich macht.

Angesichts des identischen Indikationsfeldes von Acetylsalicylsäure und Ticlopidin stellt sich die Frage nach der Differentialtherapie mit diesen Substanzen. In der einzigen direkt vergleichenden Studie (TASS) fand man im ersten Jahr eine ausgeprägte, im dritten Jahr eine geringe Überlegenheit von Ticlopidin gegenüber Acetylsalicylsäure.

Der entscheidende Fortschritt durch die Einführung von Ticlopidin ist darin zu sehen, daß die Substanz überall dort verordnet werden kann, wo Acetylsalicylsäure nicht ausreichend wirksam oder wegen der Nebenwirkungen nicht vertretbar ist. Daraus ergeben sich folgende Empfehlungen zum Einsatz von Ticlopidin:

1. Ticlopidin sollte bei allen Patienten gegeben werden, bei denen es unter Therapie mit Acetylsalicylsäure zu zerebrovaskulären oder kardiovaskulären Ereignissen gekommen ist (Herzinfarkt, Schlaganfall oder TIA). Diese Entscheidung wird nicht nur durch die wahrscheinliche Überlegenheit von Ticlopidin gegenüber Acetylsalicylsäure in seiner präventiven Potenz begründet, sondern dadurch, daß bei Acetylsalicylsäure-Non-Respondern ein anderer Wirkungsmechanismus (ADP-Rezeptor- versus Cyclooxygenaseinhibition) der relevantere sein könnte.
2. Patienten, bei denen Kontraindikationen für eine Therapie mit Acetylsalicylsäure bestehen (oberer Gastrointestinaltrakt), sollten mit Ticlopidin behandelt werden.
3. Patienten, die während der Therapie mit Acetylsalicylsäure Unverträglichkeitserscheinungen zeigen, sollten auf Ticlopidin umgestellt werden.

Dipyridamol und Sulfinpyrazon

Dipyridamol und Sulfinpyrazon allein oder in Kombination mit Acetylsalicylsäure wurden bisher in mehreren kontrollierten Studien (21, 37-38) untersucht, ohne daß sich eine Überlegenheit gegenüber einer alleinigen Therapie mit Acetylsalicylsäure zeigte. Ergebnisse der zweiten europäischen Schlaganfallpräventionsstudie (24), die erneut der Frage nach einer Wirksamkeit von Dipyridamol im Vergleich zu 50 mg Acetylsalicylsäure, einer Kombination von Dipyridimol (400 mg) und Acetylsalicylsäure (50 mg) sowie einer Placebogruppe nachging, sind bereits in Form eines Abstracts publiziert worden. Danach führte eine tägliche Einnahme von 400 mg Dipyridamol gegenüber Placebo zu einer statistisch signifikanten Abnahme des Schlaganfallrisikos um 15.8%, was gegenüber einer Risikoreduktion von 17.7% mit 50 mg Acetylsalicylsäure nur geringfügig weniger war. Wichtigstes Ergebnis dieser Studie war jedoch eine deutliche Überlegenheit der Kombinationstherapie gegenüber niedrig dosierter Acetylsalicylsäure, hoch dosiertem Dipyridamol oder Placebo, die zu einer Risikoreduktion von 37.7% führte. Eine kritische Bewertung der Ergebnisse ist jedoch erst möglich, wenn die vollständigen Daten publiziert sind. Einer der Hauptkritikpunkte wird jedoch sicherlich die Prüfung gegen eine mit 50 mg sehr niedrige Acetylsalicylsäure-Dosis sein.

Antikoagulation

Kommt es unter einer Therapie mit Thrombozytenfunktionshemmern zu weiteren ischämischen Ereignissen, können auch Antikoagulantien zur Prävention eingesetzt werden. Kontrollierte Studien, die die Wirksamkeit einer Cumarin-Therapie in der Sekundärprävention von nicht-kardioembolisch bedingten Hirninfarkten beweisen, liegen jedoch nicht vor. Zwei noch laufende große randomisierte Studien (WARSS und SPIRIT) vergleichen derzeit die Wirksamkeit von Antikoagulantien und Acetylsalicylsäure in dieser Patientengruppe. Ergebnisse werden 1998 bzw. 1999 erwartet.

Zusammenfassung der Indikationsbereiche und Schlußfolgerungen

Patienten mit einer TIA, einem inkompletten oder einem kompletten Schlaganfall, dem TIAs vorausgegangen sind, sollten mit Acetylsalicylsäure lebenslang präventiv behandelt werden, wenn keine Kontraindikationen (z.B. Ulcus ventriculi) vorliegen. In dieser Indikation ist eine Reduktion des Schlaganfallrisikos zwischen 15 und 42% zu erwarten.

Für Patienten nach lakunären Infarkten, ebenso wie für Patienten mit asymptomatischen Karotisstenosen, liegt kein Wirksamkeitsnachweis für Acetylsalicylsäure vor. Dennoch ist die Behandlung bei diesen Indikationen vertretbar, da zumindest bei Patienten mit asymptomatischen

Karotisstenosen durch Acetylsalicylsäure die hohe kardiale Mortalitätsrate gesenkt werden kann.

Bei nicht-rheumatischem Vorhofflimmern und einem Alter über 50 Jahren ist die Prävention mit Acetylsalicylsäure im Vergleich zur Antikoagulation unterlegen und allenfalls als Therapie der zweiten Wahl anzusehen, wenn Kontraindikationen für eine Therapie mit Antikoagulantien vorliegen. Gleiches gilt auch für andere kardiale Emboliequellen.

Für eine Überlegenheit niedriger oder mittlerer Acetylsalicylsäure-Dosen gibt es keine Hinweise. Selbst eine äquivalente Wirkung mittlerer Dosen (300 mg) im Vergleich zu hohen Dosen (>900 mg) erscheint aufgrund zahlreicher Befunde nicht wahrscheinlich. Mit Rücksicht auf die Compliance des Patienten wird dennoch eine mittlere, nicht aber eine niedrige Dosis empfohlen.

Patienten, die klinisch non-Responder sind oder Kontraindikationen aufweisen, sollten mit alternativen Substanzen, nicht jedoch mit alternativen Dosen behandelt werden. Aufgrund seiner überlegenen Wirksamkeit und einem in vieler Hinsicht komplementären Nebenwirkungsspektrum bietet sich Ticlopidin in einer Dosis von 2 x 250 mg/d an.

Literatur

1. Barnett HJM, Kaste M, Meldrum H, Eliasziw M. Aspirin dose in stroke prevention: Beautiful hypotheses slain by ugly facts. Stroke 1996; 27:588-592.

2. Barnett JHM, Eliasziw M, Meldrum HE. Drugs and surgery in the prevention of ischemic stroke. N Engl J Med 1995; 332:238-248.

3. Easton JD. Antiplatelet therapy in the prevention of stroke. Drugs 1991; 42(suppl. 5):39-50.

4. Hart RG, Harisson MJG. Aspririn Wars: The Optimal Dose of Aspirin to Prevent Stroke. Stroke 1996; 27:585-587.

5. Masuhr F, Back T, Einhäupl KM. Zerebrale Durchblutungsstörungen. Akt Neurologie 1996; 23 (in press).

6. Patrono C, Roth GJ. Aspirin in ischemic cerebrovascular disease: How strong is the case for a different dosing regimen? Stroke 1996; 27:756-760.

7. Steering Committee of the Physicians' Health Study Research Group. Final report on the aspirin component of the ongoing physicians' health study. N Engl J Med 1989; 321:129-135.

8. Peto R, Gray R, Collins R, Wheatley K, Hennekens C, Jamrozik K, Warlow C, Hafner B, Thompson E, Norton S, Gilliland J, Doll R. Randomised trial of prophylactic daily aspirin in British male doctors. Br Med J 1988; 296:313-316.

9. Antiplatelet Trialists' Collaboration. Secondary prevention of vascular disease by prolonged antiplatelet treatment. Br Med J 1988; 296:320-331.

10. Manson JAE, Stampfer MJ, Colditz GA, Willett WC, Rosner B, Sepzer FE, Hennekens CH. A prospective study of aspirin use and primary prevention of cardiovascular disease in women. JAMA 1991; 266/4:521-527.

11. Petersen P, Godtfredsen J, Boysen G, Andersen ED, Andersen B. Placebo-controlled randomized trial of warfarin and aspirin for prevention of thromboembolic complications in chronic atrial fibrillation: The Copenhagen ASASAK study. Lancet 1989; 1:175-179.

12. European Atrial Fibrillation Trial Study Group. Secondary prevention in non-rheumatic atrial fibrillation after transient ischaemic attack or minor stroke. Lancet 1993; 342:1255-1262.

13. Stroke Prevention in Atrial Fibrillation Investigators. Stroke prevention in atrial fibrillation study: final results. Circulation 1991; 84:527-539.

14. Albers WA. Atrial fibrillation and stroke: Three new studies, three remaining questions. Arch Intern Med 1994; 154:1443-1448.

15. Risk factors for stroke and efficacy of antithrombotic therapy in atrial fibrillation. Analysis of pooled data from five randomized controled trials. Arch Intern Med 1994; 154:1449-1457.

16. The Stroke Prevention in Atrial Fibrillation Investigators. Bleeding during antithrombotic therapy in patients with atrial fibrillation. Arch Intern Med 1996; 156:409-416.

17. Coté R, Battista RN, Abrahmowicz M, Langlois Y, Bourque F, Mackey A and the Asymptomatic Cervical Bruit Study Group. Lack of effect of aspirin in asymptomatic patients with carotid bruits and substantial carotid narrowing. Ann Intern Med 1995; 123:648-655.

18. Mayo Asymptomatic Carotid Endarterectomy Study Group. Results of a randomized controlled trial of carotid stenosis. Mayo Clin Proc 1992; 67:1459-1461.

19. Swedish Cooperative Study. High-dose acetylsalicylic acid after cerebral infarction. Stroke 1987; 18:325-334.

20. Fields WS, Lemak NA, Frankowski RF, Hardy RJ. Controlled trial of aspirin in cerebral ischemia. Stroke 1977; 8:301-316.

21. The Canadian Cooperative Study Group. A randomized trial of aspirin and sulfinpyrazone in threatened stroke. N Engl J Med 1978; 299:53-59.

22. UK-TIA Study Group. The United Kingdom transient ischaemic attack (UK-TIA) aspirin trial: Final results. J Neurol Neurosurg Psychiatry 1991; 54:1044-1054.

23. Jonas S, Zeleniuch-Jacquotte A. Effect of aspirin on risk of stroke or death in women who have suffered cerebral ischemia. Cerebrovasc Dis 1994; 4:157-162.

24. European Stroke Prevention Study (ESPS-2) Working Group. Secondary stroke prevention: aspirin/dipyridamole combination is superior to either agent alone and to placebo. Stroke 1996; 27:195.

25. Walters TK, Mitchell DC, Wood RFM. Low-dose aspirin fails to inhibit increased platelet reactivity in patients with peripheral vascular disease. Br J Surg 1993; 80:1266-1268.

26. The SALT Collaborative Group. Swedish aspirin low-dose trial (SALT) of 75 mg aspirin as secondary prophylaxis after cerebrovascular ischaemic events. Lancet 1991; 338:1345-1349.

27. The Dutch TIA Trial Study Group. A comparison of two doses of aspirin (30 mg vs 283 mg a day) in patients after a transient ischemic attack or minor ischemic stroke. N Engl J Med 1991; 325:1261-1266.

28. Dyken ML, Barnett JHM, Easton D, Fields WS, Fuster V, Hachinski V, Norris JW, Sherman DG. Low-dose aspirin and stroke: 'it ain't necessarily so.' Stroke 1992; 23:1395-1399.

29. Helgason CM, Bolin KM, Hoff JA, Winkler SR, Mangat A, Tortorice KL, Brace LD. Development of aspirin resistance in persons with previous ischemic stroke. Stroke 1994; 25:2331-2336.

30. Helgason CM, Tortorice KL, Winkler SR, Penney DW, Schuler JJ, McClelland TJ, Brace LD. Aspirin response and failure in cerebral infarction. Stroke 1993; 24:345-350.

31. Koudstaal PJ, Ciabattoni G, van Gijn J, Nieuwenhuis HK, de Groot PG, Sixma JJ, Patrono C. Increased thromboxane biosynthesis in patients with acute cerebral ischemia. Stroke 1993; 24:219-223.

32. Mickelson JK, Hoff PT, Homeister JW, Fonatone JC, Lucchesi BR. High dose intravenous aspirin, not low dose intravenous or oral aspirin, inhibits thrombus formation and stabilizes blood flow in experimental coronary vascular injury. J Am Coll Cardiol 1993; 21:502-510.

33. Sorenson PS, Pedersen H, Marquardsen J, Petersson H, Heltberg A, Simonsen N, Munck O, Andersen LA Acetylsalicylic acid in the prevention of stroke in patients with reversible cerebral ischemic attacks: A Danish cooperative study. Stroke 1983; 14:15-22.

34. Tohgi H, Konno S, Tamura K, Kimura B, Kawano K. The effects of low-to-high doses of aspirin on platelet aggregability and metabolites of thromboxane A_2 and prostacyclin. Stroke 1992; 23:1400-1403.

35. Gent M, Easton JD, Hachinski V et al. The Canadian American ticlopidine study (CATS) in thromboembolic stroke. Lancet 1989; 1:1215-1220.

36. Hass WK, Easton JD, Adams HP, Pryse-Phillips W, Mulony BA, Anderson Sh, Kamm B, for the Ticlopidine Aspirin Stroke Study Group. A randomized trial comparing ticlopidine hydrochloride with aspirin for the prevention of stroke in high-risk patients. N Engl J Med 1989; 312:501-507.

37. Acheson J, Danta G, Hutchinson EC. Controlled trial of dipyridamole in cerebral vascular disease. Br Med J 1969; 1:614-615.

38. Bousser MG, Eschwege E, Haguenau M, Lefaucconnier JM, Thibult N, Touboul D, Touboul PJ. „A.I.C.L.A." controlled trial of aspirin and dipyridamole in the secondary prevention of atherothrombotic cerebral ischemia. Stroke 1983; 14:5-14.

Diskussion

Schrör: Eine Frage zu der von Ihnen präsentierten TASS-Studie. Welche Gründe würden denn Sie für die unterschiedliche Wirksamkeit von Acetylsalicylsäure und Ticlopidin sehen?

Einhäupl: Ich glaube, daß die unterschiedliche Effektivität mit einer individuell unterschiedlichen Bedeutung des Thromboxanstoffwechselweges für die Thrombozytenaktivierung zusammenhängt. Es gibt sicher einige Patienten, die mit 30 mg Acetylsalicylsäure gut auskommen aber sicher auch viele andere, bei denen dies nicht genügt. Zu einer genaueren Quantifizierung der jeweiligen Anteile fehlen uns aber die Daten. Es gibt aber sicher viele Menschen, bei denen die von Herrn Tschöpe dargestellte Expression von Fibrinogenrezeptoren, einschließlich der Expression anderer Adhäsionsproteine eine viel größere Rolle spielt. Bei diesen Patienten würde Acetylsalicylsäure wahrscheinlich viel weniger wirken, falls überhaupt. Darüber hinaus gibt es sicher noch weitere Mechanismen, z.B. die von Herrn Breddin angesprochenen Thrombinaktivierung, die positiv mit der Acetylsalicylsäure korreliert sind. Dies bedeutet, daß der Anteil von geschützten Patienten mit steigender Dosis von Acetylsalicylsäure immer höher wird. Aus diesen Gründen bin ich der Meinung, daß eine höhere Acetylsalicylsäuredosierung für die Schlaganfallprophylaxe sinnvoller ist und mehr Patienten schützt als eine niedrige Dosierung.
Ticlopidin kann man nicht direkt mit Acetylsalicylsäure vergleichen, da der Wirkungsmechanismus - wie wir von Frau Glusa gehört haben - völlig anders ist. Andererseits zeigen die günstigen Befunde mit Ticlopidin aber auch, daß es eben mehrere Wirkungsmechanismen gibt, die effektiv für die Schlaganfallprophylaxe genutzt werden können.

Schrör: Dann wäre die aus diesen Ausführungen folgende logische Konsequenz, beide Präparate im Sinne einer Optimierung des Therapieerfolges zu kombinieren?

Einhäupl: Wie Sie selbst sehr gut wissen, gibt es dazu keinerlei Daten, zumindest im cerebrovaskulären Bereich. Allerdings könnte man aus theoretischen Gründen sehr wohl für eine kombinierte Anwendung beider Präparate, speziell für die Schlaganfallprophylaxe, sprechen. Im kardiovaskulären Bereich gab und gibt es ähnliche Diskussionen über die kombinierte Anwendung von Acetylsalicylsäure und Cumarinen. Auch hier wurden massive Blutungen befürchtet und sind z.T. ja auch eingetreten. Trotzdem sind wir heute eher geneigt, beim Vorhandensein eines entsprechenden Risikoprofils eine solche kombinierte Anwendung zu versuchen. Zur Zeit läuft eine 4-armige, kontrollierte Studie in England zu dieser Problematik. Nach einer kürzlich durchgeführten Zwischenauswertung wurde die Studie nicht abgebrochen. Daraus könnte man entnehmen, daß die Nebenwirkungsinzidenz, d.h. insbesondere das Auftreten von schweren Blutungen, auch bei kombinierter Therapie unterschiedlicher Antithrombotika bzw. Plättchenfunktionshemmer akzeptabel war.

Praktisch gehen wir so vor, daß wir bei einem Patienten, der mit einer TIA in die Klinik kommt, zunächst Acetylsalicylsäure versuchen. Hilft dies nicht, dann verwenden wir Ticlopidin, hilft dies auch nicht, dann warten wir 3-4 Tage und geben dazu noch Antikoagulantien und dann hören die TIAs auf. Das mag natürlich im einen oder anderen Fall Zufall oder zeitlich bedingt sein, vielleicht aber ist es auch ein vernünftiges Therapiekonzept. Nur gesicherte Daten haben wir dafür noch nicht.

Vinazzer: Ich kann Ihre Ausführungen aus eigener Erfahrung bestätigen. Auch ich habe ursprünglich die kombinierte Anwendung von Acetylsalicylsäure und Cumarinen strikt abgelehnt. Nach meiner Erfahrung ist aber eine kombinierte Anwendung sehr wohl möglich, wenn man die Antikoagulantien-Dosierung - wir verwenden Phenprocoumon (Marcumar®) - niedrig hält und eine INR von 1.5-1.7 nicht überschreitet. Unter diesen Voraussetzungen haben wir keine Blutungskomplikationen gesehen.

Einhäupl: Dies ist sicher sehr interessant und entspricht ja auch den theoretischen Überlegungen. Trotzdem befreit es natürlich nicht von der Notwendigkeit, die Gültigkeit dieses Konzeptes an kontrollierten Studien zu überprüfen. Man muß immer damit rechnen, daß es Patienten gibt, bei denen - etwa aufgrund einer unzureichenden Überwachung - dieser niedrige INR nicht eingehalten werden kann und es dadurch zu einer schweren, schlimmstenfalls tödlichen Blutung kommt. Andererseits darf dies uns aber auch nicht daran hindern, solche neuen und aussichtsreichen Konzepte zu verfolgen.

Darius: Ich habe nicht ganz verstanden, was die Überlegungen waren, die auf der Neurologen-Consensuskonferenz zur Empfehlung von 300 mg Acetylsalicylsäure bei der Schlaganfallprophylaxe geführt haben angesichts der Tatsachen, die Sie uns in Ihrem Vortrag dargestellt haben. Erste Frage, welches waren die Überlegungen und die zweite Frage, welche Acetylsalicylsäuredosen geben Sie tatsächlich in Ihrer klinischen Praxis?

Einhäupl: Ich selbst gebe in der Regel 250 mg Acetylsalicylsäure, d.h. eine ½ 500 mg Tablette und gehe davon aus, daß es zwischen dieser Dosis und 300 mg keinen nennenswerten Unterschied gibt. Wenn man sich logisch verhalten würde, müßte man wahrscheinlich entweder 1000 mg/Tag oder gar keine Acetylsalicylsäure geben. Diese Logik ist aber in der Praxis nicht immer umsetzbar, vor allem wenn man an die Nebenwirkungen der 1000 mg-Dosierung denkt und auch an die damit möglicherweise verbundenen Compliance-Probleme. Deswegen haben wir gesagt, daß 300 mg einem Kompromiß entsprechen, auf den man sich auch praktisch einigen kann.

Schrör: Ein Problem der Hochdosis-Therapie mit Acetylsalicylsäure sind sicher die Nebenwirkungen, vor allem im Magen-/Darmtrakt und damit die Compliance. Nun gibt es ja galenische Zubereitungen von Acetylsalicylsäure, z.B. dünndarmlösliche „enteric coated" Präparate, bei denen aufgrund des Fehlens eines direkten Kontaktes des Wirkstoffes mit der Magenschleimhaut und die protrahierte Freisetzung im Dünndarm solche Nebenwirkungen nicht oder in sehr viel geringem

Maße eintreten als bei Standardpräparaten. Außerdem könnte man durch geeignete zusätzliche Maßnahmen, wie z.B. eine Aufteilung der Gesamtdosis auf 3-4 Einzelgaben, noch zusätzliche Effekte erreichen bzw. die Verträglichkeit verbessern. Gibt es Erfahrungen damit in der Neurologie oder wie würden Sie einen solchen Ansatz bewerten?

Einhäupl: Dies ist sicher ein plausibler Ansatz, er ist nur praktisch schwer umsetzbar und m.W. bisher nicht erprobt worden. Solange wir Patienten in klinischen Studien haben, erfolgt eine kontrollierte Überwachung der Therapie. Das ändert sich aber, wenn der Patient entlassen wird und die Fortführung der Behandlung durch den Hausarzt erfolgt, der sicherlich über weniger Therapie- und Kontrollmöglichkeit verfügt als eine Spezialklinik.
Ich möchte in diesem Zusammenhang auch noch einmal die Diskussion über den Zusammenhang zwischen Ticlopidin und Neutropenien aufgreifen. Es wurde in diesem Zusammenhang von einer irreversiblen Neutropenie gesprochen. Ich persönlich bezweifele, daß dies tatsächlich eine irreversible Neutropenie war und würde eher annehmen, daß die Neutropenie nicht mehr reversibel werden konnte, weil der Patient vorher verstorben ist. Im ersten Fall haben wir ein biologisches Problem, im zweiten Fall aber ein Management-Problem, d.h. ein Problem der adäquaten Therapiekontrolle.
Dies gilt in analoger Weise auch für Acetylsalicylsäure. In einer klinischen Studie wird der Patient intensiv überwacht und wir wissen alle, wie schwierig es für ihn ist, z.B. uns mitzuteilen, daß sein Stuhl schwarz geworden ist. In der ambulanten Praxis wird es noch viel schwieriger sein, die systematische Durchführung solcher Kontrollen zu erreichen. Für „enteric coated" Präparate mögen diese Probleme geringer sein aber wir brauchen in jedem Fall eine kontrollierte Studie.

Wenzel: Ich stimme Ihrer Kritik bezüglich der Bedeutung einer Klassifizierung der Patienten in bezug auf die Ursache der TIA bzw. cerebrovaskulären Insuffizienz voll zu. In der Praxis scheint es mir aber doch nicht so schwierig zu sein, einen Binswanger von kardiogenen oder Carotisstenose-induzierten Thromboembolien zu unterscheiden. Wie Sie auch gesagt haben, sind bei kardiogenen Thromben orale Antikoagulantien - unter Einhaltung eines bestimmen INR - gut wirksam. Meine Frage an Sie: Wie hoch ist der Anteil der Patienten, bei denen Sie als Neurologe vor diagnostischen Problemen stehen und nicht wissen, welche Ursache der TIA zugrundeliegt?

Einhäupl: Eine solche Zuordnung sollte auf alle Fälle versucht werden. Ich lege großen Wert darauf, daß jeder Arzt, der bei uns ausgebildet wird, über die pathogenetischen Ursachen der TIA Bescheid weiß und bei jedem Patienten auch zur Ursache der TIA differentialdiagnostisch Stellung nimmt. Dies hat sich aber bei weitem noch nicht generell durchgesetzt. Den Anteil der Patienten, bei denen eine hohe Irrtumswahrscheinlichkeit bezüglich der pathophysiologischen Ursachen der TIA besteht, würde ich mit etwa ca. 30% beziffern. Andererseits muß man auch berücksichtigen, daß durchaus mehrere pathogenetische Faktoren zusammenkommen können: Ein Binswanger-Patient hat ja häufig auch eine arterielle Hypertonie sowie eine atherosklerotische Erkrankung der großen Hirngefäße. Damit hat er z.B. eine ca. 30%ige beidseitige Carotisstenose mit mehrfachen kleinen Lacunen. Hier stellt sich dann die Frage, was man primär behandeln soll. Sicherlich kann man die Lacunenbildung nicht mit Acetylsalicylsäure verhindern, zumindest hat das noch niemand gezeigt. Wir würden ihn zwar trotzdem mit Acetylsalicylsäure behandeln, wissen aber, daß dies nicht geprüfte Praxis ist.

Acetylsalicylsäure und venöses System

M. Spannagl

Medizinische Klinik, Klinikum Innenstadt, Ludwig-Maximilians Universität, Ziemssenstr.1, D-80336 München, Germany

Zusammenfassung. Eine gleichzeitige Therapie mit niedrig dosierter Acetylsalicylsäure und Heparin wird wegen des breiten Indikationsspektrums dieser Substanzen immer wieder durchgeführt, ohne daß systematische Untersuchungen zu Dosis, Wirksamkeit und Nebenwirkungen vorliegen. Einzelne Patienten mit therapierefraktären thromboembolischen Ereignissen (z.B bei Autoimmunerkrankungen) profitieren von einer gezielten Kombinationstherapie mit plättchenhemmenden und gerinnungshemmenden Substanzen. Acetylsalicylsäure hat wegen der nur schwachen Wirksamkeit keinen Stellenwert bei der Thromboembolieprophylaxe im venösen Gefäßsystem.

Summary. Because of the broad spectrum of clinical indications, a combined therapy of low-dose acetylsalicylic acid and heparin is repeatedly being performed. However, more systematic investigations regarding dose, efficacy and adverse effects are missing. Some patients with otherwise refractory thromboembolic events (e.g. autoimmune diseases) might benefit from a specific combined therapy with inhibitors of platelet function and anticoagulants. Acetylsalicylic acid has a poor efficacy in venous thrombosis and is of no value in thrombosis prevention in the venous system.

Einleitung

Acetylsalicylsäure hat einen großen Stellenwert in der Primär- und Sekundärprophylaxe arteriosklerotischer Erkrankungen in den arteriellen Gefäßgebieten. Im venösen System wurden in den letzten Jahrzehnten immer wieder verschiedene Indikationen vorgeschlagen und geprüft. Dabei konnten sich plättchenhemmende Maßnahmen weder in der Akuttherapie noch in der Prophylaxe thromboembolischer Erkrankungen durchsetzen. Im Gegensatz dazu stehen hoffnungsvolle Aussagen in der aktuellen Laienpresse. So wurde beispielsweise über gute Erfolge von Acetylsalicylsäure in der postoperativen Thromboembolieprophylaxe mit einer Verminderung von Thrombosen um 39% und von Lungenembolien um 64% berichtet (1).

Nicht systematisch untersucht, aber im klinischen Alltag immer wieder verwendet, wird bei internistischen Indikationen der primären oder sekundären Thromboseprophylaxe eine Kombinationstherapie von Heparin und Acetylsalicylsäure. Letztere dient dabei zur Primär- oder Sekundärprophylaxe arteriosklerotischer Krankheitsbilder. Bei einzelnen Patienten mit therapierefraktären thromboembolischen Ereignissen oder Befall der arteriellen und venösen Strombahn wird von einer erfolgreichen gezielten Kombinationstherapie mit Acetylsalicylsäure und Thrombinhemmung mit Heparinen oder Phenprocoumon (Marcumar®) berichtet. Dies trifft besonders bei Patienten mit Antiphospholipid-Syndrom zu.

Der antiphlogistische Effekt von Acetylsalicylsäure in höheren Dosen kann als ergänzende Maßnahme zu Kompression und Mobilisierung bei der Phlebitis benützt werden.

Thromboseprophylaxe

In einigen Studien hat Acetylsalicylsäure eine signifikante Reduktion thromboembolischer Erkrankungen im venösen System bei Risikopatienten gezeigt (Tabelle 1).

Tabelle 1. Acetylsalicylsäure in der Thromboembolieprophylaxe

> Metaanalyse Hüftchirurgie(2):
> **Kein Effekt**
>
> Metaanalyse der Antiplatelet Trialists' Collaboration (3):
> **Risikoreduktion von 25%** für tiefe Beinvenenthrombose und Lungenembolie
>
> vergleichbare Metaanalysen:
> **Risikoreduktion über 60%** mit niedermolekularem Heparin

Die meisten Daten zur Wirksamkeit einer Thromboseprophylaxe mit Acetylsalicylsäure bei chirurgischen Patienten liegen aus den 70er Jahren vor. Dabei zeigte sich nur bei etwa der Hälfte der Studien ein signifikanter Effekt (Übersicht bei 4, 5, 6).

Die Risikoreduktion war zwar in einigen Studien vor allem bei geringem oder mittlerem Thromboserisiko signifikant, ist aber mit der heute erreichbaren Effektivität von bis zu 70% (niedermolekulare Heparine, adaptierte Dosis) nicht vergleichbar. Eine Metaanalyse aus dem Jahr 1995 (2) vergleicht die Wirksamkeit von Acetylsalicylsäure, Warfarin, Dextran, Standard-Heparin, LMW-Heparin und mechanischer Kompression zur Thromboseprophylaxe nach Hüftgelenksersatz, also bei Patienten mit hohem Thromboembolierisiko. Ausgewertet wurden zwischen 1966 und 1993 publizierte Studien. Dabei zeigte Acetylsalicylsäure als einzige der verglichenen Maßnahmen keine Wirksamkeit.

Tabelle 2. Relative Risikoreduktion (RRR) durch Acetylsalicylsäure in der chirurgischen Thromboseprophylaxe (5)

RRR	*Patientenkollektiv*	*Anzahl der ausgewerteten Studien*
0.32	Allgemeinchirurgie	7
0.12	elektiver Hüftgelenksersatz	6
0.05	Frakturen Hüftgelenk	1

Trotzdem wurde noch 1996 eine Untersuchung zum Vergleich der Wirksamkeit von Acetylsalicylsäure und Warfarin in der Thromboseprophylaxe publiziert (7).

In einer Umfrage von 1987 in den USA wandten 84% der Auskunft gebenden Krankenhäuser eine Thromboseprophylaxe an, davon 67% Acetylsalicylsäure und nur 17% Heparin (8). Aus Dänemark liegen Daten von 1990 vor mit routinemäßiger Anwendung einer Thromboseprophylaxe bei 88% der Zentren, davon noch 13% Acetylsalicylsäure (9). Auch in den aktuellen Handbüchern (5, 6) wird Acetylsalicylsäure immer noch in Dosisbereichen zwischen 300 und 3600 mg pro Tag unter den medikamentösen Maßnahmen zur Thromboseprophylaxe aufgeführt.

Bei der ambulanten und stationären Primärprophylaxe von thromboembolischen Erkrankungen konnten durch die Weiterentwicklung der Heparine deutliche Verbesserungen in Wirksamkeit und Praktikabilität erzielt werden. Ob die in Erprobung befindlichen synthetischen oder rekombinanten Thrombinhemmstoffe vergleichbare Wirksamkeit und Verträglichkeit erreichen, wird sich zeigen. Mit diesen modernen Konzepten können früher vorgeschlagene Wirkstoffe zur Thromboseprophylaxe, wie Acetylsalicylsäure oder Dextran, nicht mehr konkurrieren. Es fehlt zwar an direkten Vergleichsstudien. Die Metaanalysen zeigen aber, wenn überhaupt, nur eine deutlich schlechtere Wirksamkeit in der Thromboseprophylaxe für die letztgenannten Substanzen.

Acetylsalicylsäure ist also nach derzeitigem Kenntnisstand zur Thromboembolieprophylaxe im venösen System wegen der deutlich schwächeren Wirkung im Vergleich zu dosisadaptierten Vorgehen mit gereinigten Heparinfraktionen nicht indiziert. Immer wieder wird in den Übersichten zur Thromboseprophylaxe bei chirurgischen Patienten die fehlende Dosisfindung als Ursache der schlechteren Wirksamkeit diskutiert. Der Aspekt einer möglicherweise höheren Effizienz in niedrigeren Tagesdosen ist nicht so erfolgversprechend, als daß vergleichende Studien zu erwarten wären. Vor diesem Hintergrund der schlechteren Wirksamkeit sind auch die Argumente der unvergleichlich niedrigen Kosten (Acetylsalicylsäure ist eines der billigsten Medikamente) nicht relevant.

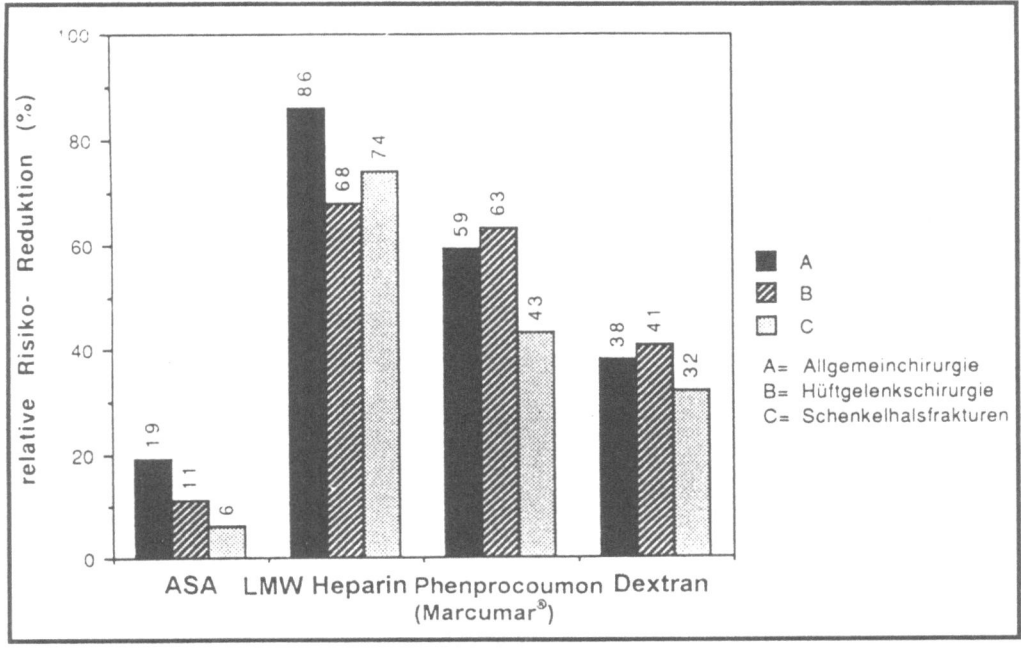

Abbildung 1. Risikoreduktion durch medikamentöse Thromboseprophylaxe in der Allgemeinchirurgie und Traumatologie. ASA: Acetylsalicylsäure; LMW heparin: low-molecular weight heparin

Kombinationstherapie Acetylsalicylsäure und Heparin

In der klinischen Routine wird in Einzelfällen zur Gerinnungshemmung eine Kombinationstherapie mit Acetylsalicylsäure und Heparin bzw. Phenprocoumon verwendet. Dies spielt vor allem in der Sekundärprophylaxe der Thromboembolie bei therapierefraktärem Krankheitsverlauf eine Rolle. Die größte klinische Gruppe sind dabei Patienten mit Antiphospholipidsyndrom, bei denen typischerweise Ereignisse im arteriellen und venösen Strombahngebiet auch unter üblicher prophylaktischer Therapie vorkommen können. Neben dem venösen und arteriellen Gefäßverschluß ist die Abortneigung eine typische Manifestation des Antiphospholipidsyndroms. Hier könnten Zirkulationsstörungen in der Placenta eine Rolle spielen, dementsprechend konnte unter Acetylsalicylsäure ein Rückgang der Abortrate beobachtet werden.

Acetylsalicylsäure kommt als Basistherapie arteriosklerotischer Krankheitsbilder bei vielen internistischen Patienten zur Anwendung. Unter stationären Bedingungen erhalten einige dieser Patienten zusätzlich eine medikamentöse Thromboembolieprophylaxe mit Heparin. Über das Zusammenwirken der gleichzeitiger Hemmung von Plättchenfunktionen und aktivierten Gerinnungsfaktoren kann nur spekuliert werden. Im arteriellen Gefäßgebiet ist zumindest für die Akutinterventionen durch Lyse und/oder PTCA mit hochdosierter Gabe von Heparin und Acetylsalicylsäure ein additiver Effekt gezeigt. Nebenwirkungen für die niedrigen, zur Prophylaxe eingesetzten, Dosen sind nicht gezielt untersucht worden, da die Einnahme gerinnungsbeeinflussender Substanzen meist Ausschlußkriterium für Thromboseprophylaxestudien war.

Detaillierte Charakterisierung von Patienten, die von dieser Kombinationstherapie profitieren bzw. für die das Risiko zu groß ist, liegen nicht vor. In der klinischen Routine werden die üblichen relativen und absoluten Kontraindikationen für die Verwendung gerinnungshemmender Medikamente angewendet. Nur wenige Untersuchungen zu Dosisfindung, Wirksamkeit und Risiko einer Kombinationstherapie mit plättchen- und gerinnungshemmenden Substanzen im venösen System liegen vor. In der Hüftchirurgie konnte durch zusätzliche Gabe von Acetylsalicylsäure (600 mg/Tag) keine signifikante zusätzliche Reduktion von Thrombosen und Lungenembolien erreicht werden (10). Untersuchungen bei chirurgischen Patienten mit niedrigerem Risiko bzw. bei internistischen Patienten liegen nicht vor.

Phlebitis

Kommt es zu einer Entzündung oberflächlicher Venen, spielt neben der Basistherapie mit Mobilisation und Kompressionsbehandlung eine medikamentöse Entzündungshemmung eine Rolle. Hier kann Acetylsalicylsäure in antiphlogistischen Dosen Verwendung finden. Auch bei diesen Patienten ist bei nicht möglicher Mobilisierung die zusätzliche Applikation von Heparin zur Thromboseprophylaxe angezeigt. Ein ausreichender Thromboseschutz durch Acetylsalicylsäure - auch in antiphlogistischen Dosen - ist nicht zu erwarten, so daß bei entsprechendem Risiko (z.B. Immobilisation) eine thrombinhemmende Thromboseprophylaxe durchgeführt werden muß.

Tabelle 3. Therapie der Phlebitis

Kompression
Mobilisation
(bei Immobilisation medikamentöse Thromboseprophylaxe)
Antiphlogistika

Zukünftige Aspekte einer Plättchenfunktionshemmung im venösen Gefäßgebiet

Die Physiologie und Pathophysiologie des Gerinnungsablauf stellt sich als komplexe Interaktion von humoralen und zellulären Blutbestandteilen dar. Dabei sind Thrombozyten ein wesentlicher Assemblierungsort für die Generierung der aktiven Gerinnungsenzyme.

Tabelle 4. Spezifische Rezeptoren auf Thrombozyten für Gerinnungs-, Fibrinolysefaktoren und Matrixproteine

- Thrombin
- Fibrinogen
- Willebrand Faktor
- Fibronektin
- Vitronektin
- Laminin
- Kollagen
- Thrombospondin
- Urokinase?
Phospholipidmembranen als Strukturen für die Assemblierung und Aktivierung von Gerinnungs- und Fibrinolysefaktoren

Schlußfolgerungen

Für eine differenzierte Intervention bleiben aufgrund der engen physiologischen Interaktion von zellulärer und humoraler Gerinnung deshalb auch thrombozytenhemmende Therapieansätze im venösen System interessant. Wie oben ausgeführt, ist die Wirksamkeit von Acetylsalicylsäure für diese Indikationen zu schwach. Die Verfügbarkeit spezifischer Rezeptorantagonisten und Inhibitoren einzelner Signaltransduktionswege könnte aber Anwendungen auch in diesem Gefäßgebiet ermöglichen.

Literatur

1. Focus. 1996; 5:119.

2. Imperiale TF; Speroff T. A meta-analysis of methods to prevent venous thromboembolism following total hip replacement. JAMA 1995; 271:1780-1785.

3. Antiplatelet Trialists' Collaboration. Collaborative overview of randomised trials of antiplatelet therapy III. Reduction of venous thrombosis and pulmonary embolism by antiplatelet prophylaxis among surgical and medical patients. Br. Med J. 1994, 308: 235-246.

4. Bergqvist D. Postoperative Thromboembolism. Heidelberg: Springer Verlag, 1983.

5. Gallus AS, Salzman EW, Hirsh J. Prevention of venous thromboembolism. In: Hemostasis and Thrombosis (3rd edition). Colman RW, Hirsh J, Marder VJ, Salzman EW, editors. Philadelphia: Lippincott Company, 1994: 1331-1345.

6. Hull R, Pineo GF. Disorders of Thrombosis, Section II Venous Thromboembolism. Philadelphia: WB Saunders Company, 1996: 157-336.

7. Lotke PA, Palevsky H, Keenan AM, Meranze S, Steinberg ME, Ecker ML, Kelley MA. Aspirin and warfarin for thromboembolic disease after total joint arthroplasty. Clin Orthop 1996; 324:251-258.

8. Potyk DK, Tabbarah HJ. The pathogenesis and prevention of thromboembolic complications in patients undergoing total hip replacement. J Gen Int Med 1993; 8:213-219.

9. Lausen IM, Rasmussen HM, Wille-Jorgensen PA. Prevention of postoperative thromboembolism in Denmark. Ugeskrift for Laeger 1992; 154:3763-3766.

10. Monreal M, Lafoz E, Roca J, Granero X, Soler J, Salazar X, Olazabal A, Bergqvist D. Platelet count, antiplatelet therapy and pulmonary embolism - a prospective study in patients with hip surgery. Thromb Haemost 1995; 73:380-385.

Diskussion

Schmutzler: Sie haben in Ihrem Vortrag die Problematik der Acetylsalicylsäureanwendung bei Erkrankungen des venösen Systems sehr schön dargestellt. Ich möchte noch einmal mit Nachdruck betonen, daß es nicht nur gefährlich, sondern in meinen Augen ein Kunstfehler ist, wenn man eine zur Prophylaxe einer venösen Thrombose durchgeführte Heparinbehandlung plötzlich absetzt und auf Acetylsalicylsäure übergeht. Dies kann zu schwersten akuten Thrombosen und Lungenembolien führen - ich habe einen solchen Fall in meinem nächsten Verwandtenkreis erlebt und denke, daß auch viele andere Kollegen dieses Problem kennen. Ich möchte nochmals eindrücklich davor warnen, Heparin durch Acetylsalicylsäure bei der Prophylaxe und Behandlung der venösen Thrombose zu ersetzen.

Spannagl: Ich möchte das voll unterstreichen und denke auch, daß eine solche Therapie bei forensischer Bewertung als Kunstfehler anzusehen wäre.

Wenzel: Diese Klarstellung ist sicherlich sehr wichtig, vor allem auch unter dem Gesichtspunkt der kürzlich geführten Diskussionen über die Heparin-induzierte Thrombozytopenie. Leider hat dies bei einigen Kollegen zu dem falschen Schluß geführt, Heparin durch Acetylsalicylsäure zu ersetzen, um diese schwerwiegende Heparinnebenwirkung zu vermeiden. Dabei sind Lungenembolien aufgetreten, die wahrscheinlich vermeidbar gewesen wären. Ihre Ausführungen, Herr Spannagl, haben die geringe Eignung von Acetylsalicylsäure zur Behandlung venöser Thrombosen ja auch eindeutig gezeigt.

Acetylsalicylsäure im
kardiovaskulären System
K. Schrör und H. K. Breddin (Hrsg.)
© 1996 Birkhäuser Verlag Basel/Switzerland

Erythromelalgie und zerebrale Mikrozirkulationsstörungen durch plättchenvermittelte arterioläre Thrombose bei der essentiellen Thrombozythämie: Wirksamkeit von Acetylsalicylsäure

J.J. Michiels[1], J.P.H. Drenth[3], P.J.J. van Genderen[1], P.J. Koudstaal[2]

Innere Medizin Abteilung Hämatologie und Hämostaseologie[1], Abteilung Neurologie[2] Erasmus Universität Rotterdam, Universitätsklinik Dijkzigt, Abteilung Innere Medizin[3], Universitätsklinik, Sankt Radboud, Nimwegen, Niederlande

Zusammenfassung. Die Acetylsalicylsäure-sensitive Erythromelalgie ist kausal mit einer Thrombozythämie verbunden und wird durch Blutplättchen-vermittelte fibromuskuläre Proliferation und thrombotische Verschlüsse in der endarteriellen Strombahn der Extremitäten in Abwesenheit einer vorbestehenden Gefäßkrankheit verursacht. Klinische Symptome der Thrombozythämie sind nicht nur die Erythromelalgie und ihre peripheren ischämischen Komplikationen, sondern auch eine hohe Inzidenz von Blutplättchen-vermittelten mikrovaskulären zerebralen Symptomen und Herzgefäßkrankheit. Eine niedrige Dosis von Acetylsalicylsäure heilt und verhütet die Erythromelalgie und die ischämischen Mikrozirkulationsstörungen des Gehirn und Herzens durch irreversible Hemmung der Cyclooxygenase-Aktivität in den Blutplättchen. Klinische, experimentelle und plättchen-kinetische Studien bestätigen die Existenz einer Plättchen-vermittelten Genese der Erythromelalgie und aller anderen ischämischen Mikrozirkulationsstörungen bei Patienten mit essentieller Thrombozythämie und Thrombozythämie bei Polycythaemia vera.

Summary. Acetylsalicylic acid-responsive erythromelalgia is causally related to thrombocythaemia and caused by platelet-mediated fibromuscular intimal proliferation and thrombotic occlusions in the endarterial circulation of the extremities in the absence of a pre-existent vascular disease. Erythromelalgia and its peripheral ischaemic complications as well as high incidence of platelet-mediated typical and atypical transient cerebral ischaemic attacks and coronary artery disease are the main presenting symptoms of thrombocythaemia. Low-dose acetylsalicylic acid cures and prevents erythromelalgia and the ischaemic microcirculatory disturbances of the cerebral and coronary and peripheral circulation by irreversible inhibition of platelet cyclooxygenase activity. Clinical, experimental and platelet kinetic studies confirm the existence of a platelet-mediated genesis of erythromelalgia and cerebral and coronary ischaemic symptoms in ptients with essential thrombocythaemia and thrombocythaemia associated with polycythaemia vera.

Erythromelalgie

Einleitung

Im Jahre 1878 beschrieb Mitchell einen Krankheitszustand, der durch ein paroxysmales Auftreten von brennenden Schmerzen, Röte und Schwellung der Füße charakterisiert wurde (1). In den Fußnoten dieses Artikels gab er diesem Symptomenkomplex den Namen Erythromelalgie (Erythros = Röte, Melos = Extremität, Algos = Schmerzen). Mitchell war aufgefallen, daß im Verlauf der langfristigen, klinischen Observationen bei Patienten mit typischer Erythromelalgie Anfälle von vorübergehenden oder persistierenden neurologischen ischämischen Symptomen, wie Vertigo, Amnesia, Dysarthria, Hemiparesis, Schlaganfall und anderen auftraten (1). Aufgrund dieser klinischen Beobachtungen behauptete Mitchell: "Whether or not I am correct in suspecting that they may represent stages of one malady, can only be determined by future research: but with this word in caution and reserve there can be no harm in calling attention to them as members of one genus".

Die Befunde von Mitchell und Spiller unterstützen die Ansicht, daß die Krankheitssymptome eines typischen Falles der Erythromelalgie möglicherweise einer peripheren Arteriitis zugeschrieben werden können (2). In einer klinisch-anatomischen Besprechung der Erythromelalgie halten Sachs und Wiener (3) die obliterierende Arteriitis als wahrscheinlich verantwortlich für die Entwicklung der Symptomengruppen der Erythromelalgie. Eine wichtige Publikation über die Therapie der Erythromelalgie stammt von Smith und Allen aus dem Jahre 1938 (4). Ein 31-jähriger Mann mit typischer Erythromelalgie berichtete: "some medicine which the patient believed to be sodium salicylate had not helped but he discovered that 10 grains of acetylsalicylic acid (aspirin) produced prompt relief of burning pain, which persisted for about three days". Ihr zweiter Fall, eine 45-jährige Frau mit typischer Erythromelalgie, hatte die Erfahrung, daß "one tablet of acetylsalicylic acid produced relief of burning distress in about twenty minutes, which persisted for days and that half a tablet has been required every three or four days to prevent erythromelalgia".

Michiels und Mitarbeiter entdeckten, daß die Acetylsalicylsäure-sensible Erythromelalgie kausal verbunden ist mit Thrombozythämie (essentielle Thrombozythämie und Thrombozythämie bei Polycythaemia Vera) und verursacht wird durch Blutplättchen-vermittelte Thrombose und begleitende Entzündungsphänomene in der endarteriellen Strombahn der Extremitäten (5-8). Ferner traten auch ischämische Anfälle in der arteriellen Zirkulation des Herzens und des Gehirns auf, wobei letzteres gedeutet werden kann als "atypical transient ischemic attacks" oder funktionelle zerebrale Mikrozirkulationsstörungen (9-12). Damit stellt sich die Frage nach dem diagnostischen und therapeutischen Stellenwert einer Therapie mit Acetylsalicylsäure.

Diagnose und Klinik der essentiellen Thrombozythämie

Die essentielle Thrombozythämie, ebenso wie Thrombozytosen anderer Genese, wird zunehmend bereits im asymptomatischen Stadium erkannt, da bei der verbreiteten Erstellung des Blutbildes mit Voll- und Halbautomaten die Thrombozyten immer mitgezählt werden (13). Es handelt sich um eine klonale, aus der Transformation einer hämopoetischen Stammzelle hervorgehende, gutartige Erkrankung. Die essentielle Thrombozythämie ist nicht oder sehr langsam progredient und hat eine relativ gute Prognose mit normaler Lebenserwartung.

Leitbefund bei der essentiellen Thrombozythämie ist die permanent erhöhte Thombozytenzahl von über 400,000 U/l. Im Blutausstrich sieht man morphologisch normale und größere Thrombozyten (Riesenformen, Aggregate). Das übrige Blutbild ist initial meistens unauffällig. Das Knochenmark zeigt meistens eine normale Zelldichte mit Vermehrung von großen ausgereiften Megakaryozyten (14). Eine Thrombozythämie tritt sehr oft bei der "Polycythaemia Vera" auf (60% bis 70%).

Klinisch stehen vaskuläre Komplikationen im Sinne von Mikrozirkulationsstörungen in den Extremitäten, dem Herz und dem Gehirn im Vordergrund (5-12). Die Mikrozirkulationsstörungen äußern sich in Kribbelakroparästhesien und einem brennenden Schmerz der Fußsohlen und in einer oder mehreren Zehen oder Handflächen und Fingerspitzen, welche im Zusammenhang mit einer lokalen Überwärmung und einer marmorierten Rötung an den Zehen, Fußsohlen, Handflächen oder Fingerspitzen für die Erythromelalgie typisch sind (5-7).

Pathophysiologie und Therapie der Mikrozirkulationsstörungen mit Acetylsalicylsäure

Die unmittelbare (innerhalb einer Stunde) und anhaltende (ein oder mehrere Tage) Erleichterung und das Abklingen der brennenden Schmerzen durch eine einmalige niedrige Dosis (300 bis 500 mg) Acetylsalicylsäure ist nach Mitchell (1) und Michiels (5-7) ein pathognomonisches und diagnostisches Kriterium für die Erythromelalgie.

Die histopathologischen Befunde in den erythromelalgischen Hautbiopsien sind spezifisch und durch fibromuskuläre Proliferation und thrombotische Verschlüsse der Arteriolen in Abwesenheit einer pre-existierenden Gefäßkrankheit charakterisiert (5-6) (Abbildung 1).

Eine anhaltend niedrige Dosis von Acetylsalicylsäure von ungefähr 100 mg täglich heilt und verhütet die Erythromelalgie und ihre ischämischen Mikrozirkulationsstörungen durch irreversible Hemmung der Cyclooxygenaseaktivität in den Plättchen. Erniedrigung der erhöhten Plättchenzahl zu völlig normalen Werten (< 350,000 U/l) verhütet die Wiederkehr der Erythromelalgie.

Die verkürzte Plättchenüberlebenszeit in Patienten mit thrombozythämischer Erythromelalgie und ihre Korrektur durch kurative Behandlung mit niedrig dosierter Acetylsalicylsäure (8) weist darauf hin, daß die Erythromelalgie durch intravaskuläre Plättchenaktivierung und Aggregation ausgelöst wird, welche vor allem unter Umständen von "high shear rate" in den Arteriolen auftreten und zur Bildung von Plättchenthromben in der Mikrozirkulation führen (Abbildung 1).

Da Erythromelalgie nicht bei Patienten mit reaktiver Thrombozytose auftritt, kann postuliert werden, daß nicht nur eine quantitative, sondern auch eine qualitative Funktionsstörung der Plättchen zu einer hohen Inzidenz von mikrovaskulären thrombotischen Verschlußkomplikationen führt, welche die periphere, koronare und zerebrale Zirkulation betreffen.

Störungen der Mikrozirkulation bei 75 Patienten mit Thrombozythämie sind die Erythromelalgie und ihre ischämische Komplikationen (60%) wie auch die mikrovaskulären zerebralen Symptome (31%) und Herzgefäßkrankheit (12%) mit Plättchenzahlen zwischen 421 bis 2140 x 10^9/l (gemittelt 1031 x 10^9/l) (6, 9, 12).

Die fokalen transienten ischämischen Anfälle (TIA), die nicht-fokalen, funktionellen zerebralen ischämischen Störungen (atypische TIA's) und die ischämischen Sehstörungen traten alle plötzlich und meistens unabhängig voneinander auf, dauerten einige Sekunden bis mehrere Minuten und wurden meistens durch einen dröhnenden und klopfenden Kopfschmerz begleitet (12). Dieser klinische Symptomenkomplex ist nicht typisch für und sehr unterschiedlich von den TIA's, wie diese bei Patienten mit Atherosklerose auftreten, aber die auffallende Übereinstimmung mit der "migraine accompagnée" unterstützt die essentielle Rolle der Blutplättchen zur Pathogenese der ischämischen Zirkulationsstörungen bei Patienten mit essentieller Thrombozythämie und Thrombozythämie bei

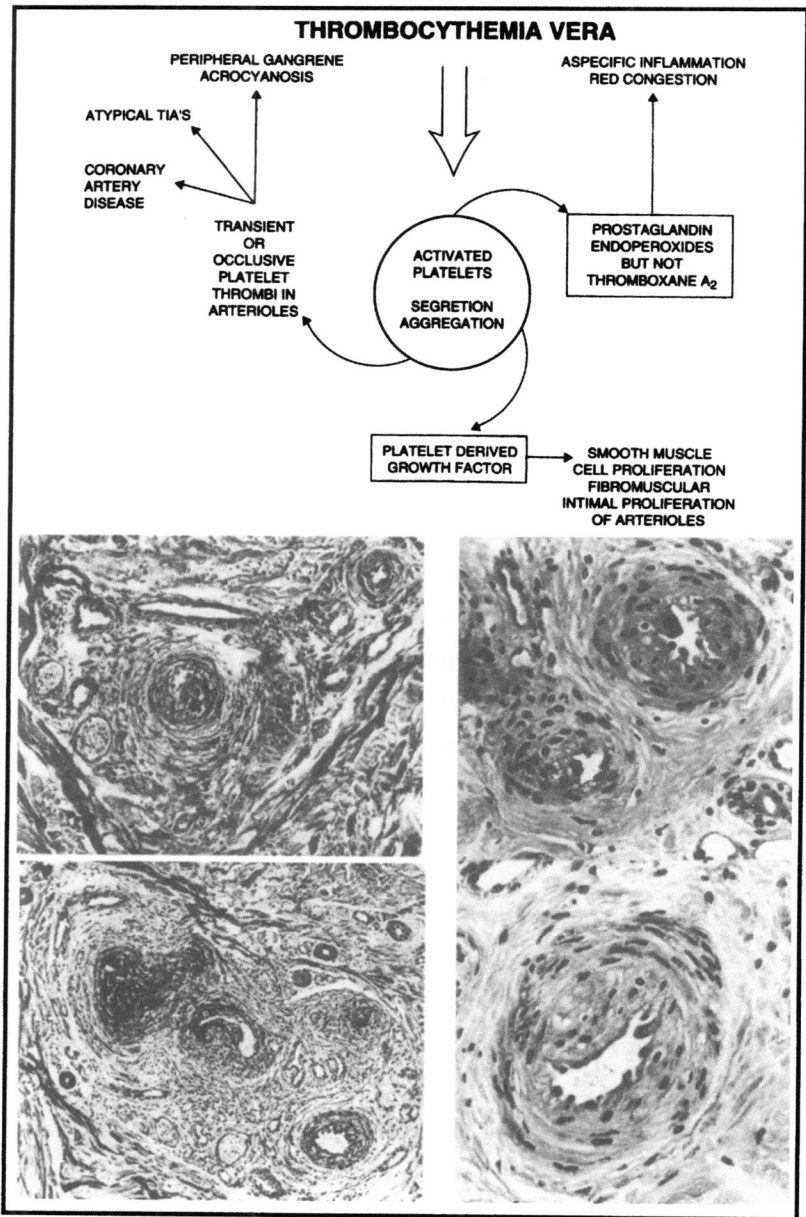

Abbildung 1. Ätiologie und Pathophysiolagie der Plättchen-vermittelten Erythromelalgie und Mikrozirkulationsstörungen bei essentieller Thrombozythämie und Thrombozythämie bei Polycythaemia Vera

Polycythaemia Vera. Diese Hypothese einer Plättchen-vermittelten arteriellen Thrombophilie bei Thrombozythämie stimmt mit den nachfolgenden klinischen und experimentellen Befunden gut überein.

1. Die bekannten Risikofaktoren wie Hypertension, Hypercholesterinämie, Diabetes und/oder eine familiäre Vorgeschichte arterieller Thrombose waren bei allen Patienten mit Erythromelalgie und Thrombozythämie (6) und 18 der 22 Patienten mit essentieller Thrombozythämie und zerebralen Mikrozirkulationsstörungen abwesend (12).

2. Die arterioläre plättchenreiche Thrombose und die verkürzte Plättchenüberlebenszeit in Patienten mit thrombozythämischer Erythromelalgie und ihre völlige Korrektion durch kurative Behandlung mit niedrig dosierter Acetylsalicylsäure (8) weist darauf hin, daß nicht nur die Erythromelalgie, sondern auch die zerebralen und koronaren Mikrozirkulationsstörungen durch intravaskuläre Plättchenaktivierung und Aggregation ausgelöst werden, welche vor allem unter den Bedingungen von "high shear rate" in den Arteriolen auftreten (Abbildung 1).

3. Behandlung mit oralen Antikoagulantien und Plättchenhemmern wie Dipyridamol, Sulfinpyrazon und Natriumsalicylat, welche die Cyclooxygenaseaktivität der Plättchen nicht hemmen, ist bei der Behandlung der Erythromelalgie und der zerebralen Mikrozirkulationsstörungen nicht effektiv (6, 10) (Abbildung 2).

4. Erniedrigung der erhöhten Plättchenzahl zu völlig normalen Werten (<350,000 U/L) verhütet die Rückkehr der Erythromelalgie wie auch die der zerebralen Mikrozirkulations- und Sehstörungen (6, 9, 12).

Schlußfolgerungen

Die Hypothese von Mitchell (1) ist in unseren klinischen und experimentellen Studien bestätigt worden durch den Nachweis von Blutplättchen-vermittelter arteriolärer Plättchen-Thrombose und den Entzündungsphänomenen als einziger und gemeinsamer Ursache der Erythromelalgie und aller anderen, meistens vorübergehenden, mikrovaskulären Zirkulationsstörungen des Herzens und des Gehirns, welche bei Patienten mit essentieller Thrombozythämie und Thrombozythämie bei Polycythaemia Vera auftreten.

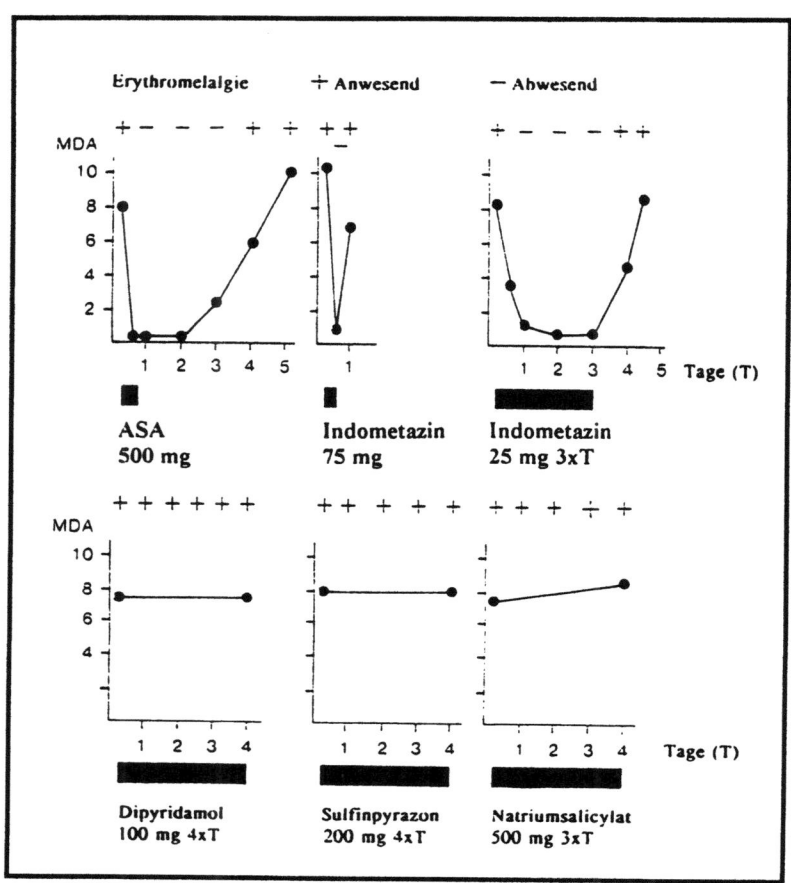

Abbildung 2. Wirkung der Acetylsalicylsäure (ASA) und von Indometazin und Unwirksamkeit von Dipyridamol, Sulfinpyrazon und Natriumsalicylat. MDA: Malondialdehyd

Literatur

1. Mitchell SW. On a rare vasomotor neurosis of extremities on the maladies with which it may be confounded. Am J Med Sci 1878; 76:17-36.

2. Mitchell SW, Spiller WG. A case of erythromelalgia. Am J Med Sci 1899; 117:1-14.

3. Sachs B, Wiener A. Die Erythromelalgie. Dtsch Zschr Nervenheilk 1899; XXI:286-296.

4. Smith LA, Allen FV. Erythermalgia (erythromelalgia) of the extremities. A syndrome characterized by redness, heat and pain. Am Heart J 1938; 16:175-188.

5. Michiels JJ, Ten Kate FWJ, Vuzevski VD, Abels J. Histopathology of erythromelalgia in thrombocythemia. Histopathology 1984; 8:669-678.

6. Michiels JJ, Abels J, Steketee J et al. Erythromelalgia caused by platelet-mediated arteriolar inflammation and thrombosis. Ann Intern Med 1985; 102:466-471.

7. Michiels JJ, Van Joost T. Erythromelalgia and thrombocythemia, a causal relation. J Am Acad Dermatol 1990; 22:107-111.

8. Van Genderen P, Michiels JJ, Van Strik R, Lindemans J, Van Vliet HHDM. Platelet consumption in thrombocythemia complicated by erythromelalgia: Reversal by Aspirin. Thromb Haemost 1995; 73:210-214.

9. Scheffer MG, Michiels JJ, Simoons ML, Roelandt JRTC. Thrombocythemia and coronary artery disease. Am Heart J 1991; 122:573-576.

10. Michiels JJ, Zijlstra FJ. Prostaglandin cyclooxygenase products but not thromboxane A_2 are involved in the pathogenesis of erythromelalgia in thrombocythaemia. Mediators Inflamm 1993; 2:385-389.

11. Michiels JJ, Van Genderen PJJ, Van Vliet HHDM. Erythromelalgia and arterial thrombophilia in thrombocythaemia. Ann N Y Acad Sci 1994; 714:319-322.

12. Michiels JJ, Koudstaal PJ, Mulder AH, Van Vliet HHDM. Transient neurologic and ocular manifestations in primary thrombocythaemia. Neurol 1993; 43:1107-1110.

13. Van Genderen PJJ, Michiels JJ. Primary thrombocythemia: diagnosis, clinical manifestations and management. Ann Hematol 1993; 67:57-62.

14. Georgii A, Vykoupil KF, Buhr T, Choritz H, Döhler U, Kaloutsi V, Werner M. Chronic myeloproliferative disorders in bone marrow biopsies. Path Res Pract 1990; 186:3-27.

Diskussion

Schrör: Wir beschäftigen uns auch mit der Bedeutung von PDGF und anderen Thrombozytenfaktoren, wie Thromboxan A_2 für die Mitogenese glatter Gefäßmuskelzellen. Dabei haben wir kürzlich zeigen können, daß Thromboxan A_2 aus Thrombozyten die mitogene Wirkung von PDGF potenziert (Zucker et al, Agents Actions 45(suppl):53-58, 1995). Würden Sie es für möglich halten, daß sich ähnliche Veränderungen auch im Zusammenhang mit der von Ihnen so schön gezeigten fibromuskulären Proliferation bei der Thrombozytämie abspielen, d.h. ist es denkbar, daß die lokal akkumulierenden Thrombozyten über ihre Thromboxan A_2 Freisetzung kombiniert mit der Freisetzung von PDGF aus den α-Granula und den glatten Muskelzellen, eine Effektpotenzierung zeigen?

Michiels: Das ist sicher möglich, allerdings haben wir das bisher noch nicht im einzelnen untersucht.

Schrör: Sie haben weiterhin gezeigt, daß Sie die Akrozyanose bei Ihren Patienten nach Behandlung mit Acetylsalicylsäure für eine Woche aufheben konnten. Geht dies auch mit entsprechenden Veränderungen, d.h. einem Rückgang der intravasalen Muskelzellproliferation einher?

Michiels: Man muß hier zwischen dem Rückgang der Entzündungsphänomene, einschließlich Akrozyanose, auf der einen Seite und dem Rückgang der Zellproliferation auf der anderen Seite unterscheiden. Einen sichtbaren Rückgang der Entzündungsphänomene und der Akrozyanose sehen wir nach 1-3 tägiger Behandlung mit Acetylsalicylsäure, einen Rückgang der fibromuskulären Proliferation nach einigen Wochen. Angiogramme haben darüber hinaus gezeigt, daß bereits verschlossene Gefäße durch die medikamentöse Behandlung nicht wieder eröffnet werden können.

Breddin: Wenn Sie für die Komplikationen der Erythromyalgie Entzündungskomponenten eine wesentliche Beteiligung zumessen, dann stellt sich die Frage, ob man nicht mit einer höheren Dosis von Acetylsalicylsäure, z.B. 500 mg/Tag, einen stärkeren und schnelleren Therapieerfolg hat als mit den von Ihnen verwendeten 100 mg?

Michiels: Ja, für die Behandlung des aktiven Stadiums der Erkrankung sind sicherlich 500 mg viel besser. Die Ausführungen in meinem Vortrag haben sich aber auf die antithrombotische Therapie bezogen, wobei wir versucht haben, die geringste protektive Dosis zu finden. Wenn man Patienten mit 100 mg behandelt, dann dauert es einfach länger, bis die Symptome der Erythromelalgie verschwinden.

Breddin: Behandeln Sie Ihre Patienten nur im akuten Schub, d.h. wenn die Symptome der Erythromyalgie auftreten oder führen Sie auch eine generelle Prophylaxe durch?

Michiels:	Dies ist eine wichtige Frage, die man wohl nur durch eine große prospektive Studie klären kann. Eine solche Studie wird derzeit von einer europäischen Arbeitsgruppe unter Federführung von Herrn Grieshammer aus Ulm vorbereitet.
Wenzel:	Herr Michiels, Sie verfügen über viel Erfahrung bei diesem relativ seltenen Krankheitsbild. Wie bewerten Sie die Häufigkeit des Auftretens von venösen Komplikationen, insbesondere das Auftreten von Organvenenthrombosen, z.B. Becken-, Beinvenen- oder Milzvenenthrombosen?
Michiels:	So selten ist die Erkrankung nicht. Wir überschauen derzeit etwa 687 Patienten mit essentieller Thrombozytopenie. Ich habe eine retrospektive Analyse zur Problematik der venösen Thrombose gemacht und dabei gefunden, daß die Inzidenz, insbesondere der tiefen Venenthrombosen, sehr niedrig ist. Dies gilt im Prinzip auch für die Milzvenenthrombose im Zusammenhang mit der Splenomegalie, allerdings ist hier die Ätiologie der Venenthrombose natürlich anders. Man muß in diesem Zusammenhang auch noch zwischen dem kompletten Bild der Polyzythaemia vera und einer isolierten essentiellen Thrombozythämie unterscheiden. Beim kompletten Krankheitsbild kommt es zusätzlich durch den erhöhten Hämatokrit zu einer Zunahme der Blutviskosität mit Störungen der Mikro- und Makrozirkulation. Daraus resultiert auch eine Aktivierung der Thrombozyten. Deshalb haben Patienten mit Polyzythaemia vera eine erhöhte Inzidenz tiefer Venenthrombosen, nicht dagegen Patienten mit isolierter reaktiver Thrombozytose.
Schmutzler:	Wie würden Sie eine solche Venenthrombose behandeln?
Michiels:	In üblicher Weise mit Heparin oder oralen Antikoagulantien, außerdem muß natürlich die Polyzythaemie als Grundkrankheit behandelt werden, ebenfalls die Thrombozytenfunktionsstörung.
Schmutzler:	Die Acetylsalicylsäuretherapie behalten Sie aber bei?
Michiels:	Ja, wir führen eine Kombinationstherapie durch.

Acetylsalicylsäure im
kardiovaskulären System
K. Schrör und H.K. Breddin (Hrsg.)
© 1996 Birkhäuser Verlag Basel/Switzerland

Generelle Diskussion

Moderation: H.K. Breddin/K. Schrör

Schrör: Nach einem solchen informationsreichen Tag stellen sich für eine Abschlußdiskussion über die Anwendung von Acetylsalicylsäure im kardiovaskulären System viele Fragen. Im Interesse einer gewissen Strukturierung wollen Herr Breddin und ich Ihnen vorschlagen, diese Fragen unter drei Themenkomplexen zu bündeln, die derzeit besonders aktuell erscheinen:

> - Welche Dosis ist für die klinische Anwendung von Acetylsalicylsäure als Antithrombotikum zu empfehlen und gibt es eine ideale Dosierung? Sind irgendwelche Anwendungsrisiken besonders zu beachten?
> - Was ist von einer kombinierten Anwendung von Acetylsalicylsäure mit anderen Plättchenfunktionshemmern, wie Ticlopidin, Dipyridamol oder Antikoagulantien zu halten?
> - Was ist über die zu erwartenden Nebenwirkungen von Acetylsalicylsäure bei antithrombotischer Dosierung bekannt, insbesondere über erhöhte Blutungsrisiken?

Acetylsalicylsäuredosierung und Anwendungsrisiken

Schrör: Mein Eingangsstatement: Ich glaube, daß es eine ideale Dosierung von Acetylsalicylsäure als Antithrombotikum nicht geben kann und auch nicht geben wird, weil es den dazu erforderlichen idealen Patienten nicht gibt. Man darf den Patienten und die Art der Durchblutungsstörung, an der er leidet, als Variable nicht unterschätzen. Das haben die Beiträge der Herren Breddin und Spannagl zur arteriellen bzw. venösen Thrombose auf der einen Seite aber auch der Beitrag von Herrn Einhäupl zu cerebrovaskulären Durchblutungsstörungen und von Herrn Darius zur Herzinfarktprophylaxe deutlich gezeigt.
Beim Aussprechen von Dosierungsempfehlungen ist außerdem auch die Bedeutung einer entzündlichen Komponente des thrombotischen Geschehens zu berücksichtigen, d.h. die Bedeutung der induzierbaren Form der Prostaglandine synthetisierenden Cyclooxygenase-2. Wenn diese eine Rolle spielt, z.B. bei peri-

Generelle Diskussion

pher-arteriellen und noch stärkerem Maße venösen Thrombosen, wird eher eine höhere, eventuell antiphlogistisch wirkende Dosis für Acetylsalicylsäure erforderlich sein als bei Erkrankungen, wo dies nicht der Fall ist, z.B. bei der Herzinfarktprophylaxe. Man könnte vielleicht sogar soweit gehen, sozusagen ex juvantibus aus dem unterschiedlichen Ansprechen thrombotischer Erkrankungen auf Acetylsalicylsäure in niedriger, d.h. ca. 100 mg/d, Dosierung auf die Beteiligung entzündlicher Komponenten rückzuschließen. In diesem Zusammenhang darf ich nochmals an den Vortrag von Herrn Darius erinnern und seinen Befund, daß 500 mg Acetylsalicylsäure/Tag aber nicht 100 oder 40 mg die Restenoseinzidenz nach PTCA reduzieren. Dieser Befund, der natürlich noch weiterer Sicherung bedarf, wäre ein Argument für eine Beteiligung induzierbarer Cyclooxygenasen oder auch anderer induzierbarer Enzyme an der Proliferation glatter Gefäßmuskelzellen. Hinzu kommt, daß z.B. Lipideinlagerungen in die Gefäßwand, Transformierungen glatter Muskelzellen in den sekretorischen Phenotyp oder Cytokinfreisetzungen im Zusammenhang mit pathologischen Immunreaktionen solche Reaktionen ebenfalls fördern würden.

Haarmann: In der Konsequenz würden Ihre Ausführungen bedeuten, daß Entzündungs- und Immunreaktionen auch das Risiko thromboembolischer Gefäßverschlüsse beeinflussen sollten. Was weiß man eigentlich in diesem Zusammenhang über das Risiko arterieller Thrombosen, z.B. Herzinfarkte, bei Rheumatikern?

Schrör: Dazu gab es eine interessante Arbeit im New England Journal of Medicine 1953 mit dem Titel: „Length of life and cause of death in rheumatoid arthritis" (Cobb et al, N Engl J Med 249:553-556, 1953). Dabei ergab sich eine signifikant geringere Häufigkeit von Herzinfarkt (10%) und hypertoner Herzkrankheit (1%) als Todesursache bei Rheumatikern im Vergleich zu einer Kontrollpopulation. Dagegen war die Sterblichkeit an Infektionserkrankungen mit 25% signifikant erhöht.

Vinazzer: Eine andere besondere Risikosituation ist die Schwangerschaft. In diesem Zusammenhang ist darauf hinzuweisen, daß Acetylsalicylsäure placentagängig ist und deswegen in der Schwangerschaft möglichst nicht gegeben werden sollte.

Schrör: Man sollte sicher generell auf jede unnötige Einnahme von Medikamenten während der Schwangerschaft verzichten. Andererseits geht aber nach dem Ergebnis großer epidemiologischer Studien die Einnahme von Acetylsalicylsäure in der Schwangerschaft nicht mit irgendwelchen signifikanten Nebenwirkungen für den Föten oder die Mutter einher, insbesondere gibt es keinen Hinweis auf Teratogenität.

Heinrichs: Die Gynäkologen haben kürzlich zu diesem Problem ein Statement abgegeben und darin Anwendungsbeschränkungen für Acetylsalicylsäure nur für das letzte Drittel der Schwangerschaft ausgesprochen.

Spannagl: In unserer Klinik werden Schwangere mit Antiphospholipidsyndrom aufgrund kontrollierter Studien (Balasch et al, Hum Reprod 8:2234-2239, 1993) mit Acetylsalicylsäure zur Abortprophylaxe behandelt.

Wenzel: Man sollte den Gedanken der unterschiedlichen Patientenkollektive, insbesondere im Zusammenhang mit peripherer arterieller Verschlußkrankheit und cerebrovaskulärer Insuffizienz noch einmal aufgreifen und diskutieren, bevor man sich dem Problem der Dosis zuwendet. Es gibt hierbei nicht nur eine unterschiedliche Symptomatik, sondern auch unterschiedliche Risikofaktoren.
In diesem Zusammenhang möchte ich Ihnen hier eine Tabelle zeigen, die, etwas modifiziert, einer Arbeit von Manson et al. (N Engl J Med 326:1406-1416, 1992) entnommen ist.

Maßnahmen	% Risikoreduktion eines akuten Myokardinfarktes	
Einstellen des Rauchens	50-60	nach 5 Jahren
Reduktion des Cholesterinspiegels	2-3	für 1% Chol.-Senkung
Behandlung der Hypertonie	2-3	für 1 mmHg Blutdrucksenkung
Körperliche Aktivität	45	
Gewichtskontrolle	35-55	für Idealgewicht + 20%
Alkoholzufuhr	25-45	für geringe, kontrollierte Zufuhr
„low-dose" Acetylsalicylsäure	33	

Er hat hier in Form einer Meta-Analyse den Einfluß unterschiedlicher Risikofaktoren auf den Therapieerfolg dargestellt, z.B. sehen Sie welchen immensen Einfluß allein das Beenden des Zigarettenrauchens auf den Therapieerfolg hat und wie schwierig es ist, den Effekt einer Acetylsalicylsäureprophylaxe davon abzugrenzen. Ein anderer Punkt ist der Einfluß einer Hypertonie bzw. einer antihypertensiven Behandlung auf das Therapieergebnis, insbesondere bei der Schlaganfallprophylaxe. Ich bin nicht sicher, ob eine solche medikamentöse „Zusatz"therapie bei der Studienbewertung von Acetylsalicylsäure und anderen Plättchenfunktionshemmern ausreichend gewürdigt worden ist. Erst wenn die Bedeutung dieser zusätzlichen Risikofaktoren bzw. Zusatzmedikationen für das klinische Ergebnis klar ist, können wir ernsthaft daran denken, konkrete Dosierungsempfehlungen für Acetylsalicylsäure auszugeben.

Breddin: Es ist sicher richtig, daß wir immer limitierte Informationen über die Zusammensetzung der Patientenkollektive und ihre individuelle „Zusatz"therapie haben. Aber natürlich haben wir in unseren Kurzzeitstudien über 1-2 Jahre überprüft, ob sich z.B. der Anteil der Raucher verändert hat und ich kann Ihnen hierzu sagen, daß es nicht zu wesentlichen Veränderungen kam. Andererseits wäre es aus meiner Sicht sehr wünschenswert, wenn gerade in den aufwendigen, großen prospektiven Studien auch die peripheren Gefäßprovinzen mehr Beachtung finden würden, die nicht einen primären klinischen Endpunkt darstellen. Z.B. ist mir unverständlich, weshalb in der STIMS-Studie an Patienten mit peri-

Generelle Diskussion

pherer arterieller Verschlußkrankheit und unter Therapie mit Ticlopidin zwar nach den klinischen Endpunkten Schlaganfall und Herzinfarkt geschaut hatte aber nicht, ob es bei diesen Patienten zu neuen peripheren arteriellen Gefäßverschlüssen kam. Analoges gilt für kardiologisch orientierte Studien. Auch hier sollte man stets nach den beiden anderen Gefäßbereichen, d.h. periphere und cerebrovaskuläre Durchblutungskomplikationen schauen.

Schrör: Ein Teil des Problems liegt sicher auch in der Auswertung und in der für mein Verständnis relativ unkritischen Zusammenfassung aller akuten Gefäßverschlüsse als „vaskuläre Ereignisse". Gerade bei Schlaganfallstudien an älteren Patienten ist es oft so, daß die Signifikanz im klinischen Ergebnis unter Behandlung erst dann eintritt, wenn man alle vaskulären Ereignisse zusammenfaßt. Dabei resultiert die Signifikanz aber nicht aus einer Abnahme der Schlaganfälle, sondern der Herzinfarkte.

Michiels: Noch ein Kommentar zur Bedeutung von Patientenkollektiven: In der Gefäßchirurgie in Rotterdam wurde kürzlich eine prospektive Studie zur Wirksamkeit von Antikoagulantien bei Patienten mit peripherer arterieller Verschlußkrankheit durchgeführt. Dabei wurden die Raucher und Nichtraucher getrennt ausgewertet. Insgesamt war das Risiko von Herzinfarkt und Schlaganfall bei den Rauchern erheblich höher als bei den Nichtrauchern. Eine signifikante Besserung unter Antikoagulantien-Therapie war nur bei Rauchern zu verzeichnen, nicht dagegen bei Nichtrauchern.

Markwardt: Ich möchte in diesem Zusammenhang auf unsere 1973 publizierte Studie über die Reinfarktprophylaxe mit Acetylsalicylsäure zurückkommen (Markwardt et al, Dtsch Ges Wesen 28:1565-1571, 1973; Vogel et al, Dtsch Ges Wesen 28:2100-2105, 1973). Schon bei der Studienplanung wurden wir gefragt, welcher Antagonist denn für allfällige Überdosierungen bzw. Blutungskomplikationen vorhanden ist. Wir haben diese Frage damals nur mit Hinweis auf mögliche Transfusionen im Fall von Blutungskomplikationen beantworten können. Hat sich die Situation heute entscheidend verändert? Wenn wir neue Antithrombotika testen wollen, werden die gleichen Fragen gestellt. Meine Frage an die Acetylsalicylsäure-Experten, gibt es heute ein spezifisches Antidot und was empfehlen Sie im Falle einer Blutung?

Schrör: Sie sprechen da ein sehr interessantes Problem an, das aber nicht nur für Acetylsalicylsäure zutrifft, sondern für alle Antithrombotika, die sich in klinischem Gebrauch bzw. klinischer Prüfung befinden. Es gibt nicht nur keinen spezifischen Antagonisten für ein Blutungsproblem nach Einnahme von Acetylsalicylsäure, sondern auch keinen für Blutungsprobleme nach Ticlopidin, Hirudin oder GPIIb/IIIa-Antagonisten. Was bleibt, ist ein funktioneller Antagonismus, z.B. mit Desmopressin, das auch bei uns als Antihämorhagikum zugelassen ist. Desmopressin steigert die Faktor VIII-Gerinnungsaktivität und verbessert dadurch wahrscheinlich die Plättchenaggregation und -adhäsion an die Gefäßwand. Ein alternativer funktioneller Antagonist wäre Trasylol.

Heinrichs: Noch eine Ergänzung zum Desmopressin: Die Substanz setzt nicht nur Faktor VIII und von Willebrand-Faktor frei, sondern auch tPA. Über letztgenannten Mechanismus kann es zur Aktivierung der Fibrinolyse kommen, die im Einzelfall auch zu fibrinolytisch bedingten Blutungen führen kann. Dies ist bei der praktischen Anwendung der Substanz zu beachten und kann gelegentlich eine antifibrinolytische Zusatztherapie erfordern.

Schrör: Zusammenfassend denke ich, daß auch diese Diskussion gezeigt hat, wie schwierig es ist, eine gezielte Dosisempfehlung für Acetylsalicylsäure für einen bestimmten Patienten auszusprechen. Andererseits hat auch niemand den Dosisvorschlägen von Herrn Einhäupl (ca. 300 mg/d) bzw. Herrn Darius (ca. 100 mg/d) bei gegebener Indikation im cerebrovaskulären bzw. koronaren Bereich widersprochen. Wichtig sind die von Herrn Wenzel und Herrn Breddin angesprochenen „Zusatzmaßnahmen", insbesondere die körperliche Aktivität und das Beenden des Zigarettenrauchens.

Kombinationstherapie von Acetylsalicylsäure mit anderen Pharmaka und Blutungsrisiko

Schrör: Verschiedene Formen einer kombinierten Anwendung von Acetylsalicylsäure mit anderen Antithrombotika bzw. anderen Plättchenfunktionshemmern wurden angesprochen. Hierzu gehören Kombinationen mit Ticlopidin, mit oralen Antikoagulantien oder auch Dipyridamol. Denkbare Anwendungen einer solchen Kombinationstherapie wäre ein erhöhtes Thromboserisiko, bei dem mehrere Faktoren gleichzeitig für das thrombotische Geschehen verantwortlich sind. Hierzu würde ich ich bei einer Kombination von Acetylsalicylsäure mit Ticlopidin die Stent-Thrombose rechnen. Frau Glusa hat in ihrem Beitrag ausführlich zum Problem der kombinierten Anwendung von Ticlopidin und Acetylsalicylsäure Stellung genommen.
Ein anderes Problem ist die Kombination von Acetylsalicylsäure mit oralen Antikoagulantien. Hier ist zweifellos das Blutungsrisiko erheblich gesteigert, so daß aus pharmakologischer Sicht eher Zurückhaltung geboten ist.

Breddin: Dem muß ich heftig widersprechen.

Schrör: Sofort, zuvor noch wenige Worte zur kombinierten Anwendung von Acetylsalicylsäure und Dipyridamol. Die, allerdings erst in Abstractform, veröffentlichten Ergebnisse der ESPS-II Studie machen eine solche synergistische Wirkung hinsichtlich der Schlaganfallinzidenz wahrscheinlich. Wir sollten aber vor der endgültigen Bewertung der Studienergebnisse noch die ausführliche Publikation abwarten und auch nicht vergessen, daß die Gesamtmortalität aller Patienten nicht verändert wurde, weder durch Acetylsalicylsäure noch durch Dipyridamol oder die kombinierte Anwendung beider Substanzen.

Generelle Diskussion

Breddin: Ich denke, daß man niedrig dosierte Antikoagulantien (entsprechend einem INR von 1.3 - 1.5) und Acetylsalicylsäure schon kombinieren kann und klinisch prüfen sollte. Bei niedrig dosierten Antikoagulantien gibt es kein nennenswertes Blutungsrisiko, außerdem werden hier zwei Wirkstoffe mit unterschiedlichen Angriffspunkten kombiniert. Nach meinen Erfahrungen bei Patienten mit Langzeitgefäßverschlüssen bin ich davon überzeugt, daß diese Kombination wirksam ist. Es geht beim INR im wesentlichen nur darum, daß man die Patienten findet, die trotz niedriger Antikoagulantiendosis eine starke Gerinnungshemmung haben und damit potentiell bluten könnten und bei diesen die Dosis entsprechend reduziert. Ich bin daher sehr für die Durchführung kontrollierter prospektiver Studien, um dieses Konzept zu überprüfen, das ich für sehr aussichtsreich halte.

Heinrichs: Ich fürchte, daß wir das Problem der Thrombusbildung, auch im arteriellen System, ein wenig zu einseitig sehen. Thrombophiliefaktoren sind besonders bei Hochrisikopatienten zu beachten, wie z.B. Patienten nach Bypass-Operationen oder Shunt-Patienten im chronischen Dialyseprogramm. Wenn bei diesen Patienten trotz optimaler gefäßchirurgischer Versorgung entsprechend einer maximalen Blutdurchgängigkeit thrombotische Gefäßverschlüsse eintreten, dann sehen wir als Hämostaseologen häufig eine kombinierte Erhöhung mehrerer thrombogener Faktoren, z.B. habe ich selbst in letzter Zeit Patienten mit einem Anstieg von Faktor VIII um das 10-fache, von PAI-I um das 3-5-fache sowie gelegentlich Veränderungen im Protein C und S. Bei solchen Hochrisikopatienten reicht zur wirksamen Verhinderung rezidivierender Gefäßverschlüsse eine Zweifach-Kombination von Acetylsalicylsäure und oralen Antikoagulantien nach unseren Erfahrungen nicht aus. Wir selbst geben in solchen Fällen zusätzlich Heparin.

Breddin: Wir haben in einer größeren prospektiven Studie die Bedeutung von Faktor VIII/von Willebrand Faktor für die Pathogenese neuer Gefäßverschlüsse untersucht. Auch wir haben gefunden, daß Faktor VIII/von Willebrand Faktor bei solchen Re-Verschlüssen deutlich erhöht ist. Wenn man Faktor VIII als Einzelfaktor betrachtet, ist er bei neuen Gefäßverschlüssen signifikant erhöht. Wenn man dagegen die gleichen Daten einer multivariaten Analyse unterzieht, dann sind signifikante Erhöhungen von Faktor VIII/von Willebrand Faktor bei eingetretenem Gefäßverschluß nicht mehr nachweisbar. Ich würde aus diesen Daten schließen, daß man Faktor VIII/von Willebrand Faktor wahrscheinlich nicht generell als prospektive Risikofaktoren für neue Gefäßverschlüsse ansehen kann.

Heinrichs: Man muß hier sicher auch den einzelnen Patienten sehen und entsprechend individuell bewerten.

Breddin: Vorhersagen sind nur anhand größerer prospektiver Studien möglich.

Nowak: Bei der Diskussion von Risikofaktoren bei Dialysepatienten sollte man die Hyperfibrinogenämie nicht vergessen. Diese Patienten haben alle deutlich, d.h. bis zum Doppelten der Norm erhöhte Fibrinogenspiegel und ein erhöhtes Herzinfarktrisiko. Nach meinem Verständnis ist keine der bisher diskutierten medikamentösen Maßnahmen und auch nicht die Kombinationstherapie gegen eine Hyperfibrinogenämie wirksam.

Schrör: Sie haben sicher recht, daß es noch zahlreiche andere Risikofaktoren, insbesondere bei Dialysepatienten gibt, die nicht im einzelnen angesprochen wurden und auf die man natürlich achten sollte. Hinzuzufügen sind in diesem Zusammenhang auch Lipidstoffwechselstörungen, die ebenfalls mit einer erhöhten Thromboseinzidenz einhergehen und die auch bisher nicht diskutiert wurden. Ich denke, daß sich alle Anwesenden dieser Unzulänglichkeiten eines im wesentlichen auf Acetylsalicylsäure fokussierten Meetings bewußt sind.

In diesem Zusammenhang noch eine Frage zu Arzneimittelinteraktionen mit Acetylsalicylsäure, speziell unter dem Gesichtspunkt der antianginösen und antihypertensiven Therapie mit Calcium-Kanalblockern, ACE-Hemmern, Betablockern u.a. Gibt es hier eine klinisch relevante Interaktion mit Acetylsalicylsäure, z.B. unter dem Gesichtspunkt der Prostaglandinsynthesehemmung und der möglichen Bedeutung einer stimulierten vaskulären Prostaglandinbildung für den klinischen Effekt dieser Substanzen? M.W. ist ein solcher Zusammenhang für die antihypertensive Therapie in der Literatur bisher nur für Indometazin belegt, während die Situation für Acetylsalicylsäure nicht eindeutig ist. Trotzdem findet man auf jedem Waschzettel und auch in der „Roten Liste" einen Warnhinweis auf mögliche Interaktionen von Acetylsalicylsäure mit der blutdrucksenkenden Wirkung von Antihypertensiva und eine Anwendungsbeschränkung für die Herzinsuffizienz Ich persönlich halte solche Interaktionen nicht für besonders klinisch relevant, aber vielleicht gibt es andere Meinungen.

Wenzel: Herr Darius hat sehr schön gezeigt, daß man Acetylsalicylsäure bei der Prophylaxe und Therapie von Angina pectoris und Myokardinfarkt mit den von Ihnen genannten Substanzen problemlos kombinieren kann und ich würde mich dieser Auffassung voll anschließen. Allerdings muß der Arzt diese „Individualtherapie" verantwortlich überwachen.

Darius: Meine Ausführungen bezogen sich auf die kardioprotektive Wirkung von Betablockern und ACE-Hemmern. Diese ist durch Acetylsalicylsäure nicht eingeschränkt. Es gibt aber zwei Arbeiten von Herrn Hall aus dem Herzzentrum München, in denen eine Abschwächung der antihypertensiven Wirkung von Captopril und Enalapril bei gleichzeitiger Gabe von Acetylsalicylsäure gezeigt wurde (Hall et al, J Am Coll Cardiol 20:1549-1555, 1992). Dies könnte schon mit dem von Herrn Schrör angesprochenen Mechanismus der Prostaglandinsynthesehemmung erklärt werden.

Glusa: Sicherlich spielt für solche Interaktionen auch die Dosis von Acetylsalicylsäure eine Rolle. Einige der angesprochenen Interaktionen mit kardiovaskulären Pharmaka stammen aus älteren Arbeiten mit einer analgetisch bzw. antiphlogistisch wirksamen Dosis von Acetylsalicylsäure. Für die heute diskutierten antithrombotischen Dosen von Acetylsalicylsäure ist das wahrscheinlich nicht so entscheidend.

Generelle Diskussion

Nowak: Wie steht es mit einer Kombination von Acetylsalicylsäure und Dihydroergotamin (DHE) bei der venösen Insuffizienz? M.W. gibt es hierzu positive Befunde (Hopp et al, Zentbl Gynäkol 110:562-569, 1988) aus den letzten Jahren, gerade hinsichtlich einer antithrombotischen Prophylaxe bei gynäkologischen Patientinnen mit erhöhtem venösen Thromboserisiko.

Spannagl: Hierzu möchte ich aber bemerken, daß gerade bei der Indikation venöse Thrombose die therapeutischen Ergebnisse mit den neuen Heparinpräparaten so erheblich besser sind, daß eine Kombinationstherapie von Acetylsalicylsäure mit DHE zwar theoretisch erwogen werden kann aber praktisch keine Rolle mehr spielt.

Lindhoff: Wie verhält man sich in der praktischen Therapie mit einem älteren Diabetiker, der gleichzeitig einen Hypertonus hat? Würde man einen solchen Patienten unter dem Gesichtspunkt des Blutungsrisikos voll antithrombotisch, gegebenenfalls auch kombiniert, behandeln oder würde man die Dosis reduzieren?

Breddin: Hier sind sicher mehrere Aspekte zu berücksichtigen. Wenn man als entscheidende Blutungsgefährdung des Diabetikers die Gefahr der Retinablutung ansieht, dann hätte ich keine Bedenken, Acetylsalicylsäure einzusetzen, da ein Zusammenhang zwischen erhöhter Inzidenz retinaler Blutungen und Acetylsalicylsäure nicht besteht. Auch hat Acetylsalicylsäure keinen negativen Einfluß auf die Progression der diabetischen Retinopathie.
Anders verhält es sich mit dem Schlaganfallrisiko, d.h. das Risiko eines hämorrhagischen Schlaganfalls. Hierzu gibt es keine publizierte Zahlen. Es wird sogar diskutiert, ob man nicht auch den hämorrhagischen Schlaganfall durch eine geeignete antithrombotische Therapie verhindern kann, aber auch hierzu gibt es keine brauchbaren Daten.

Schrör: Zur kombinierten Anwendung von Acetylsalicylsäure mit anderen Pharmaka könnte sicher noch vieles gesagt werden. Wichtig und neu, erscheint die Kombination von Acetylsalicylsäure mit oralen Antikoagulantien bei niedrigem INR, wie sie Herr Breddin vorgeschlagen hat. Auch Herr Einhäupl hatte bei ansonsten therapierefraktären TIAs diese Kombination für möglich gehalten. Kontrollierte Studien sind aber sicher noch nötig.

Blutungsrisiko unter antithrombotischer Dosierung von Acetylsalicylsäure

Schrör: Aus den bisherigen Beiträgen sind mir vor allem zwei diskussionsbedürftige Gesichtspunkte zum Problem Acetylsalicylsäure und Blutungsrisiko im Gedächtnis geblieben. Der eine ist die Tatsache, daß auch bei „low-dose" Acetylsalicylsäure, d.h. 100 mg/Tag oder weniger, ein Risiko schwerer und lebensbedrohlicher Blutungen besteht. Neben der bereits erwähnten holländischen TIA-Studie sind die schwedische SALT-Studie (The SALT Collaborative Group, Lancet 338:1345-1349, 1991) und auch die ESPS-II-Studie (ESPS II-abstract, vorgestellt beim First Congress of Federation of Neurological Societies, Marseille 11.-14. September 1995) hierfür Beispiele. Das zweite Problem betrifft die erforderlichen Kontrolluntersuchungen bei einer Therapie mit Plättchenfunktionshemmern. Ich habe kürzlich von einem Fall gehört, der diese Problematik anschaulich demonstriert: Ein TIA-Patient wurde unter einer Standardmedikation mit Ticlopidin in die Betreuung durch den Hausarzt aus der Klinik entlassen und nach wenigen Wochen mit massiven Blutungen wieder aufgenommen. Eine Rückfrage beim Hausarzt ergab, daß dieser die empfohlene Ticlopidindosierung um ein Mehrfaches erhöht hatte, da der Quick-Wert nicht unter 70% zu senken war. Dies belegt nicht nur die Notwendigkeit einer Verbesserung der Information bzw. des Kenntnisstandes des Arztes über Arzneimittelwirkungen, sondern auch die Notwendigkeit der Einsicht, daß Arzneimittel in wirksamer Dosierung per definitionem auch Nebenwirkungen haben und die klassische Nebenwirkung bzw. Hauptwirkung der Plättchenfunktionshemmer ist eben die Blutung.

Darius: In der koronaren Bypass-Chirurgie wurde die Frage diskutiert, ob man Patienten vor der Operation mit Acetylsalicylsäure behandeln sollte, um das Risiko eines akuten Myokardinfarktes herabzusetzen oder ob das Präparat vorher abgesetzt werden sollte, um das intraoperative Blutungsrisiko nicht zu erhöhen. Entsprechende kontrollierte Studien haben ergeben (Goldman et al, Circulation 84:520-526, 1991), daß die perioperativen Blutungen und die Notwendigkeit einer erneuten Thorakotomie bei den Patienten, bei denen die Therapie mit Acetylsalicylsäure weitergeführt wurde, deutlich höher war als bei Patienten, bei denen das Präparat 1 Woche vor dem operativen Eingriff abgesetzt wurde.

Schrör: Demnach wäre es empfehlenswert, eine Acetylsalicylsäuretherapie ca. 1 Woche vor einem operativen Eingriff abzusetzen?

Darius: Bei Patienten mit stabiler Angina pectoris, ja. Bei Patienten mit instabiler Angina pectoris ist das Blutungsneigung gegen das Infarktrisiko abzuwägen. Wir gehen hierbei so vor, daß wir bei diesen Hochrisikopatienten in der Regel die Acetylsalicylsäuretherapie beibehalten und ein mäßig erhöhtes Blutungsrisiko in Kauf nehmen.

Haarmann: Was versteht man eigentlich unter Blutungsneigung? Beschreibt dies die Gefahr, bei einer traumatischen Verletzung stärker zu bluten, meint dies das Auftreten spontaner Mikroblutungen im Magen-/Darmtrakt oder geht es im wesentlichen um entsprechende Veränderungen von Labor- oder anderen Meßparametern?

Breddin: Irgendwie ist ein bißchen von allem betroffen. Allerdings ist ein besonders wichtiger Faktor hierbei die Zeitdauer, über die ein erhöhtes Blutungsrisiko bzw. eine -neigung besteht. Bei Patienten mit instabiler Angina pectoris, die zur Bypassoperation anstehen, ist der Zeitfaktor kurz und das Risiko akzeptabel. Dagegen ist bei einer Dauertherapie das Blutungsrisiko im Verhältnis zum therapeutischen Nutzen unverhältnismäßig größer bzw. nicht mehr akzeptabel. In diesem Zusammenhang möchte ich an die amerikanische Ärztestudie zur Anwendung von Acetylsalicylsäure in der Primärprophylaxe des Myokardinfarktes erinnern.

Generelle Diskussion

Ein weiteres Problem betrifft die Meßparameter, insbesondere die Blutungszeit; sie ist sicherlich kein geeigneter Parameter zur klinischen Abschätzung eines Blutungsrisikos. Wenn bei einem Patienten die Blutungszeit drastisch verlängert ist, dann weiß der Operateur, daß er bei einem chirurgischen Eingriff mit erheblich stärkeren Blutungen zu rechnen hat. Der Patient blutet aber nicht spontan. Trotzdem kann man aber nicht sagen, daß eine Verlängerung der Blutungszeit keinen prognostischen Wert hätte. In einer kürzlich publizierten Arbeit (Lind, Blood 77:2547-2552, 1991) haben Chirurgen untersucht, ob sich der postoperative Blutverlust bei Patienten ohne besonderes Blutungsrisiko aus der Blutungszeit vorherbestimmen läßt. Wie zu erwarten war, konnte ein solcher Zusammenhang nicht festgestellt werden, denn das Hauptrisiko für eine postoperative Blutung ist der Chirurg und nicht ein Medikament, wie z.B. Acetylsalicylsäure.

Glusa: Analoges gilt auch für Ticlopidin. Der maximale plättchenfunktionshemmende Effekt der Standarddosierung von 2x250 mg/Tag nach ca. 1 Woche geht mit einer deutlichen Verlängerung der Blutungszeit einher. Bei etwa 10% der Patienten treten auch petechiale Blutungen auf. Damit sind auch bei diesem Präparat Blutungszeitveränderungen bzw. Nebenwirkungen im Sinne petechialer Blutungen bei einer Standardtherapie zu erwarten.

Spannagl: Bei dieser Risikobewertung einer Therapie mit Plättchenfunktionshemmern sehe ich ein ähnliches Problem wie bei der bereits diskutierten Frage der optimalen Dosierung: Wie finden wir die Patienten, die ein besonders hohes Nebenwirkungsrisiko haben? Bis zu welchem Grade sollte man eine aufwendige Diagnostik betreiben, z.B. eine Computertomographie-Bereitschaft für 24 Stunden für die Schlaganfalldiagnostik oder aufwendige bildgebende Verfahren beim Herzinfarkt? Wenn eine solche Diagnostik für jeden Patienten erforderlich ist, um eine optimale antithrombotische Therapie durchzuführen, dann sehe ich große Probleme.

Schrör: Ein wesentlicher Teil des Problems besteht sicher darin, daß bei allen heute verfügbaren Plättchenfunktionshemmern in der klinisch erforderlichen Dosierung der gewünschte antithrombotische Effekt vom unerwünschten Eingriff in die physiologische Hämostasereaktion nicht abtrennbar ist. Damit ist auch bei therapeutischer Dosierung ein erhöhtes Blutungsrisiko unvermeidbar und therapieimmanent.
Im Normalfall wird die Ausscheidung von okkultem Blut im Stuhl bei Acetylsalicylsäurebehandlung in antithrombotischen Dosen ($\leq$ 325 mg/d) nur unwesentlich gesteigert. Zumindest lassen sich akute Darmblutungen, z.B. im Zusammenhang mit Magen-/Darm-Ulcera aber auch kolorectalen Tumoren, davon sicher abtrennen (Greenberg et al, Am J Med 100:598-604, 1996).

Breddin: Das ist sicher richtig. Auf der anderen Seite sehe ich schon weitere Möglichkeiten, das Blutungsrisiko herabzusetzen, z.B. durch die bereits erwähnte Kombinationstherapie mit unterschiedlichen Antithrombotika in niedriger Dosierung, wobei sich der antithrombotische Effekt der Substanzen jeweils addieren würde. Es gibt z.B. heute schon Glukosaminoglykane, die in antithrombotischer Dosierung keine gerinnungshemmende Wirkung mehr haben. Wenn man diese Substanzen mit anderen Antithrombotika kombiniert, dann würde ich schon annehmen, daß das Blutungsrisiko geringer ist als bei alleiniger Gabe, etwa von Plättchenfunktionshemmern oder Antikoagulantien.

Heinrichs: Was ist eigentlich die Ursache der Magenschleimhaut-schädigenden Wirkung von Acetylsalicylsäure und der damit zusammenhängenden Blutungsneigung? Hat dies etwas mit der Synthese Vitamin K-abhängiger Gerinnungsfaktoren zu tun, spielt eine direkte Schleimhautschädigung, abhängig von der Lokalisation, eine Rolle oder gibt es hier auch eine Interferenz mit der Fibrinolyse? Ich kenne einige Mitteilungen, die für eine Verstärkung des Fibrinolysepotentials in der Magenschleimhaut durch Acetylsalicylsäure sprechen.

Schrör: Es gibt sicher Wirkungen von Acetylsalicylsäure auf die Fibrinolyse, allerdings sind die zugrundeliegenden Mechanismen komplex und das Ergebnis bezüglich der fibrinolytischen Aktivität unterschiedlich. Bei der Ischämie-induzierten Fibrinolyseaktivierung scheint Acetylsalicylsäure eher inhibitorisch zu wirken (Bertelé et al, Thromb Haemost 61:286-288, 1989). Andererseits kann sie aber auch die Ischämie-induzierte Fibrinolyse verstärken, z.B. im Zusammenhang mit einer Lysetherapie des akuten Myokardinfarktes (Björnsson et al, J Pharmacol Exp Ther 250:154-161, 1989). Als Nettoeffekt in der Klinik resultiert bei kombinierter Anwendung von Acetylsalicylsäure und Fibrinolytika bei der Lysetherapie des frischen Myokardinfarkts ein Trend zur synergistischen Wirkung (Basinski et al, J Clin Epidemiol 44:1085-1096, 1991).
Für den Magen gelten besondere Verhältnisse, die aus der hohen Potentialdifferenz zwischen Magenlumen (pH 1-2) und -schleimhautzellen (pH 7) resultieren und die auch von Herrn Hohlfeld angesprochen wurden. Bei diesem Konzentrationsgradienten von 1:100,000 kann Acetylsalicylsäure als freie Säure nach Diffusion in die Schleimhautzellen diese nicht mehr verlassen, so daß es auch im Zusammenhang mit der besseren Löslichkeit der Substanz im neutralen bzw. leicht alkalischen Mileu zu einer Akkumulation des Wirkstoffes innerhalb der Zellen der Magenschleimhaut kommt.

Darius: Wir haben bei gesunden Probanden die Wirkung von Acetylsalicylsäure auf die endogene Fibrinolyse unter Ruhe- und Belastungsbedingungen mit Oberarmischämie gemessen. Unter Belastungsbedingungen war die Fibrinolyseaktivität, gemessen anhand von tPA-Antigen und tPA-Aktivität, erwartungsgemäß erhöht. Sie wurde durch Acetylsalicylsäure mit einer Dosierung von 500 mg nicht verändert.

Schlußwort

Breddin: Die hier gehaltenen Referate und dazugehörigen Diskussionen geben einen guten Überblick über die heutigen Vorstellungen zum Wirkmechanismus der Acetylsalicylsäure, zu den heute gesicherten Indikationen und zu den heute verwendeten Dosierungen.

Referate und Diskussionen haben aber auch die vielen offenen Fragen zur Anwendung von Acetylsalicylsäure deutlich gemacht. Dies beginnt mit der Dosierung von Acetylsalicylsäure.

- Wann ist die heutige übliche Dosis von 150-300 mg/Tag ausreichend?
- Gibt es Indikationen, z.B. den Schlaganfall, bei denen nur mit höherer Dosierung eine adäquate Thromboseverhütung erreicht wird?
- Lohnt es sich, einfache Methoden zur Erkennung von Hypo- und Hyperrespondern zu entwickeln, um bei solchen Patienten die Acetylsalicylsäure-Dosis nach oben oder unten anzupassen?
- Wirkt Acetylsalicylsäure doch und, wenn ja, in welcher Dosis zur Verhütung venöser Thrombosen und Lungenembolien?

Ein anderes interessantes Gebiet, die Kombination von Acetylsalicylsäure mit anderen Thrombosehemmern, wurde angeschnitten. Acetylsalicylsäure wird kurzzeitig oft mit Heparin und in den letzten Jahren vermehrt auch langzeitig mit oralen Antikoagulantien kombiniert. Die ideale Dosierung für beide Medikamente, je nach Indikation, ist noch nicht bekannt. Neu ist die Kombination von Acetylsalicylsäure mit Ticlopidin, die besonders zur Thromboseverhütung bei koronaren Stents eingesetzt wird. In naher Zukunft bieten sich andere neue Thrombosehemmer - wie Thrombinhemmer oder Thromboxanrezeptorantagonisten - an, die mit Acetylsalicylsäure kombiniert werden könnten, um mit möglichst kleinen Dosen beider Medikamente eine optimale Thrombosehemmung zu erreichen.

Diese kurze und keineswegs vollständige Aufzählung zeigt, daß viele Fragen zur klinischen Anwendung von Acetylsalicylsäure noch unbeantwortet sind. Schon in wenigen Jahren wird es sich wieder lohnen, ein ähnliches Symposium zum Austausch neuer Befunde zur Anwendung von Acetylsalicylsäure bei Gefäßkrankheiten zu veranstalten.

Verzeichnis der Referenten und Diskutanten

Dr. med.
R. Bauersachs
I. Medizinische Klinik des Klinikums
der Johann-Wolfgang-Goethe-
Universität
Theodor-Stern-Kai 7, Haus 13A
60596 Frankfurt/M.

PD Dr. med.
H. Darius
Medizinische Klinik und Poliklinik der
Johannes-Gutenberg-Universität Mainz
Langenbeckstraße 1
55131 Mainz

Prof. Dr. med.
K. Einhäupl
Universitätsklinikum Charité
Neurologische Klinik
10098 Berlin

Dr. med.
W. Haarmann
Dr. Karl Thomae GmbH
Birkendorfer Str. 65
88400 Biberach a.d. Riss

PD Dr. med.
Th. Hohlfeld
Institut für Pharmakologie
Heinrich-Heine-Universität Düsseldorf
Moorenstraße 5
40225 Düsseldorf

Prof. Dr. med.
H.K. Breddin
Ferdinand-Schrey-Weg 6
60598 Frankfurt a.M.

Dr. med.
J.-P. Dietz
Sanofi-Winthrop GmbH
Augustenstr. 10
80333 München

Prof. Dr. med.
E. Glusa
Zentrum für Vaskuläre Biologie
und Medizin der FSU Jena/Bereich
Erfurt
Nordhäuser Straße 78
99089 Erfurt

Dozent Dr. med. habil.
Ch. Heinrichs
Krankenhaus im Friedrichshain
Landsberger Allee 49
10249 Berlin

PD Dr. med.
C.M. Kirchmeier
Blutspendedienst des Roten Kreuzes
Theodor-Stern-Kai 7, Haus 76
60590 Frankfurt/Main

Dr. med.
I. Lindhoff-Last
Medizinische Klinik I
Zentrum der Inneren Medizin
Theodor-Stern-Kai 7
60596 Frankfurt/M.

Dr. med.
J.J. Michiels
Department of Hematology
Erasmus Medical School - University
Hospital Dijkzigt
Dr. Molewaterplein 40
NL-3015 GD Rotterdam

Prof. Dr. med.
R. Schmutzler
Am Freudenberg 83
42119 Wuppertal

Dr. med.
M. Spannagl
Medizinische Universitätsklinik
Innenstadt
Ziemssenstraße 1
80336 München

Prof. Dr. med.
H. Vinazzer
Untere Donaulände 12
A-4020 Linz

Prof. Dr. med. Dr. phil.
F. Markwardt
Stadtfreiheit 6
99094 Erfurt

Prof. Dr. med.
G. Nowak
Max-Planck-Gesellschaft
AG Pharmakol. Haemostaseol. an der
FSU Jena
Drackendorfer Str. 1
07747 Jena

Prof. Dr. med.
K. Schrör
Institut für Pharmakologie
Heinrich-Heine-Universität Düsseldorf
Moorenstraße 5
40225 Düsseldorf

PD Dr. med.
D. Tschöpe
Diabetes-Forschungsinstitut an der
Heinrich-Heine-Universität Düsseldorf
Auf'm Hennekamp 65
40225 Düsseldorf

Prof. Dr. med.
E. Wenzel
Institut für Haemostaseol. und
Transfusionsmedizin
Universitätskliniken, Haus 75
Oskar Orth Str.
66424 Homburg/Saar

Sachwortverzeichnis

	Seite
Abciximab (s.a. GPIIb/IIIa-Inhibitoren)	
Wirkungsmechanismus	75
Argatroban (s. Thrombininhibitoren)	
Acetylsalicylsäure	
Absorption	14
antithrombotische Wirkung	36, 46
- Geschlechtsabhängigkeit	155, 159
- Mechanismus	142
- Wirkung in verschiedenen Gefäßprovinzen	142, 160, 187
antithrombotische Therapie	40, 50, 51
(s. a. Einzelerkrankungen)	
Applikationsformen	23, 38
Arzneimittelinteraktionen (s. Wechselwirkungen)	
chemische Eigenschaften	14
Dosierung	49, 160, 187, 194
Exkretion	20
Galenik (s. Applikationsformen)	
historische Entwicklung	3
Metabolismus	20
Nebenwirkungen	39, 91, 92, 194
Pharmakokinetik	12, 25, 49
Plasmaspiegel	18
präsystemische Deazetylierung	18
Resistenz	22, 47, 71
Selektivität der Wirkung	19, 43
Synthese von	4
Thrombozytenfunktionshemmung	41, 42, 69
(s.a. Thrombozyten)	
Verteilung	16
venöse Thrombose	176

	Seite
Wechselwirkungen mit anderen Pharmaka und Wirkstoffen (s.a. Einzelsubstanzen)	25, 94, 165
abciximab	101
Alkohol	26, 94
Cumarine	96, 165
Dipyridamol	165
Heparin	179
Hirudin	97
Ticlopidin	74, 95, 100
Wirkungsmechanismus	43, 44, 45, 46, 49
Angina pectoris	
instabile Angina pectoris und Acetylsalicylsäure	116
stabile Angina pectoris und Acetylsalicylsäure	117
Aortokoronare Bypasschirurgie	
Anwendung von Acetylsalicylsäure	122
Blutungszeit (s.a. Einzelsubstanzen)	41, 197
Clopidogrel (s.a. Ticlopidin)	
Wirkungsmechanismus	73
Cumarine	
antithrombotische Therapie (s. Einzelerkrankungen)	
Freisetzung von Salicylsäure	39
Kombination mit Acetylsalicylsäure	96
Cyclooxygenase(n)	
Isoformen	44
Inhibition durch Pharmaka	46, 47
Erythromelalgie	184
Fibrinogenrezeptoren (s. GPIIb/IIIa-Rezeptoren)	
Beeinflussung durch Acetylsalicylsäure	71

Sachwortverzeichnis

Seite

GPIIb/IIIa-Rezeptoren
    funktionelle Bedeutung von   66, 69
GPIIb/IIIa-Rezeptorantagonisten
    - antithrombotische Therapie
    - (s.a. Einzelerkrankungen)
    - Nebenwirkungen   93
    - Wechselwirkungen mit anderen Pharmaka   101

Heparin
    Anwendung bei venöser Thrombose   176
    Kombination mit Acetylsalicylsäure   99, 179

Hirudin (s.a. Thrombininhibitoren)
    Kombination mit Acetylsalicylsäure   98

Myokardinfarkt
    Pathophysiologie   38
    Primärprävention mit Acetylsalicylsäure   113
    Sekundärprävention mit Acetylsalicylsäure   40, 114, 119

Orale Antikoagulantien (s. Cumarine)

Periphere arterielle Verschlußkrankheit   132
    Gefäßchirurgie und Acetylsalicylsäure   134
    perkutane transluminale Angioplastie (PTA)   138
    Verhinderung von Reverschlüssen mit Acetylsalicylsäure   138, 141

Perkutane transluminale Koronarangioplastie (PTCA)   121
    Prophylaxe mit Acetylsalicylsäure   121
    Verhinderung von Restenosen mit Acetylsalicylsäure   121

Prostacyclin
    Mimetika als Therapeutika   73

Prostaglandine
    Thrombozytenfunktion   41, 42
    Inhibition der Synthese durch Salicylate   41, 42

Salicylsäure (s.a. Acetylsalicylsäure)   50, 51
    Blutungen   39, 198, 201
    Nebenwirkungen   39, 50
    Thrombozytenfunktion   42

Seite

Schlaganfall (s. zerebrovaskuläre Erkrankungen)

Stentimplantation   74, 121

Sulfinpyrazon
    zerebrovaskuläre Erkrankungen   165

Thrombininhibitoren (s.a. Einzelsubstanzen)
    Wechselwirkungen mit Acetylsalicylsäure   97

Thromboxan (s. Prostaglandine)

Thrombozyten
    adhäsion   65, 67, 72
    aggregation   65
    aktivierung   65, 66
    Dosisabhängigkeit von Acetylsalicylsäurewirkungen   49
    thrombogene Transformation   68
    rezeptoren   66
    Thromboxansynthese   42

Thrombozythämie
    Anwendung von Acetylsalicylsäure   186
    Pathophysiologie   186

Thrombozytenfunktionshemmer (s.a. Einzelsubstanzen)
    Gefäßprävention   63

Ticlopidin
    antithrombotische Wirkung   90
    Nebenwirkungen   93, 164
    Stent-Implantation   74
    Wechselwirkungen mit anderen Pharmaka   95
    Wirkungsmechanismus   73
    zerebrovaskuläre Erkrankungen   164

venöse Thrombose   176
    antithrombotische Therapie   179
    - Acetylsalicylsäure   176
    - Heparin   179
    - Kombinationstherapie   178, 179
    Phlebitis   180

Sachwortverzeichnis

Seite

zerebrovaskuläre Erkrankungen
    Anwendung von Acetylsalicylsäure   153
    Acetylsalicylsäuredosierung   48, 49
    - Vergleich mit anderen Pharmaka   164

    Primärprävention mit Acetylsalicylsäure   155
        asymptomatische Karotisstenosen   156
        nicht-rheumatisches Vorhofflimmern   156

    Sekundärprävention mit Acetylsalicylsäure   157
        TIA und minor stroke   157
        kompletter Schlaganfall (major stroke)   158
        Patientensubgruppen   159

Cardiovascular Research • Pharmacology

Containing the latest data in the field, this volume is of interest to pharmacologists, physicians, and all other scientists working in the fields of ischemia and mediator research.

Mediators in the Cardiovascular System: Regional Ischemia

Edited by
K. Schrör, *Heinrich-Heine University, Düsseldorf, Germany*
C.R. Pace-Asciak, *Hospital for Sick Children, Toronto, ONT, Canada*

1995. 332 pages. Hardcover • ISBN 3-7643-5130-6
Agents and Actions Supplements Volume 45

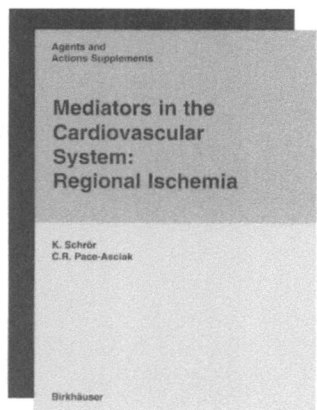

The study of chemical signalling between different cell types is one of the most exciting areas in current cardiovascular research. Significant progress has been made during the last few years and a number of intercellular mediators have been structurally identified and their regulation analysed. These developments have a major impact on cardiovascular pharmacology. This includes both the molecular design of new drugs, together with an improved understanding of the actions of established compounds.

Experts of international repute address in this volume relevant aspects of recent research and emerging themes in the field of myocardial ischemia. Particular emphasis is placed upon the regulation, function and pharmacological modification of eicosanoids, nitric oxide and endothelins, with an outlook on future drug developments.

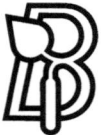

Birkhäuser Verlag • Basel • Boston • Berlin

PHARMACOLOGY • PHARMACY • BIOCHEMISTRY

Pharmacological Sciences:
Perspectives for Research and Therapy in the Late 1990s

Edited by
A.C. Cuello and **B. Collier**
McGill University, Montreal, Quebec, Canada

1995. 544 pages. Hardcover • ISBN 3-7643-5072-5

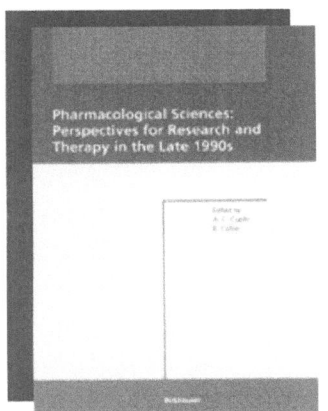

Containing fifty-one outstanding, reviewed chapters, this volume presents a comprehensive picture of the research challenges and novel therapies emerging as we approach the year 2000.

Highly distinguished scientists, all at the very forefront of their fields, were invited to condense into succinct surveys their plenary lectures and symposia from the *XIIth International Congress of Pharmacology*, Montreal, 1994. Highlighting the current developments and future directions in the pharmacological sciences, the chapters span the entire scope from molecular mechanisms to clinical use. They enable the reader to acquire, very rapidly, a panorama of the numerous fields of research. These include drug receptors; signal transduction; ion channels; drug metabolism; neuropharmacology; purines; cardiovascular, endocrine and pulmonary pharmacology; nitric oxide; immunopharmacology; the pharmacology of gene expression; chemotherapy; toxicology; regulatory requirements for drug registration, and pharmacological and instructional methods.

All researchers, teachers, clinicians and graduate students in basic and clinical pharmacology as well as related areas in biochemistry, physiology and pharmacy will find this highly authoritative volume an inspiring and invaluable reference.

Birkhäuser Verlag • Basel • Boston • Berlin

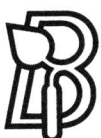

PHARMACOLOGY • RHEUMATOLOGY • IMMUNOLOGY

This book contains reviewed, edited contibutions which present the latest results from basic inflammation research in the pharmaceutical and biotechnology industries and academia.

Inflammation: Mechanisms and Therapeutics

Edited by
N.S. Doherty, *Pfizer Central Research, Groton, CT, USA*
B.M. Weichman, *Wyeth-Ayerst Research, Princeton, NJ, USA*
D.W. Morgan, *Abbott Laboratories, Abbott Park, IL, USA*
L.A. Marshall, *SmithKline Beecham Pharmaceuticals, King of Prussia, PA, USA*

1995. 224 pages. Hardcover • ISBN 3-7643-5129-2
Agents and Actions Supplements Volume 47

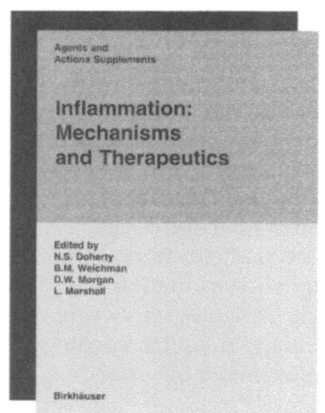

Recent advances in our understanding of the inflammatory process are reviewed in this multi-disciplinary book. It presents the latest results from molecular biology, structural chemistry and fundamental biological and clinical investigations into inflammatory diseases, and discusses their implications for the development of novel therapeutic strategies.

Written by international experts in the field, the chapters include contributions on the role of nitric oxide in inflammation and tissue destruction, cytokine networks in rheumatoid arthritis, antigen specific therapies for the treatment of autoimmune diseases, and gene targeting for inflammatory cell adhesion molecules.

All scientists involved in basic inflammation research in the pharmaceutical and biotechnology industries and academia will find this volume invaluable for their work. The book is primarily intended for pharmacologists, pathologists, immunologists, chemists, and rheumatologists.

Birkhäuser Verlag • Basel • Boston • Berlin

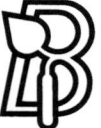

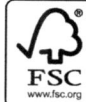

If you have any concerns about our products,
you can contact us on
ProductSafety@springernature.com

In case Publisher is established outside the EU,
the EU authorized representative is:
**Springer Nature Customer Service Center GmbH
Europaplatz 3, 69115 Heidelberg, Germany**

Printed by Libri Plureos GmbH
in Hamburg, Germany